Für den Arbeitskreis Transplantationspflege (Hrsg.): Evelin Homburg & Petra Hecker

Transplantationspflege

Für den Arbeitskreis Transplantationspflege (Hrsg.):
Evelin Homburg und Petra Hecker

Transplantationspflege

PABST SCIENCE PUBLISHERS
Lengerich, Berlin, Bremen, Miami,
Riga, Viernheim, Wien, Zagreb

Literaturhinweise, Ergänzungen zum Buch und nützliche Anschriften veröffentlichen wir kontinuierlich ab November 2010 online auf:
www.transplantation.de/txpflege/

Bibliografische Information Der Deutschen Bibliothek
Die Deutsche Bibliothek verzeichnet diese Publikation in der Deutschen Nationalbibliografie; detaillierte bibliografische Daten sind im Internet über <http://dnb.ddb.de> abrufbar.

Geschützte Warennamen (Warenzeichen) werden nicht besonders kenntlich gemacht. Aus dem Fehlen eines solchen Hinweises kann also nicht geschlossen werden, dass es sich um einen freien Warennamen handelt.
Das Werk, einschließlich aller seiner Teile, ist urheberrechtlich geschützt. Jede Verwertung außerhalb der engen Grenzen des Urheberrechtsgesetzes ist ohne Zustimmung des Verlages unzulässig und strafbar. Das gilt insbesondere für Vervielfältigungen, Übersetzungen, Mikroverfilmungen und die Einspeicherung und Verarbeitung in elektronischen Systemen.

Kontaktadresse:
Evelin Homburg
Krankenschwester/Stationsleitung
Medizinische Klinik II, Station IM21/IM22
Universitätsklinik Aachen
Pauwelstraße 30
D-52074 Aachen
Tel.: 0241/8035503
ehomburg@ukaachen.de

Redaktion: Evelin Homburg, Wolfgang Pabst (verantw.)

© 2010 Pabst Science Publishers, D-49525 Lengerich
         Satz und Layout: Armin Vahrenhorst

Druck: KM-Druck, D-64823 Groß-Umstadt

ISBN 978-3-89967-594-8

Inhaltsverzeichnis

Vorwort
E. Homburg & P. Hecker 9

A. Allgemeine Transplantationsmedizin 11

Geschichte und Entwicklung der modernen Transplantationsmedizin
E. Homburg 13

Transplantationsgesetz und Institutionen
A. Homburg 22

Organisation der Organtransplantation
S. Strixner, S. Preuß & C. Wesslau 33

Immunologie und Immunsuppression
A. Homburg 41

Patientenschulung
M. Siems & P. Hecker 58

Rehabilitation nach allogener Nierentransplantation
A. Fährmann & D. Wiederhold 62

Stationäre Rehabilitation in der Müritz-Klinik
C. Czerwinski 76

Ernährung nach Organtransplantation – Empfehlungen aus der
Rehabilitationsklinik Müritz
E. Eichler 82

Sport und Organtransplantation
D. Janek 89

Psychische Probleme nach der Transplantation
W. Pabst 95

Zukunftsperspektiven
A. Homburg 104

B. Spezielle Aspekte der organbezogenen Transplantationspflege ... 111

Niere

Die Betreuung nierentransplantierter Patienten im Nierentransplantationszentrum Halle/Saale
J. Marquardt 113

Prä- und Postoperative Pflege nach Nierentransplantation auf der Intensivstation des Universitätsklinikum Aachen
A. Schall 133

Niere und Pankreas

Die pflegerische Betreuung nach Pankreas- und Nieren-/Pankreastransplantation
B. Gnatz & H. Arbogast 137

Ambulante Nachsorge nach Nieren- und Pankreastransplantation
D. Lamann 144

Dünndarm- und Multiviszeraltransplantation

Dünndarm- und Multiviszeraltransplantation
A. Pascher 152

    Operationstechnik
    A. Pascher 157

    Postoperative Überwachung und Komplikationen
    S. Göldnitz 159

    Besonderheiten bei der postoperativen intensivmedizinischen Pflege eines DDTX/Multiviszeralpatienten
    W. Nehaider 160

    Ernährung bei DDTX/Multiviszeraltransplantationen
    L. Brank 162

    Pflege nach Dünndarm-Multiviszeral-transplantation auf Normalstation
    P. Hecker & E. Ziemann 163

Leber

Einleitung zur Lebertransplantation
S. Wancura 168

Postoperative intensivmedizinische Überwachung und Pflege nach
Lebertransplantation
S. Göldnitz, E. Dähnert, W. Nehaider, N. Pankow & L. Brank 173

Pflege nach Lebertransplantation auf der Normalstation in der Allgemein-,
Viszeral- und Transplantations-Chirurgie der Universitätsklinik Tübingen
S. Wancura 191

Die ambulante Betreuung nach erfolgreicher Lebertransplantation
M. Brinkmann 196

Herz

Pflege und Betreuung von Patienten vor und nach einer Herztransplantation am
Herzzentrum Leipzig
E. Scholz, K. Hochmuth & C. Binner 203

    Arten von herzunterstützenden Systemen
    K. Hochmuth 221

Postoperative Intensivpflege nach Herztransplantation am Herzzentrum Hamburg
C. Oelschner 223

Herztransplantation am Herz-Zentrum Bad Krozingen
D. Theune 229

Lunge

Extracorporale Membran Oxygenierung als Überbrückung zur
Lungentransplantation
M. Fahlbusch 234

Pflegerelevante Aspekte der Lungentransplantationen
B. Meeder 238

Ambulante Betreuung nach Lungentransplantation an der Universitätsklinik
Gießen
U. George 250

C. Allgemeine Aspekte der Transplantationspflege 257

Wundpflege bei abdominellen Organtransplantationen
B. Trierweiler-Hauke 259

Wundmanagement bei thorakalen Organtransplantationen
P. Weißhäupl-Karstens 262

Schmerztherapie nach Lebertransplantation
N. Heckert 265

Hygienemaßnahmen bei Organtransplantation
E. Homburg 268

AutorInnenverzeichnis 271

Vorwort

„Und warum machen wir nicht ein Buch über all' das hier?"

Irgendwann, vermutlich bei unserem Jahrestreffen in München 2006, stand diese Idee plötzlich groß und faszinierend im Raum. 'All das hier', begleitet von einer eher vagen Geste, umschreibt das zugegeben etwas sperrige Thema der Krankenpflege rund um die Organtransplantation. Seit seiner Gründung 1999 führt der *Arbeitskreis Transplantationspflege AKTX* Pflegeprofis aus allen deutschen Transplantationszentren zusammen. Und für viele Einzelkämpfer vor Ort ist es ein echtes Aha-Erlebnis, Pflegekräfte aus den fast 50 anderen Zentren im Land zu treffen, die dort mit den gleichen Problemen zu kämpfen haben.

„Wie macht ihr das?" und „welche Erfahrung habt ihr denn damit?" stehen dabei im Mittelpunkt manch' lebhafter Diskussion. Rasch wird aber auch klar, dass es meist leichter ist, das *Wie* zu vermitteln als das *Warum*. Leider gibt es nämlich in der Transplantationspflege praktisch keine wissenschaftlich fundierten Erkenntnisse. Die oft sehr detaillierten Ablaufpläne in den verschiedenen Zentren beruhen eher auf jahrzehntealten Traditionen, auf nach Versuch und Irrtum gewachsener Routine oder auf pragmatischen Oberarztanordnungen. Geradezu wohltuend ist dabei allerdings die Erkenntnis, dass die anderen auch nur mit Wasser kochen.

Zusammentragen von Routinen und Erfahrungen

Dem Zusammentragen von Routinen und Erfahrungen aus der Transplantationspflege geht also die Warnung voraus, dass niemand sich anmaßen sollte, der Hüter eines alleingültigen Pflegegrals zu sein. Dieser Erkenntnis sind wir, die Herausgeberinnen von „Transplantationspflege", konsequent gefolgt. Wir haben zahlreiche Autoren aus den verschiedenen deutschen Transplantationszentren dafür gewinnen können, ihre lokalen Standards und Erfahrungen zu berichten.

Ziel und Anspruch sind dabei aber nicht, ein Lehrbuch mit einer Hitliste der 'richtigen Lösungen' zusammenzustellen, sondern ein wertungsfreies Nebeneinander von möglichst vielen Erfahrungsschätzen. Und niemand aus der Transplantationspflege soll behaupten, er könne bei der Lektüre nicht noch den einen oder anderen guten Tipp entdecken. Wenn das gelingt, dann haben wir für 'all das hier' schon eine Menge erreicht.

Allen AutorInnen und ihren BeraterInnen unseren herzlichen Dank.

Evelin Homburg und Petra Hecker

A

Allgemeine Transplantationsmedizin

Geschichte und Entwicklung der modernen Transplantationsmedizin

Evelin Homburg
Aachen

Der Gedanke an die Möglichkeit, erkrankte Körperteile oder Organe durch gesunde zu ersetzen, entspricht einem uralten Menschheitstraum.
So berichtet zum Beispiel bereits eine Legende aus dem Mittelalter von der Verpflanzung eines Beines durch die Heiligen Cosmas und Damian.
Dank der Entwicklung von modernen Operationstechniken und der Fortschritte im medizinischen Wissen wurde aus der ehemals utopischen Vorstellung in den letzten 100 Jahren Stück für Stück Realität.

1900
Karl Landsteiner (Wien) entdeckt das menschliche Blutgruppensystem (ABO).
Die erste Form der Organtransplantation, die Bluttransfusion, wird möglich. Landsteiner erhält 1930 den Nobelpreis für Medizin.

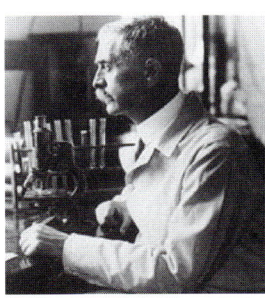

Abb. 1: Karl Landsteiner (aus Nobelpreis.org)

1902
Emmerich Ullmann (Chirurg in Wien) beschreibt die erste technisch gelungene Nierentransplantation (eine Autotransplantation beim Hund).
Alexis Carrel (Chirurg in Lyon) gelingt die erste direkte Gefäßnaht mit einem fortlaufenden Seidenfaden.

1906

Der österreichische Augenarzt Eduard Konrad Zirm führt die erste erfolgreiche Hornhauttransplantation mit einer menschlichen Hornhaut durch.

1907

Rudolf Stich (Chirurg in Berlin) berichtet in der Zeitschrift *Klinische Chirurgie* über die heterotope Autoimplantation in die Beckenregion. Die Niere wird an die Beckengefäße angeschlossen und der Harnleiter in die Blase eingepflanzt. Diese Technik ist heute Routine in der Nierentransplantation.

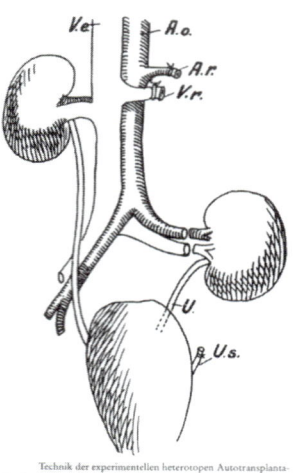

Abb. 2: heterotope Implantation

Technik der experimentellen heterotopen Autotransplantation in die Fossa iliaca nach Stich, 1907

1908

A. Carrel und C.C. Guthrie entdecken, dass der Stoffwechsel der Organe durch eine künstliche Hypothermie vermindert werden kann und sich dadurch die Konservierungszeit verlängern lässt. A. Carrel erhält 1912 den Nobelpreis.

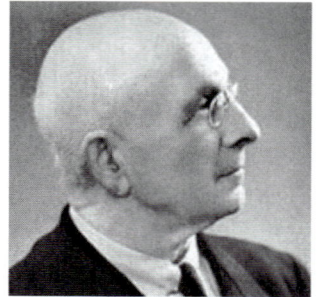

Abb. 3: Alexis Carrel

1912

Der Pathologe Görge Schöne (Berlin) äußert als erster die Vermutung, dass Immunprozesse Ursache für eine Abstoßungsreaktion sind.

1933
Der Chirurg Yuri Voronoy (Kiew) führt die erste Leichennierentransplantation beim Menschen durch. Die Empfängerin überlebt vier Tage.

Erste Leichennierentransplantation

1943
Willem Kolff (Niederlande) entwickelt mit Zellophanröhren die erste funktionierende künstliche Niere auf der Grundlage einer Membrantechnik. Er führt am 17. März 1943 die erste Dialyse durch.

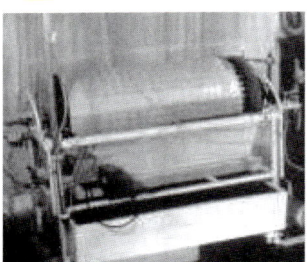

Abb. 4: Trommelniere nach Kolff

1945
Peter Medewar (englischer Biologe) erarbeitet die experimentellen Grundlagenerkenntnisse der Transplantationsimmunologie. Er erhält 1960 den Nobelpreis.

1954
Joseph Murray, John Merrill und David Hume (Boston, USA) führen die erste erfolgreiche Nierentransplantation zwischen zwei eineiigen Zwillingen (siehe Bild) durch. Murray erhält 1990 den Nobelpreis für Medizin.

Erste erfolgreiche Nierentransplantation

Die Biologen J. Dausset (F), B. Benacerraf (USA) und G. Snell (USA) definieren das HLA-(human leucocyte antigen) System der Gewebeantigene beim Menschen. Sie erhalten 1980 den Nobelpreis.

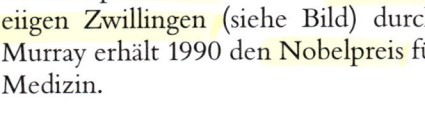

Abb. 5: Die Brüder Herrick und ihre Ärzte in Boston 1954

1957

E. D. Thomas (New York) berichtet von seinem ersten klinischen Versuch einer Knochenmarktransplantation. Er erhält 1990 den Nobelpreis.

ab 1960

Die immunsuppressive Therapie mit Glucocortikoiden (Cortison) und Azathioprin ermöglicht erste Erfolge bei der Implantation von Leichennieren bei nichtverwandten Empfängern.

1963

Ersten Lebertransplantation

Der amerikanische Chirurg Thomas E. Starzl führt nach über 200 Tierexperimenten die ersten drei Lebertransplantationen an Menschen durch. Der erste Patient stirbt noch während der Operation, der zweite nach siebeneinhalb und der dritte nach 22 Tagen. Erst 1967 überlebt ein Patient ein Jahr.
Parallel zu seinen Arbeiten entwickelt er neue Techniken zur Organkonservierung, z. B. die in-situ-Perfusion (= Spülung des Organs mit 4 Grad-kalter Perfusionslösung noch im Körper des Spenders).

Erste erfolgreiche Transplantation einer Einzellunge

Erste erfolgreiche Transplantation einer Einzellunge durch James Hardy (USA). Der Patient überlebt 18 Tage.

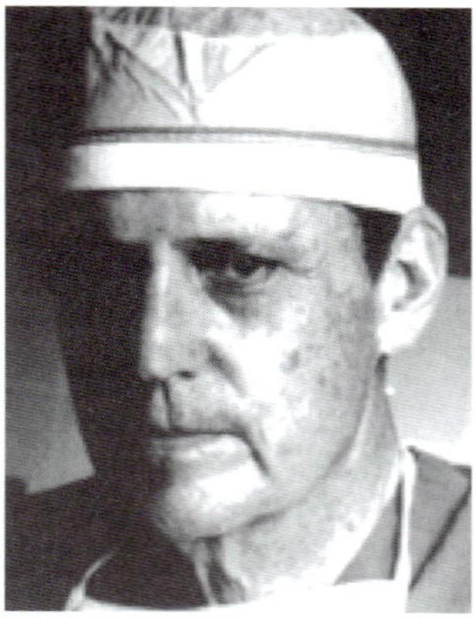

Abb. 6: Thomas Starzl

1966

Erste Pankreas-Segment-Transplantation

William Kelly und Richard Lillehei führen in Minneapolis (USA) die erste Pankreas-Segment-Transplantation durch.

Mehrfache Versuche einer Darmtransplantation scheitern an immunologischen oder anderen postoperativen Komplikationen.

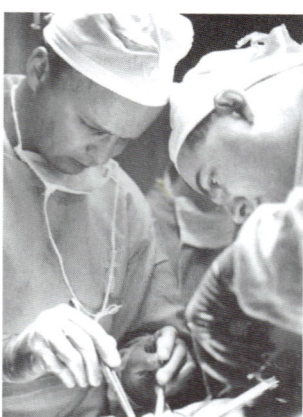

Abb. 7: Richard Lillehei (links)

1967

Christian Barnard führt am Groote Schuur Krankenhaus in Kapstadt die erste erfolgreiche Herztransplantation durch. Sein Patient Louis Washkansyki stirbt aber nach 18 Tagen an einer nicht beherrschbaren Infektion.
Der zweite Patient, Philip Blaiberg, überlebt die OP bereits 18 Monate.

Erste erfolgreiche Herztransplantation

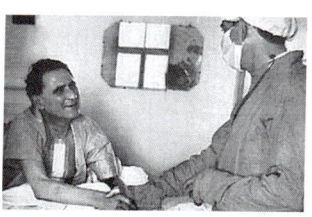

Abb. 8: C. Barnard und sein Patient

Jon van Rood (niederländischer Immunologe) gründet in Leiden (NL) *Eurotransplant*. Die Benelux-Länder, Deutschland und Österreich sind die Gründungsmitglieder dieser ersten länderübergreifenden Organvermittlungsorganisation.

Entwicklung von Antilymphozytenglobulin (ALG) zur Immunsuppression durch den deutschen Immunologen Walter Brendel.

1968

Die erste Lebertransplantation in Deutschland wird in der Bonner Universitätsklinik von Alfred Gütgemann durchgeführt.
Fritz Derom (Gent, Belgien) gelingt die erste Lungentransplantation mit einer nennenswerten Überlebenszeit. Der Patient erreicht wieder 80% seiner Lungenleistung, kann die Klinik verlassen und überlebt einen Zeitraum von 10 Monaten.

1972

Rudolph Pichlmayr etabliert an der Medizinischen Hochschule Hannover (MHH) das für lange Jahre größte deutsche Lebertransplantationsprogramm.
Das Institut wird unter seiner Leitung eines der weltweit führenden Forschungszentren der Transplantationsmedizin. Zahlreiche Operationstechniken werden hier entwickelt. 1988 nimmt Pichlmayr die weltweit erste sogenannte *split-liver*-Transplantation vor, bei der die Spenderleber geteilt und bei zwei Transplantatempfängern eingepflanzt wird.
In seiner Zeit an der MHH ist er an mehr als 4.000 Transplantationen von Leber, Niere und Pankreas beteiligt.

1976

Jean-Michel Dubernard und Jules Traeger (Lyon, Frankreich) entwickeln eine neue Operationstechnik und verbesserten damit die Ergebnisse der Pankreastransplantation.

Ciclosporin A verbessert die Erfolge der Nierentransplantation um ca. 20%

1983
Das hochwirksame Immunmedikament Ciclosporin A (Sandimmun®) wird in Deutschland zugelassen. Es verbessert die Erfolge der Nierentransplantation um ca. 20% und erlaubt es auch der Herz- und Lebertransplantation, sich als klassische Behandlungsverfahren zu etablieren.

1986
Sir Roy Calne und John Wallwork (Großbritannien) führen mit der kombinierten Übertragung von Herz, Lunge und Leber auf einen Empfänger die erste Multiorgantransplantation durch.

1987
Joel D. Cooper und G. A. Patterson (Toronto, Kanada) gelingt die erste Transplantation einer gesamten Lunge.

1988
Mit der von Folkert Belzer entwickelten „*UW*"-Perfusionslösung wird eine Niere aus den USA nach Amsterdam gebracht und dort nach 37 Stunden erfolgreich transplantiert.

seit 1990
Zulassung weiterer Medikamente zur Immunsuppression: Tacrolimus (1995), Mycophenolat Mofetil (1996), monoklonale IL2-Rezeptor-Antikörper (1998), Rapamycin (2001).

1997
Am 25. Juni verabschiedet der Deutsche Bundestag das erste deutsche Transplantationsgesetz.
Während eines Chirurgiekongresses in Mexiko verunglückt R. Pichlmayr tödlich. Mit ihm verliert die Transplantationsmedizin einen ihrer größten Wegbereiter.

1998
Erste Transplantation einer Hand und eines Unterarmes durch ein französisches Chirurgenteam unter der Leitung von Jean-Michel Dubernard (Lyon, Frankreich).

Heute
In den letzten 40 Jahren hat sich die Organtransplantation als eine Standardbehandlungsmethode in der medizinischen Routine etabliert, wie die folgenden Zahlen aus Deutschland und dem Eurotransplantbereich zeigen.

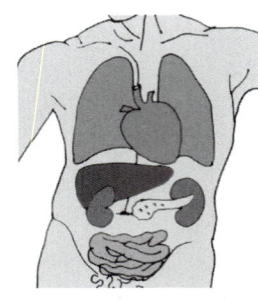

Deutschland 2009

Niere					
Transplantation Postmortal	Transplantation lebend	Gesamt	Warteliste	Anmeldung Neu + Re	Verstorben auf der Warteliste
2172	600	2772	8014	3408	518
Leber					
Transplantation Postmortal	Transplantation lebend	Gesamt	Warteliste	Anmeldung Neu + Re	Verstorben auf der Warteliste
1118	61	1179	2163	2114	559
Herz					
Transplantation	Warteliste	Anmeldung Neu + Re	Verstorben auf der Warteliste		
362	974	793	236		
Lunge					
Transplantation	Warteliste	Anmeldung Neu + Re	Verstorben auf der Warteliste		
271	657	478	142		
Pankreas					
Transplantation	Warteliste	Anmeldung Neu + Re	Verstorben auf der Warteliste		
117	314	210	27		
Dünndarm					
Transplantation	Warteliste	Anmeldung Neu + Re	Verstorben auf der Warteliste		
6	Eurotransplant führt keine Warteliste				
Inselzellen					
Transplantation	Warteliste	Anmeldung Neu + Re	Verstorben auf der Warteliste		
2	Eurotransplant führt keine Warteliste				

Im Eurotransplantbereich 2009

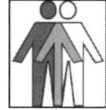

	Niere pm	Niere le	Herz	Leber pm	Leber le	Lunge	Pan-kreas	Dünn-darm	Insel-zellen	Gesamt
Belgien	866	49	68	220	25	90	25	1	12	18
Deutschland	2172	600	362	1118	61	271	117	6	2	4709
Kroatien	156	13	20	60	2	–	13	–	–	264
Luxemburg	2	–	–	–	–	–	–	–	–	2
Niederlande	395	416	36	129	3	67	19	1	2	1070
Österreich	363	69	73	146	7	110*	33	–	–	801
Slowenien	43	–	18	18	–	–	2	–	–	81

pm = postmortal; le = lebend; *inkl. 1 lebend

Zur Transplantation genutzte Spenden:

	Spenderrate pro 1 Millionen Einwohner			Anzahl Spender		
Jahre	2009	2008	2007	2009	2008	2007
Belgien*	25,7	24,9	27,5	276	265	291
Deutschland	14,6	14,4	15,6	1196	1184	1285
Kroatien	17,4	17,8	7,4	77	79	33
Luxemburg*	–	18,7	2,1	–	9	1
Niederlande	13,0	12,3	15,7	215	201	257
Österreich*	25,4	20,2	21,8	212	168	181
Slowenien*	16,2	17,8	10,9	33	36	22
Gesamt	16,1	15,6	16,6	2009	1942	2070

*in diesen Ländern gilt die Widerspruchsregelung

In der internationalen **Collaborative Transplant Study** (CTS) von Prof. Opelz aus Heidelberg melden ca. 400 Transplantationszentren aus 45 Ländern ihre Ergebnisse.

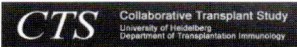

Unten die Überlebens- bzw. Funktionsrate aller Transplantate für den Zeitraum 1998 bis 2007 in Deutschland:

Zeitraum 1998-2007	Anzahl	nach 1 Jahr	nach 5 Jahren
Niere			
Leichenspende	14570	85 %	70 %
Lebendspende	3269	94 %	84 %
Pankreas	1005	76 %	66 %
Leber			
Leichenspende	5384	83 %	58,6 %
Lebendspende	500	79 %	58,9 %
Herz	2952	76 %	67 %
Lungen	1439	74 %	54 %

Transplantationsgesetz und Institutionen

Armin Homburg
Aachen

Transplantationsgesetz

Als eines der letzten europäischen Länder hat die Bundesrepublik Deutschland 1997 ein Transplantationsgesetz verabschiedet.

Grundlagen

In den transplantierenden Ländern wurde der Hirntod als *medizinische Grundlage* zur Organspende einheitlich akzeptiert. Bei der *rechtlichen Grundlage* für eine Organentnahme haben sich im Wesentlichen zwei Lager gebildet:

Opting in
- eine Organentnahme ist *grundsätzlich verboten,* es sei denn, es liegt eine Zustimmung vor, z. B. in Form eines Spenderausweises (= *Zustimmungslösung*)
- bei der *„erweiterten Zustimmungslösung"* können ersatzweise auch die nächsten Angehörigen für den Verstorbenen und „in seinem Sinne" hierüber entscheiden
- neben Deutschland findet dieses *opting in* z. B. auch Anwendung in den Niederlanden, Großbritannien/Irland, Schweiz, Dänemark, Griechenland, Türkei.

Opting out
- eine Organentnahme ist *grundsätzlich erlaubt,* es sei denn, der Betroffene hat sich zu Lebzeiten aktiv dagegen ausgesprochen, z. B. gegenüber seinen Angehörigen oder durch einen Eintrag in einer entsprechenden Liste
- die *Informationsregelung* ist eine Variante hierzu, bei der die Angehörigen auf jeden Fall vorher informiert werden müssen
- das *opting out* findet z. B. in Belgien, Österreich, Frankreich, Luxemburg, Norwegen, Schweden, Finnland, Spanien, Slowenien und Portugal Anwendung.

In den ersten 25 Jahren der Transplantationsepoche kamen in Deutschland die Voraussetzungen Hirntod und erweiterte Zustimmungslösung bei der Organspendepraxis als unwidersprochene Rechtspraktiken zur Anwendung. Das Bemühen um eine gesetzliche Regelung führte dann Mitte der 90er Jahre zu einer Gesetzesvorlage auf Bundesebene und zu einer ausführlichen und kontroversen Diskussion der verschiedenen Aspekte in der breiten Öffentlichkeit und in den Fachgremien.

Hirntod und erweiterte Zustimmungslösung bei der Organspendepraxis als unwidersprochene Rechtspraktiken

Das Transplantationsgesetz (TPG) vom November 1997

Nach einer mehrjährigen polarisierenden und teilweise emotional geführten Debatte wurde im Sommer 1997 im deutschen Bundestag über den Gesetzentwurf von Gesundheitsminister Seehofer (CSU) abgestimmt. Unter Aufhebung des Fraktionszwanges stimmte eine deutliche parlamentarische Mehrheit von 71 % der Abgeordneten dafür, 24 % dagegen, und 5 % enthielten sich.

Der Gesetzestext vom 5. November 1997...

- schreibt den *Hirntod* als *medizinische* und die *„erweiterte Zustimmungslösung"* als *rechtliche* Voraussetzung zur Organentnahme beim Verstorbenen fest
- grenzt drei Zuständigkeitsbereiche ab:
    1. die Organspende regelt ein Vertrag mit der *„Koordinierungsstelle"*
    2. die Vermittlung über Eurotransplant als *„Vermittlungsstelle"*
    3. die Implantation in den ca. 45 zugelassenen deutschen *Transplantationszentren*
- definiert die *„vermittlungspflichtigen"* Organe": Herz, Leber, Niere, Lunge, Pankreas, Darm, bei denen die Empfängerselektion über die Vermittlungsstelle (also über Eurotransplant) laufen muss
- regelt detailliert die *Lebend-Organspende*
- beauftragt die Bundesärztekammer mit der Gründung einer *ständigen Kommission Transplantationsmedizin* mit der Aufgabe, „den Stand der Erkenntnisse der medizinischen Wissenschaft" in die jeweiligen praktischen Regelungen einzubringen und regelmäßig zu aktualisieren
- schreibt Dokumentations-, Berichterstattungs- und Qualitätssicherungsaufgaben vor
- stellt den Organhandel als Straftatbestand unter Strafe.

Folgeregelungen

Als unmittelbare Konsequenzen musste
- die Organspende aus den Transplantationszentren herausgelöst werden
- die Führung der Wartelisten von der DSO in die Zentren übernommen werden
- die Organverteilung umstrukturiert werden (kein Vorteil mehr für das Spenderzentrum und keine Allokation mehr an ein Zentrum, sondern namentlich an einzelne Patienten)
- eine ständige Kommission Transplantationsmedizin bei der Bundesärztekammer geschaffen werden und
- auf Landesebene jeweils eine Kommission für die Lebendspender eingerichtet werden.

Seither hat die Mehrheit der Bundesländer auf Landesebene entsprechende Ausführungsgesetze zum Transplantationsgesetz verabschiedet.

Ständige Kommission Transplantationsmedizin

Nach § 16 Abs. 1 des Transplantationsgesetzes wird die Bundesärztekammer damit beauftragt, *„den Stand der Erkenntnisse der medizinischen Wissenschaft"* festzustellen und für die verschiedenen Bereiche der Organspende und der Transplantationsmedizin verbindliche Richtlinien festzulegen und bei Bedarf zu aktualisieren.

Hierzu wurde 1998 bei der Bundesärztekammer die *ständige Kommission Transplantationsmedizin* eingerichtet, in der neben Ärzten zur Beurteilung einzelner Aspekte auch Juristen, Patienten und Angehörige von Organspendern vertreten sind.

Seither hat diese Kommission in einer Reihe von detaillierten Richtlinien ein komplexes und verbindliches Regelwerk zu den praktischen Aspekten der Organspende, der Wartelistenführung, der Organallokation und der Transplantation geschaffen.

Spenderausweis

Spenderausweis wirkt rechtlich wie ein Testament

Nach § 2 Abs. 5 Transplantationsgesetz wurde ein einheitlicher Spenderausweis entworfen, auf dem alle Optionen bindend festgehalten werden können, also auch eine Einschränkung oder die *Ablehnung* der Organspende. Diese Willensbekundung wirkt rechtlich wie ein Testament.

Von offiziellen Stellen muss diese Vorlage benutzt werden, sie kann dabei die Nennung der ausgebenden Stelle tragen.

Frühere Exemplare behalten aber ihre Gültigkeit, ebenso wie jede andere, formlose Erklärung zum Thema Organspende.
Nach einer Emnid-Umfrage (2005, n = 1.000) haben 11 % der Bürger in Deutschland einen Spenderausweis. Im Jahresbericht 2006 der DSO war bei 8,2 % der potentiellen Spender ein schriftlicher Wille zur Frage der Organspende fixiert: in 83 % eine Zustimmung und in 17 % der Fälle die Ablehnung.

Offizielle Bezugsquelle für Spenderausweise und für weiteres Informationsmaterial zu den Themen Organspende und Transplantation ist die *Bundeszentrale für gesundheitliche Aufklärung (BZgA):* www.bzga.de. Die BZgA bietet ferner ein kostenloses *Info-Telefon Organspende* zu diesem Themenkomplex an: 0800/90 40 400

Gewebegesetz

Im August 2007 ist das „*Gesetz über Qualität und Sicherheit von menschlichen Geweben und Zellen*" (Gewebegesetz) in Kraft getreten. Grundlage hierzu war eine entsprechende EU-Gewebrichtlinie, die in deutsches Recht umgesetzt werden musste.
Dabei wurden die Inhalte des Gewebegesetzes dem bereits seit 1997 gültigen Transplantationsgesetz hinzugefügt.
Das *Gesetz über die Spende, Entnahme und Übertragung von Organen und Geweben (Transplantationsgesetz)* unterscheidet jetzt zwischen:
1. *vermittlungspflichtigen Organen* (Niere, Herz, Leber, ...), die über die Vermittlungsstelle (also über Eurotransplant) an individuell definierte Empfänger vermittelt werden müssen und
2. *menschlichem Gewebe und Zellen,* die im Rahmen eines *Banking* aufbereitet und bereitgehalten werden und die auch durch kommerzielle Anbieter vertrieben werden können (Augenhornhäute, Herzklappen, Knorpel, Knochen, ...).

Grundsätzlich hat die Gewinnung ganzer Organe aber immer Vorrang vor der Gewinnung von Gewebe eines Spenders. So dürfen z. B. die Herzklappen nur einer Herzklappenbank zugeführt werden, wenn das Herz als ganzes (vermittlungspflichtiges) Organ zur Transplantation ungeeignet ist.

Koordinierungsstelle: Die Deutsche Stiftung Organtransplantation (DSO)

Die *Deutsche Stiftung Organtransplantation* (DSO), 1984 hervorgegangen aus dem *Kuratorium für Heimdialyse und Nierentransplantation* (KfH), hat bereits in der Zeit vor dem Transplantationsgesetz gezielt den Aufbau der Organspende und der Transplantationszentren in Deutschland gefördert. Dabei war jedes Zentrum seinerzeit selber für die Organspender in seinem Einzugsgebiet zuständig.

DSO als Koordinierungsstelle offiziell mit der Aufgabe der Organisation und Durchführung der Organspende in Deutschland beauftragt

Durch Vertrag nach § 11 TPG wurde die DSO im Juni 2000 als *Koordinierungsstelle* offiziell mit der Aufgabe der Organisation und Durchführung der Organspende in Deutschland beauftragt. Die DSO ist eine gemeinnützige Stiftung, der Sitz der Hauptverwaltung ist in Frankfurt am Main.

Weitere Informationen zu den Aufgaben der DSO siehe *Organisation der Organtransplantation* auf Seite 33ff.

Organspende als eine Gemeinschaftsaufgabe aller Krankenhäuser

Das Transplantationsgesetz definiert das Anliegen Organspende als eine Gemeinschaftsaufgabe aller Krankenhäuser. Es verpflichtet jedes Krankenhaus mit mindestens einer Intensivstation zur aktiven Mitwirkung und zur Meldung aller potentiellen Spender (akut und in Form eines Jahresberichtes).

Die DSO hat die Bundesrepublik organisatorisch in 7 Organspenderegionen gegliedert. Jede Organspenderegion hat eine rund um die Uhr besetzte Organisationszentrale, einen geschäftsführenden Arzt und ein Team von Koordinatoren. Die Transplantationszentren der Region benennen qualifizierte Operateure, die im Rahmen einer Dienstplanregelung jederzeit zur Explantation in ein Krankenhaus kommen können.

Die Koordinatoren beraten die Intensivmediziner telefonisch und vor Ort. Sie unterstützen die Vermittlung eines Neurologen für die Hirntoddiagnostik, tragen die Spenderdaten zusammen und übermitteln diese an Eurotransplant. Sie bieten ihre Mitwirkung beim

Gespräch mit den Angehörigen an und organisieren schließlich vor Ort die Explantation und den Versand der Organe.

Leider kooperiert aber immer noch weniger als die Hälfte der deutschen Krankenhäuser aktiv bei dieser Gemeinschaftsaufgabe. 2007 meldeten alle Transplantationskliniken und 98% der Krankenhäuser mit einer neurochirurgischen Abteilung der DSO potentielle Spender. Von den Häusern ohne Neurochirurgie beteiligten sich aber nur 40% (Quelle DSO). Sanktionen sind nicht vorgesehen.

Weniger als die Hälfte der deutschen Krankenhäuser aktiv bei dieser Gemeinschaftsaufgabe

Vermittlungsstelle: Eurotransplant

Eurotransplant ist eine gemeinnützige Stiftung mit Sitz im niederländischen Leiden. Ihre Hauptaufgaben sind die Führung der Wartelisten und die Organallokation (Spender-Empfänger-Zuordnung). Sie finanziert sich ausschließlich über die Anmeldegebühren der Patienten.

Hauptaufgaben von Eurotransplant sind die Führung der Wartelisten und die Organallokation

Geschichte

In den 60er Jahren untersuchte der niederländische Immunologe *Jon van Rood* den Einfluss der Gewebeübereinstimmung auf den Transplantationserfolg. Dabei konnte er zeigen, dass eine bessere Übereinstimmung der Gewebeeigenschaften (Transplantations- oder HLA-Antigene) zwischen Spender und Empfänger zu einem verbesserten Überleben der Nierentransplantate führt. Allerdings ist dieses Antigensystem so komplex, dass ein großes geographisches Einzugsgebiet nötig ist, um jedem Patienten eine reelle Chance auf eine gut passende Niere zu bieten.

Deshalb gründete van Rood 1967 im niederländischen Leiden die erste länderübergreifende Organisation zum Organaustausch: *Eurotransplant*. Er selber pflegt schmunzelnd die Legende, er habe den Namen von der Aufschrift *Eurotransport* auf einem Lastwagen abgeleitet.

Alle Transplantationskandidaten aus den 5 Gründungsländern Niederlande, Belgien, Luxemburg, Deutschland und Österreich wurden einer zentralen Warteliste in Leiden gemeldet. Alle Spender wurden ebenfalls nach Leiden gemeldet und dort von einem der frühen Computersysteme den Empfängern mit der besten Gewebeübereinstimmung zugeteilt.

Eurotransplant erlebte einen rasanten Erfolg. In den 80er Jahren kam die Vermittlung nicht renaler Organe hinzu. Geographisch wurden nach den 5 ostdeutschen Transplantationszentren (1991) die Länder

Bessere Übereinstimmung der Gewebeeigenschaften zwischen Spender und Empfänger führt zu einem verbesserten Überleben der Nierentransplantate

Heute stehen aus 7 Ländern mit ca. 75 Transplantationszentren und 124 Millionen Einwohnern mehr als 15.000 Patienten auf den verschiedenen Wartelisten von Eurotransplant

Slowenien (2000) und Kroatien (2007) in den Verbund aufgenommen.

Heute stehen aus 7 Ländern mit ca. 75 Transplantationszentren und 124 Millionen Einwohnern mehr als 15.000 Patienten auf den verschiedenen Wartelisten.

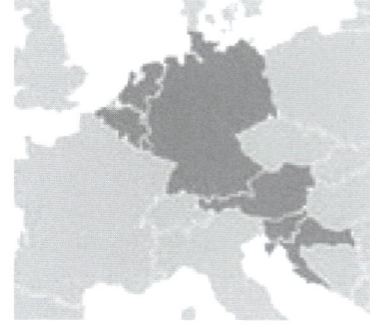

In den 90er Jahren wurden demokratische Entscheidungsgremien geschaffen, in denen die einzelnen Mitgliedsländer und die verschiedenen Organprogramme durch Delegierte vertreten sind. Neben der reinen Organvermittlung übernimmt Eurotransplant auch Aufgaben im Bereich der wissenschaftlichen Auswertung der Transplantationsergebnisse, der Qualitätssicherung und der Förderung der Organspende.

Seit Mitte der 90er Jahre wurden organspezifische Allokationsalgorithmen eingeführt, die neben den medizinischen Vermittlungsdaten auch das unterschiedliche Spenderaufkommen in den Mitgliedsstaaten berücksichtigt, um einer *imbalance* im Organaustausch zwischen den Mitgliedsländern vorzubeugen.

Vermittlungsstelle

Mit Vertrag vom April 2000 wurde Eurotransplant mit den Aufgaben der Vermittlungsstelle nach § 12 Abs. 1 Transplantationsgesetz (TPG) beauftragt. Bis auf *Scandiatransplant* (Norwegen, Schweden, Dänemark, Finnland und Island) haben alle europäischen Länder diese Aufgabe nationalen Institutionen übertragen. Das TPG sieht hierzu aber ausdrücklich auch einen Sitz der Vermittlungsstelle außerhalb Deutschlands vor.

Die Vermittlung soll *„nach Regeln, die dem Stand der Erkenntnisse der medizinischen Wissenschaft entsprechen"* erfolgen, *„insbesondere nach Erfolgsaussicht und Dringlichkeit"* (§ 12 Abs. 3 TPG), sie soll Chancengleichheit für alle Patienten sicherstellen und sich dabei auf rein medizinische Kriterien stützen.

Für die einzelnen Transplantationsprogramme wurden organspezifische Allokationsregeln erarbeitet, die nicht nur gerecht und praktikabel, sondern auch transparent und nachvollziehbar sein müssen. Auf der Grundlage der praktischen Erfahrungen im klinischen Alltag und der Weiterentwicklung der Transplantationsmedizin erfahren diese Regeln immer wieder Anpassungen und Feinkorrekturen. Hierzu besteht ein dauernder Dialog zwischen der ständigen Kommission Transplantationsmedizin der Bundesärztekammer und den entsprechenden Organkommissionen sowohl auf nationaler Ebene als auch bei Eurotransplant.

Qualitätssicherung

Die Transplantationszentren haben verschiedene Möglichkeiten, die eigenen Ergebnisse und die Auswirkung spezifischer Einflussfaktoren auszuwerten und zu vergleichen. Dies erfordert jedoch eine sehr personal- und zeitintensive kontinuierliche Dokumentationsarbeit. Vor allem die Erhebung von Verlaufsdaten im Bereich der zentrumsexternen Nachsorge gelingt trotz großer Beharrlichkeit meist nur partiell.

Collaborative Transplant Study (CTS)

1982 wurde von dem Heidelberger Immunologen *Gerhard Opelz* eine weltweite klinische Verlaufsstudie zu den verschiedenen Transplantationsprogrammen initiiert. Die Teilnahme ist freiwillig und die Zentren bestimmen selber die Detailtiefe ihrer Mitwirkung. Neben der Transplantatfunktion und dem Patienten-Überleben können auch eine ganze Reihe anderer transplantationsrelevanter Parameter gemeldet werden Ein besonderes Augenmerk liegt dabei auf der Erfassung bösartiger Tumore im Rahmen der Langzeit-Immunsupression.
Mehr als 400 Transplantationszentren aus 45 Ländern haben mittlerweile weit über 400.000 Organübertragungen dokumentiert. Obwohl dem Zahlenmaterial immer wieder der Vorwurf der Inhomogenität gemacht wird, ergeben die graphischen Auswertungen, auch ohne subtile statistische Analyse, aufgrund der immens hohen Fallzahlen aufschlussreiche und gelegentlich überraschende Ergebnisse.
In einem passwort-geschützten Bereich kann jedes teilnehmende Zentrum die angebotenen Auswertungen mit dem Zahlenmaterial aus dem eigenen Patientenkollektiv nachrechnen und graphisch darstellen lassen.
www.ctstransplant.org

Eurotransplant *data base*

Die Verlaufsdaten bei und nach Transplantation werden auch im ENIS-Computersystem von Eurotransplant erfasst. Dazu werden entweder die einzelnen Parameter aus den Transplantationszentren online ins ENIS eingegeben oder es werden ganze Datensätze von der CTS in Heidelberg übernommen, um eine doppelte Eingabe zu vermeiden.

Auch Eurotransplant bietet die Möglichkeit einer Auswertung der Transplantat- und Patienten-Überlebensdaten für das eigene Zentrum an. Dabei wird eine subtile Wahl der Zeitparameter angeboten und ein Vergleich des eigenen Zentrums mit den nationalen Ergebnissen und denen aller Eurotransplant-Länder.

www.eurotransplant.nl

Bundesgeschäftsstelle Qualitätssicherung BQS

Seit 2001 ist die BQS (Düsseldorf) mit der externen vergleichenden Qualitätssicherung in den deutschen Krankenhäusern beauftragt. Der gemeinsame Bundesausschuss (gBA) hat die Verpflichtung der verschiedenen Organprogramme zur Teilnahme an dieser Qualitätserfassung beschlossen: für die Herztransplantation ab 2004, Niere und Leber einschließlich Lebendspende ab 2006 sowie Pankreas und Lunge ab 2007.

Die Dokumentation umfasst Spender- und Empfängerdaten und den Verlauf des initialen stationären Aufenthalts sowie Verlaufsbilanzen nach einem, zwei und drei Jahren.

Im jährlichen zentrumsspezifischen Qualitätsreport werden die eigenen Ergebnisse den Globaldaten aller deutschen Zentren gegenübergestellt. In den begleitenden graphischen Auswertungen zu einzelnen Parametern (Qualitätsindikatoren) wird jeweils das eigene Zentrum farblich hervorgehoben. Zusätzliche eigene Auswertungen durch das Zentrum sind nicht vorgesehen.

Bei auffälligen Ergebnissen zu einzelnen Qualitätsindikatoren werden die Ursachen und Hintergründe in einem strukturierten Dialog mit dem Zentrum analysiert.

Seit Januar 2010 ist für den Auftrag der externen vergleichenden Qualitätssicherung nicht mehr die BQS, sondern das Aqua Institut Göttingen zuständig.

www.bqs-online.com

QuasiNiere

Das Projekt QuasiNiere wurde in Berlin 1994 auf Initiative des Bundesgesundheitsministeriums ins Leben gerufen und 1998 in eine GmbH umgewandelt. In jährlichen Berichten hat QuasiNiere seit 1996 umfangreiches Zahlenmaterial zur Nierenersatztherapie (also Dialyse und Nierentransplantation) in der gesamten Bundesrepublik zusammengetragen: Behandlungsformen und -einrichtungen, jährliche Patientenströme, Analysen zu Morbidität, Mortalität und Quali-

täts-Indikatoren. Trotz wertvoller Ergebnisse, nicht zuletzt für die gesundheitspolitische Diskussion, musste das Projekt im März 2009 wegen mangelnder Finanzierung eingestellt werden.
www.quasi-niere.de

Deutsche Transplantationsgesellschaft (DTG)

Bereits 1984 entstand unter der Federführung des Transplantationschirurgen *Rudolf Pichelmayr* die *Arbeitsgemeinschaft der Deutschen Transplantationszentren*. Diese widmete sich einer Vielzahl organisatorischer Fragen in einer Epoche der raschen Expansion der Transplantationsmedizin in Deutschland und verabschiedete 1987 erstmalig einen fachspezifischen *Transplantationskodex*.
Als Plattform für den wissenschaftlichen Erfahrungsaustausch innerhalb der Transplantationsmedizin wurde dann 1992 die *Deutsche Transplantationsgesellschaft e. V. DTG* ins Leben gerufen. Als Folge davon wurde die Arbeitsgemeinschaft 1994 aufgelöst.
Das Ziel der Deutschen Transplantationsgesellschaft ist die Förderung der Transplantationsmedizin in organisatorischer, klinischer und wissenschaftlicher Hinsicht. Ihr Beirat beschäftigt sich mit der Weiterentwicklung einzelner Transplantationsverfahren, der Immunologie, Gewebetypisierung und Xenotransplantation. Eine Versammlung der Vertreter aller deutschen Transplantationsprogramme (VVTxP) ist ebenfalls in diese Fachgesellschaft integriert. Der jährliche Kongress der DTG bietet neben der Mitgliederversammlung und einem umfangreichen Vortrags- und Posterprogramm die Gelegenheit zur persönlichen Begegnung und zur fachlichen Diskussion.
www.d-t-g-online.de

Arbeitskreis Transplantationspflege (AKTX)

Angeregt durch vergleichbare Organisationen in anderen Ländern hat sich im Juni 1999 eine Gruppe von Pflegenden aus verschiedenen deutschen Transplantationszentren zum Arbeitskreis *Transplantationspflege e. V. AKTX* zusammengeschlossen.
Das Anliegen dieses Arbeitskreises ist es, den Pflegekräften, die im Bereich der Organtransplantation tätig sind, eine Plattform zu bieten, ihre Erfahrungen im Bereich der Transplantationspflege auszutauschen, ihre gemeinsamen Probleme zu erörtern und Verbesserungen und Lösungsstrategien zu entwickeln.
Neben Erfahrungsberichten in Fachzeitschriften, Symposien zu speziellen Aspekten der Transplantationspflege und Arzt-Patient-Semi-

naren findet jedes Jahr parallel zum Kongress der Deutschen Transplantationsgesellschaft DTG und am gleichen Ort auch das Pflegesymposium des AKTX statt. In diesem Arbeitskreis sind auch die Anregung und das Konzept für das vorliegende Buch entstanden.
www.aktxpflege.de

Organisation der Organtransplantation

Silke Strixner, Silvia Preuß & Claus Wesslau
Berlin

Die Organspende ist in Deutschland als Gemeinschaftsaufgabe definiert und auf die enge Zusammenarbeit aller beteiligten Partner ngewiesen. Das Transplantationsgesetz (TPG) regelt die rechtlichen Rahmenbedingungen für die Spende, Entnahme, Vermittlung und Übertragung von Organen und stellt den Organhandel unter Strafe. Im Gesetz ist eine Institution vorgesehen, die die postmortale Organspende bundesweit koordiniert. Mit dieser Aufgabe wurde die Deutsche Stiftung Organtransplantation (DSO) betraut.
Weitere Partner sind die Krankenhäuser, die zur Meldung potentieller Organspender gesetzlich verpflichtet sind. Sie nehmen durch die Erkennung und Meldung eine Schlüsselstellung bei der Organspende ein.
Nach der Feststellung des Hirntodes und der Zustimmung zur Organspende durch den Verstorbenen zu Lebzeiten bzw. seiner Angehörigen muss die DSO informiert werden.
Die DSO organisiert alle Schritte des Organspendeprozesses in einem Krankenhaus und leitet alle wichtigen Spenderdaten (Anamese, Untersuchungsbefunde, Vitalparameter, Medikation) an Eurotransplant (ET).
ET, mit dem Sitz in Leiden (Niederlande) ist gesetzlich für die Vermittlung aller Organe beauftragt. Dort ist die zentrale Stelle, an der alle Spender- und auch Empfängerdaten der Mitgliedsländer registriert und bearbeitet werden. Von hier aus werden die Organe eines Organspenders an die Transplantationszentren vermittelt. Die Organvergabe erfolgt nach einheitlichen Kriterien. Jedes Mitgliedsland verfügt über eigene Richtlinien zur Organvermittlung, die bei ET registriert und in der Verteilung berücksichtigt werden. In Deutschland werden die Richtlinien für die Organvermittlung durch die Ständige Kommission Organtransplantation der Bundesärztekammer festgelegt.
Die Übertragung der gespendeten und vermittelten Organe erfolgt in den durch die Landesregierungen zugelassenen Transplantationszentren. In Deutschland werden jeden Tag durchschnittlich elf Organe übertragen.

**Nach der Feststellung des Hirntodes und der Zustimmung zur Organspende durch den Verstorbenen zu Lebzeiten bzw. seiner Angehörigen muss die DSO informiert werden.
Die DSO organisiert alle Schritte des Organspendeprozesses in einem Krankenhaus und leitet alle wichtigen Spenderdaten an Eurotransplant (ET).
Von hier aus werden die Organe eines Organspenders an die Transplantationszentren vermittelt.**

Gesetzgebung

Im Verlauf der deutsch-deutschen Geschichte gab es unterschiedliche Handhabungen, wie die Organspende umzusetzen war. So gab es in der ehemaligen DDR seit 1975 eine Verordnung über die Durchführung von Organspenden. In der damaligen BRD gab es lediglich eine Anweisung über die Vorbereitung und Durchführung von Nierenentnahmen. Ein Versuch, einen Gesetzesentwurf im Jahr 1978 durchzusetzen, scheiterte im Vorfeld einer parlamentarischen Beratung. Nach der Wiedervereinigung musste eine gemeinsame Grundlage zum Thema Organspende gefunden werden, da beide Länder auch unterschiedliche Einwilligungsmodi hatten. So galt in der DDR die Widerspruchslösung, in der BRD die erweiterte Zustimmungslösung.
Am 1. Dezember 1997 trat das Transplantationsgesetz (TPG) in der Bundesrepublik Deutschland in Kraft.
Das TPG regelt die Zulässigkeit der Spende, Entnahme, Vermittlung und Übertragung von Organen, sowohl beim Lebenden als auch beim Verstorbenen. Im Mai 2007 gab es eine Novellierung des Gesetzes zur Gewebespende.
Im Folgenden sollen einige wichtige Grundsätze des TPG beschrieben werden.

§ 3 Entnahme mit Einwilligung des Spenders

„(1) Die Entnahme von Organen ist, soweit in § 4 nichts Abweichendes bestimmt ist, nur zulässig, wenn:
1. der Organ-Gewebespender in die Entnahme eingewilligt hatte,
2. der Tod des Organspenders nach Regeln, die dem Stand der Erkenntnisse der medizinischen Wissenschaft entsprechen, festgestellt ist und
3. der Eingriff durch einen Arzt vorgenommen wird."

Der Arzt hat den nächsten Angehörigen des Organspenders über die beabsichtigte Organentnahme zu unterrichten. Er hat Ablauf und Umfang der Organentnahme aufzuzeichnen. Der nächste Angehörige hat das Recht auf Einsichtnahme der Patientenakte und er kann eine Person seines Vertrauens hinzuziehen.

§ 4 Entnahme mit Zustimmung anderer Personen

(1) Liegt dem Arzt, der die Organentnahme vornehmen soll, weder eine schriftliche Einwilligung noch ein schriftlicher Widerspruch des möglichen Organspenders vor, ist dessen nächster Angehöriger zu

befragen, ob ihm eine Erklärung zur Organspende bekannt ist. Ist auch dem Angehörigen eine solche Erklärung nicht bekannt, so ist die Entnahme unter den Voraussetzungen des §3 nur zulässig, wenn ein Arzt den Angehörigen über eine in Frage kommende Organentnahme unterrichtet und dieser ihr zugestimmt hat. Der Angehörige hat bei seiner Entscheidung einen mutmaßlichen Willen des Verstorbenen zu beachten. Der Arzt hat den Angehörigen darauf hinzuweisen. Der Angehörige kann mit dem Arzt vereinbaren, dass er seine Erklärung innerhalb einer bestimmten, vereinbarten Frist widerrufen kann.

§ 11 Zusammenarbeit bei der Entnahme von Organen und Geweben, Koordinierungsstelle

(4) Patienten mit endgültigem, nicht behebbarem Ausfall der Gesamtfunktion von Großhirn, Kleinhirn und Hirnstamm, die nach ärztlicher Beurteilung als Spender in Frage kommen, sind der zuständigen Koordinierungsstelle zu melden (Meldepflicht von potenziellen Organspendern). Von den Kliniken wird gefordert:
– Einsetzen eines Transplantationsbeauftragten in Krankenhäusern mit Intensiv- und Überwachungsbetten
– Erstellen einer krankenhausinternen Verfahrensweise zum Ablauf einer Organspende (von der Spendererkennung über die Hirntoddiagnostik bis zur Organentnahme)
– Zusammenarbeit mit der regionalen DSO Organisationszentrale
– Erfassung von Verstorbenen mit primärer und sekundärer Hinschädigung.

§ 16 Richtlinien zum Stand der Erkenntnisse der medizinischen Wissenschaft bei Organen

Die BÄK legt nach dem Stand der Erkenntnisse der medizinischen Wissenschaft folgende Richtlinien fest:
– Die Verfahrensregeln für die Feststellung des Hirntodes einschließlich der dazu erforderlichen ärztlichen Qualifikation
– Die Regeln für die Aufnahme auf die Warteliste einschließlich der Dokumentation der Ablehnungsgründe
– Die Anforderungen an den Empfängerschutz (Untersuchungen beim Organspender, Risiken für die Organempfänger) und ihre Dokumentation
– Die Anforderungen an die Konservierung, Aufbereitung, Aufbewahrung und Beförderung von Organen
– Die Regeln zur Organvermittlung

– Die Anforderung zur Qualitätssicherung bei der Organentnahme und -Übertragung.

§ 17 Verbot des Organ- und Gewebehandels

Es ist verboten, mit Organen oder Gewebe, die einer Heilbehandlung zu dienen bestimmt sind, Handel zu treiben. Ebenso ist verboten, Organe, die Gegenstand verbotenen Handeltreibens sind, zu entnehmen, auf einen anderen Menschen zu übertragen oder sich übertragen zu lassen.

§18 ff Organ- und Gewebehandel

Freiheitsstrafe bis fünf Jahre oder Geldstrafe für die, die Organe nach §17 entnehmen, übertragen, sich übertragen lassen oder mit ihnen Handel treiben.
Bereits der Versuch ist strafbar! Es können Bußgeldstrafen von bis zu 30.000 Euro, sowie Freiheitsstrafen bis 5 Jahre verhängt werden.

Die Deutsche Stiftung Organtransplantation (DSO) und ihre Aufgaben

Die DSO wurde 1984 vom Kuratorium für Dialyse und Nierentransplantation e.V. als rechtsfähige Stiftung des Bürgerlichen Rechts gegründet. Mit der Verabschiedung des Transplantationsgesetzes im Jahr 1997 wurde der DSO die Aufgaben als bundesweite Koordinierungsstelle für Organspende im Jahr 2000 übertragen. Die DSO ist ausschließlich für die Koordinierung der postmortalen Organspende verantwortlich. Das Ziel der DSO ist es, allen Patienten auf der Warteliste mit einer Transplantation zu helfen.
Um die Organspende in Deutschland flächendeckend sicherzustellen, wurden bundesweit sieben Regionen gebildet, die die Organspende in jedem Krankenhaus zeitnah und „rund um die Uhr" sicherstellen (s. Abb. 1).
Die Arbeit der DSO wird durch einen Bundesfachbeirat und sieben regionale Fachbeiräte unterstützt.
Die Aufgaben sind in einem Vertrag mit der Bundesärztekammer, dem Spitzenverband Bund der Kassen und der Deutschen Krankenhausgesellschaft festgelegt.
Aufgabenschwerpunkte der DSO liegen in der Beratung und Unterstützung der Krankenhäuser sowie der Organisation und Koordination der Organspende vor Ort. Die DSO organisiert alle Schritte des Organspendeablaufs, ab der Mitteilung eines möglichen Spenders aus

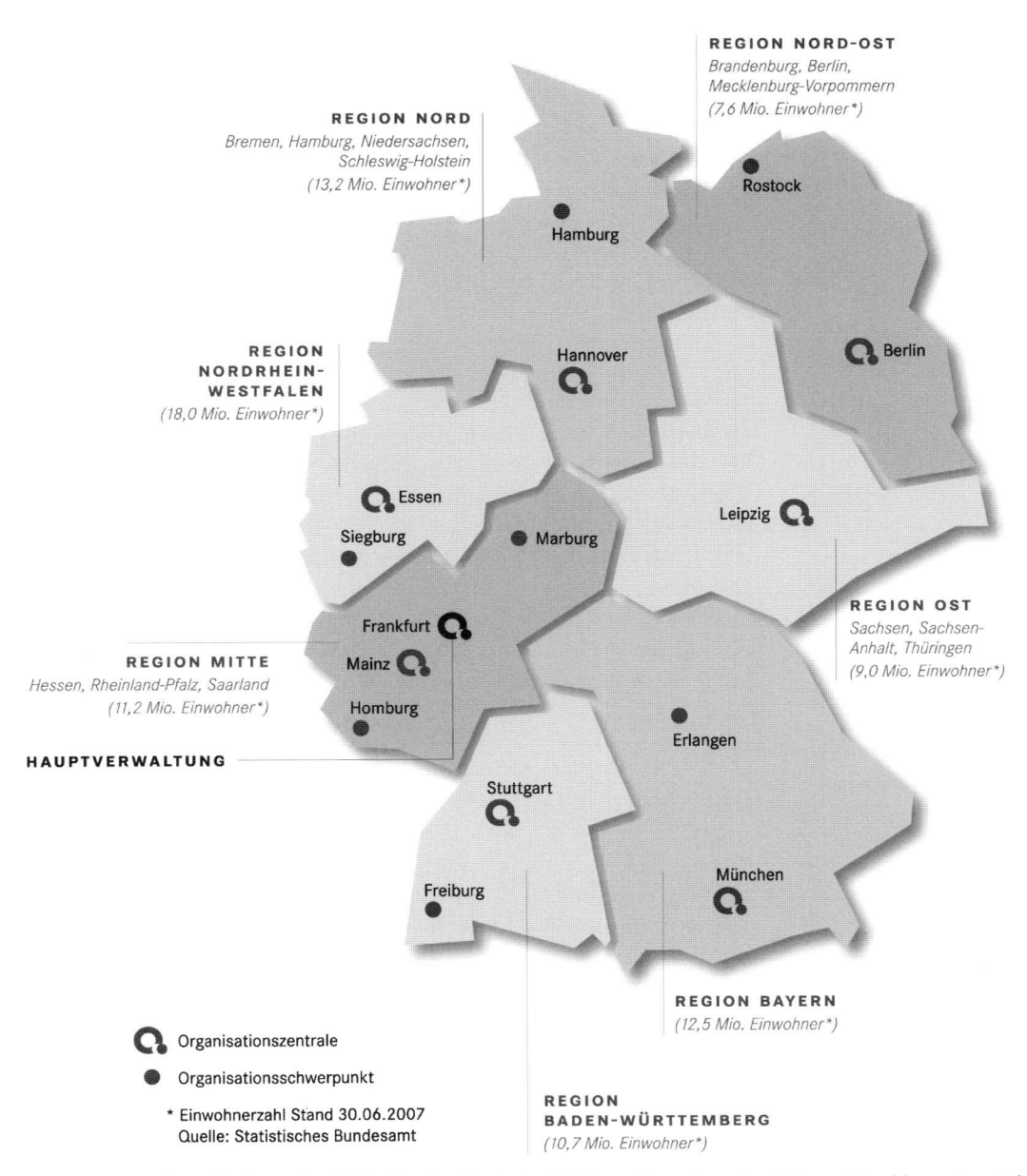

Abb. 1: Regionale Aufteilung der DSO (Quelle: Deutsche Stiftung Organtransplantation, http://www.dso.de/grafiken/schema.html)

einem Krankenhaus, bis zur Übergabe der Organe an die Transplantationszentren.

Hierzu gehören unter anderem:
- Vermittlung von Konsilen für die Hirntod-Diagnostik
- Unterstützung und Betreuung der Angehörigen von Organspendern
- Beratung des Klinikpersonals bei der Aufrechterhaltung der Homöostase des Organspenders
- Organisation spezieller Laboruntersuchungen (z.B. Toxikologie, Virologie)
- Weiterleitung aller Spenderdaten an die Vermittlungsstelle Eurotransplant
- Transport der Organe zu den Transplantationszentren.

Weitere Aufgabengebiete sind der Einsatz für die Anerkennung der Organspende durch Information und Transparenz in der Öffentlichkeit. Hierzu gehören Schulungsangebote zum Thema Organspende an den Krankenhäusern, Informationsveranstaltungen in Fachkreisen und in der Bevölkerung sowie Mitwirkung und Förderung des Wissenstransfers in der Transplantationsmedizin.

Die Finanzierung der DSO erfolgt über ein Budget, das prospektiv mit den Krankenkassen verhandelt wird.

Für die im Rahmen der Organspende anfallenden Personal- und Sachkosten erhält das Krankenhaus eine Pauschalvergütung durch die DSO.

Der hirntote Spender

Kriterien des Hirntodes:
- Koma
- Hirnstamm-Areflexie
- Apnoe

Bereits 1968 hatte sich das amerikanische „Ad Hoc Committee of the Harvard Medical School to Examine the Definition of Death", eine Kommission aus Medizinern, Theologen, Juristen und Ethikern zusammengesetzt und einen Katalog mit einheitlichen Kriterien des Hirntodes vorgelegt, deren Kriterien bis heute gültig sind:
1. die tiefe, irreversible Bewusstlosigkeit (Koma)
2. der Ausfall aller Hirnstammreflexe (Hirnstamm-Areflexie)
3. der Verlust der Spontanatmung (Apnoe)

1979 wurde in der Bundesrepublik Deutschland eine Kommission gebildet, die Entscheidungshilfen zur Hirntodfeststellung erarbeitet hat. 1982 wurden diese festgelegt und 1997 aktualisiert.

Diese Richtlinien der Bundesärztekammer (BÄK) sind verpflichtende Entscheidungsgrundlagen für die diagnostische Verfahrensweise der Hirntoddiagnostik. So lautet die Definition des Hirntodes: „Der Hirntod ist der Zustand der irreversibel erloschenen Gesamtfunktion des Großhirns, des Kleinhirns und des Hirnstamms." Die Voraussetzungen zur Feststellung des Hirntodes liegen in einer schweren primären oder sekundären Hirnschädigung, die wiederum in supra- oder infratentorielle bzw. gesamtzerebraler Schädigung zu unterscheiden sind. Eine weitere Voraussetzung besteht im Ausschluss von Intoxikation, dämpfender Wirkung von Medikamenten, neuromuskulärer Blockade, primärer Unterkühlung, Kreislaufschock oder Koma bei endokriner, metabolischer oder entzündlicher Erkrankung des Patienten. Erst wenn diese Voraussetzungen erfüllt sind, prüfen zwei qualifizierte Ärzte unabhängig voneinander, ob die klinischen Symptome vorliegen, die mit dem Hirntod verbunden sind. Hierzu gehören:

- Bewusstlosigkeit (Koma)
- Lichtstarre mittel- bis maximal weite Pupillen
- Fehlen des Korneareflexes
- Fehlen des okulozephalen Reflexes
- Fehlender Schmerzreiz im Trigeminusbereich
- Fehlender Pharyngeal- und Trachealreflex
- Ausfall der Spontanatmung

Zwei qualifizierte Ärzte prüfen unabhängig voneinander, ob die klinischen Symptome vorliegen, die mit dem Hirntod verbunden sind

Damit der Nachweis der Irreversibilität der klinischen Ausfallsymptome erbracht werden kann, werden die Untersuchungen nach einer bestimmten Beobachtungszeit wiederholt. Anstelle der Wiederholung kann alternativ auch eine ergänzende apparative Zusatzdiagnostik nach den Richtlinien der BÄK erfolgen.

„Besondere Richtlinien gelten für die Hirntoddiagnostik bei Kindern. Hierbei werden Frühgeborene, reife Neugeborene (0-28 Tage), Säuglinge (28-365 Tage) und Kleinkinder bis zum vollendeten 2. Lebensjahr (366-730 Tage) unterschieden".
Im Unterschied zu der Hirntoddiagnostik bei Erwachsenen ist bei Kindern nach der abgeschlossenen klinischen Untersuchung zwingend eine apparative Zusatzdiagnostik vorgeschrieben. Abb. 2 gibt hierüber einen Überblick.

Bei Kindern ist nach der abgeschlossenen klinischen Untersuchung zwingend eine apparative Zusatzdiagnostik vorgeschrieben

Die ergänzenden apparativen Untersuchungen unterscheiden sich in zwei grundsätzliche Verfahrensweisen. Zu dem elektrophysiologischen Nachweis eines Funktionsverlustes gehören Methoden wie EEG, akustisch evozierte Potentiale (AEP, BERA) sowie somatosensibel evozierte Potentiale (SEP). Zu dem Nachweis eines Stillstandes der Hirndurchblutung gehören Verfahren wie Angiographie, Doppler-Sonographie und die Hirnszintigraphie.
Die Qualifikationsanforderung der Ärzte, die eine Hirntoddiagnostik durchführen, ist in den Richtlinien der BÄK festgelegt. So ist eine mehrjährige Erfahrung in der Intensivbehandlung sowie ausreichende Kenntnis in der jeweiligen apparativen Zusatzdiagnostik Grundvoraussetzung.

Hirntod-Diagnose

Nachweis einer nicht umkehrbaren Schädigung des Hirns

| VORAUSSETZUNGEN | und | FESTSTELLUNG KLINISCHER SYMPTOME | und | BEOBACHTUNGS-ZEIT | oder | ERGÄNZENDE APPARATIVE UNTERSUCHUNGEN |

Voraussetzungen: primäre (direkte) oder sekundäre (indirekte) Hirnschädigung (keine anderen Ursachen)

Feststellung klinischer Symptome:
- Koma
- fehlende Reflexe des Hirnstamms (Areflexie)
- Atemstillstand (Apnoe)

Beobachtungszeit:
- primäre, supratentorielle Hirnschädigung* *Direkte Hirnschädigung im Bereich oberhalb des Kleinhirns und Hirnstamms*
- sekundäre Hirnschädigung* *Hirnschädigung als Folge einer anderen körperlichen Schädigung (z.B. Herzinfarkt)*
- Erwachsene
- Kinder über 2 Jahre
- unabhängig von den Ursachen
- Kinder unter 2 Jahre
- Neugeborene
- + eine ergänzende apparative Untersuchung (s. S. 34 ff)

Zeiten: 12 h / 24 h / 72 h / 72 h

Ergänzende apparative Untersuchungen:
- Null-Linien-EEG *bei infratentorieller Hirnschädigung und bei Kindern bis zum vollendeten 2. Lebensjahr obligatorisch*
- *alternativ*
- erloschene evozierte Potentiale *nur bei supratentorieller und bei sekundärer Hirnschädigung*
- *alternativ*
- zerebraler Zirkulationsstillstand

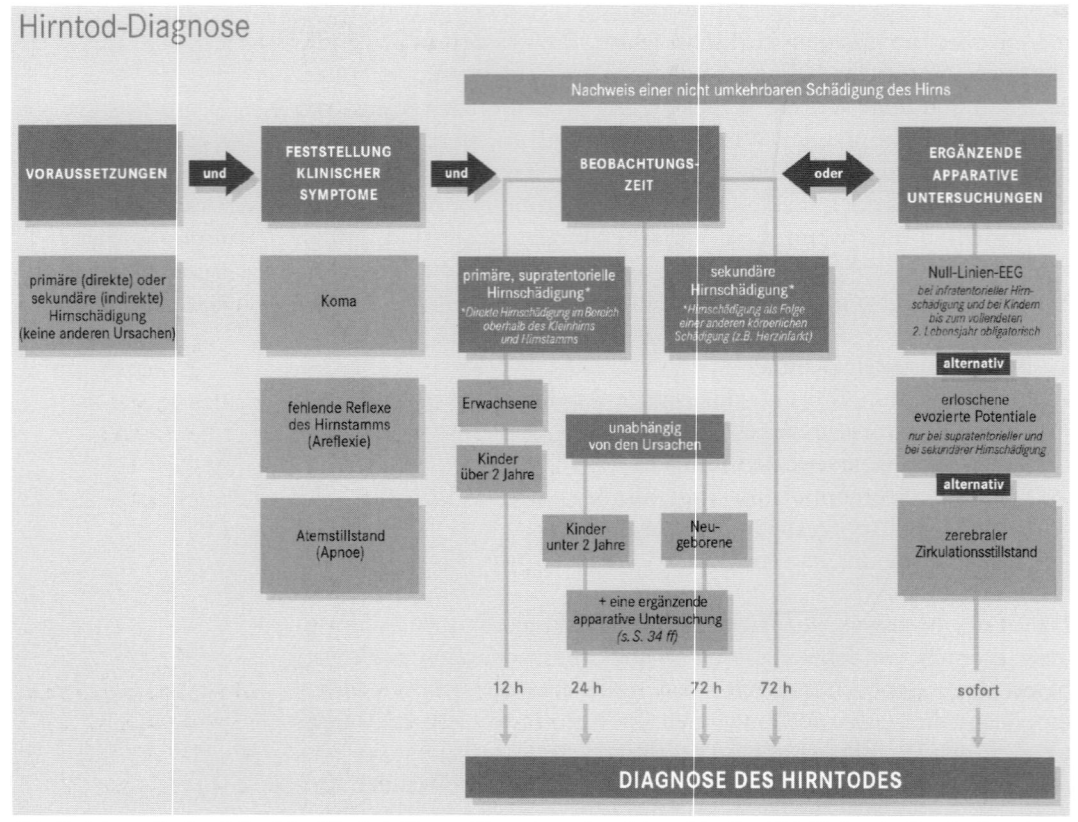

sofort

DIAGNOSE DES HIRNTODES

Abb. 2: Schematischer Ablauf der Hirntod-Diagnostik, entsprechend den aktuellen Richtlinien der Bundesärztekammer (Quelle: Deutsche Stiftung Organtransplantation, http://www.dso.de/grafiken/schema.html)

Des Weiteren dürfen die Untersucher nicht an der Transplantation beteiligt sein oder der Weisung eines an der Transplantation beteiligten Arztes unterstehen.

Die Erfüllung aller Voraussetzung sowie die Ergebnisse der Untersuchungen und der Zeitpunkt des Todes werden von beiden Untersuchern in einem von der BÄK standardisiertem Protokoll dokumentiert.

Immunologie und Immunsuppression

Armin Homburg
Aachen

Das Transplantieren eines Organs in einen anderen Körper führt (außer bei eineiigen Zwillingen) bei diesem Empfänger zu einer Aktivierung seines Immunsystems. Die Folge davon ist eine akute Abstoßung, die das Transplantat in kurzer Zeit irreversibel schädigt. Die Organtransplantation konnte sich demnach erst zu einer klinischen Behandlungsform entwickeln, als es Anfang der 60er Jahre gelang, diese Abstoßung mit Hilfe von Medikamenten kontrolliert zu unterdrücken.

Die Organtransplantation konnte sich entwickeln, als es gelang, die Abstoßung mit Hilfe von Medikamenten kontrolliert zu unterdrücken

Das Immunsystem

Das Immunsystem schützt unseren Körper unter anderem gegen potentiell gefährliche Eindringlinge wie Bakterien, Viren oder Pilze. Die aktiven Zellen in der Immunantwort (Lymphozyten, Makrophagen, Plasmazellen) gehören alle zur Familie der weißen Blutkörperchen (Leukozyten). Diese benachrichtigen sich untereinander durch zahlreiche verschiedene Botenstoffe, die Interleukine. Wenn ein Interleukinmolekül auf der Nachbarzelle an einer passenden Andockstelle, dem spezifischen Rezeptor, festmacht, löst es dort eine definierte Reaktion dieser Zelle aus (z.B. Stimulation, Zellteilung, Umwandlung, Zelltod).

Die aktiven Zellen in der Immunantwort gehören alle zur Familie der weißen Blutkörperchen

Der Schlüsselreiz der Immunantwort ist das fremde Antigen. Es handelt sich dabei in der Regel um eine große dreidimensionale Eiweißstruktur auf der Zelloberfläche, die von unserem Immunsystem als fremd erkannt wird. Um das Immunsystem zu aktivieren, muss das Antigen zunächst von spezialisierten Zellen aufbereitet (prozessiert) werden. Dabei werden kurze Eiweißketten (Oligopeptide) abgespalten, die ihrerseits im Mittelpunkt der anschließenden spezifischen Immunantwort stehen.

Bei dieser spezifischen Immunantwort wird am Ende exakt dieses auslösende Antigen auf der Oberfläche seiner Trägerzellen zum Angriffspunkt einer zellzerstörenden Wirkung (Cytolyse):

1. Bei der *zellulären Immunantwort* verwandeln sich T-Lymphozyten in zellzerstörende Effektor-Zellen, die cytotoxischen T-Lymphozyten.
2. Die B-Lymphozyten lösen die *humorale Immunantwort* aus. Sie verwandeln sich dabei in Synthesezellen (Plasmozyten). Diese stellen nach dem Muster des auslösenden Antigens einen dazu passenden cytotoxischen Antikörper her, der, in Zusammenwirkung mit im Blut gelösten Enzymen, die fremde Zelle ebenfalls zerstören kann.
3. Zusätzlich zur antigen-spezifischen Immunantwort kommt es zu einer *unspezifischen Entzündungsreaktion,* bei der verschiedene andere Zellen aus der Reihe der weißen Blutkörperchen eine Rolle spielen (natürliche Killerzellen, Monozyten, Makrophagen).

Die Immunantwort

Im Mittelpunkt der spezifischen Immunantwort steht der T-Lymphozyt aus der Familie der Leukozyten. Dieser kann fremdes Antigen aber nicht selber erkennen. Antigen-präsentierende-Zellen (APZ), meist dendritische Zellen, übernehmen diese Rolle. Sie können fremde Antigenstrukturen binden und aufnehmen (phagozitieren). Im Inneren der APZ werden sie aufbereitet (prozessiert) und gleichzeitig zu einem Lymphozyten transportiert, der in der Regel in einem Lymphknoten in der Nachbarschaft ruht. Dort „präsentiert" die APZ dann auf einer Ausstülpung ihrer Oberfläche dem T-Lymphozyten den aufbereiteten, immunologisch relevanten Teil (Epitop) des Antigens.

Der T-Lymphozyt „erkennt" das Antigen mit Hilfe einer komplexen Molekülstruktur auf seiner Oberfläche: dem T-Zell-Rezeptor. Dadurch wird der T-Lymphozyt aktiviert (Abb. 1) und die Reaktionskette der spezifischen *zellulären Immunantwort* wird eingeleitet:

1. Zunächst wird das Signal vom T-Zell-Rezeptor in den Zellkern übermittelt. In dieser biochemischen Signalkette spielt unter anderem auch das Enzym Calcineurin eine Rolle.
2. Im Kern des T-Lymphocyten wird auf der DNA das IL-2-Gen aktiviert. Es enthält den Bauplan für den Botenstoff Interleukin-2 (IL-2). Dieser wird synthetisiert und aus der Zelle freigesetzt.
3. Das freigesetzte Interleukin-2 stimuliert die Immunantwort der Nachbar-Lymphozyten, wirkt aber auch verstärkend auf die Aktivierung des aussendenden Lymphozyten selbst. In beiden Fällen dockt das IL-2 dazu an eine spezifische Struktur auf der Zelloberfläche an, dem IL-2-Rezeptor.

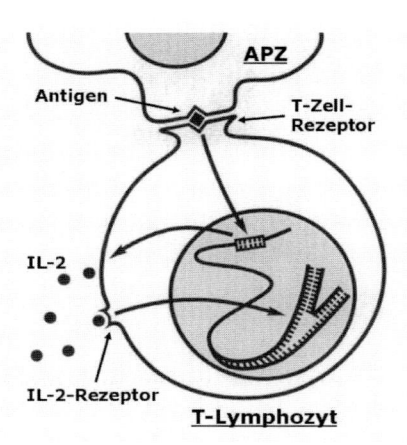

Abb. 1: Immunantwort Aktivierung des T-Lymphozyten

4. Das IL-2-Signal wird nun vom IL-2-Rezeptor wieder ins Innere des aktivierten T-Lymphocyten und hier in den Zellkern übermittelt. Dort löst es die komplette Zellteilung aus: zunächst verdoppelt sich die DNA, dann entstehen zwei neue Zellkerne und schließlich trennen sich die zwei neuen Zellen durch Einschnürung.
5. Die aktivierten und IL-2-stimulierten Lymphozyten teilen sich vier bis fünf Tage lang täglich zwei- bis dreimal (Expansionsphase). Danach verwandeln sie sich in die Ausführenden-, also die Effektor-Zellen der zellulären Immunantwort (Differenzierungsphase).
6. Bei der Differenzierung werden aus den T-Lymphocyten *cytotoxische Lymphozyten*. Diese verlassen die Lymphknoten und gelangen über den Blutkreislauf auch zum Transplantat. Dort erkennen sie die fremden Zellen an dem spezifischen Oberflächenantigen, das die Immunantwort ausgelöst hat. Sie docken an diesem Antigen an und leiten die Zerstörung der Zelle ein, indem sie dort Enzyme ausschütten, die die Zellmembran löchrig machen (Cytolyse) (s. Abb. 2).
7. Die fremden Antigenstrukturen können gleichzeitig auch *B-Lymphozyten* aktivieren und so die *humorale Immunantwort* auslösen. B-Lymphozyten können selber Antigene an spezifische Immunglobuline auf ihrer Oberfläche binden. Das Antigen wird prozessiert und dem Rezeptor eines T-Helfer-Lymphozyten präsentiert. Durch diesen Kontakt und unter dem Einfluss verschiedener Lymphokine werden auch die B-Lymphozyten aktiviert. Sie durchlaufen ebenfalls mehrere Teilungen (Expansionsphase) und

differenzieren dann zu Antikörper-produzierenden Synthesezellen, den Plasmocyten.
8. Plasmozyten können genau den Antikörper herstellen, der zum Antigen auf der fremden Zelle passt, das die Immunantwort ausgelöst hat. Diese *cytotoxischen Antikörper* werden nun ebenfalls in die Blutbahn abgegeben. Auf der fremden Zelle entsteht ein Antigen-Antikörper-Komplex. Dieser aktiviert eine im Blut gelöste Enzymkaskade, das Komplement-System, das die Zelle aufbricht und zerstört.
9. Parallel zur Differenzierung bilden aktivierte T- und B-Lymphozyten Erinnerungszellen *(memory cells)*, die in der Zukunft bei einem erneuten Kontakt mit diesem gleichen Antigen zu einer beschleunigten Immunantwort beitragen können (Abb. 2).

Bei der Organtransplantation wird die Fremderkennung vor allem durch die Antigene des *major histocompatibility complex* (MHC) ausgelöst. Diese charakteristischen Strukturen auf fast allen Zelloberflächen eines Organismus werden durch Gene auf dem Chromosom 6 kodiert. Sie bilden das HLA-System (human leucocyte antigens)

Bei der Organtransplantation wird die Fremderkennung vor allem durch die Antigene des *major histocompatibility complex* (MHC) ausgelöst. Diese charakteristischen Strukturen auf fast allen Zelloberflä-

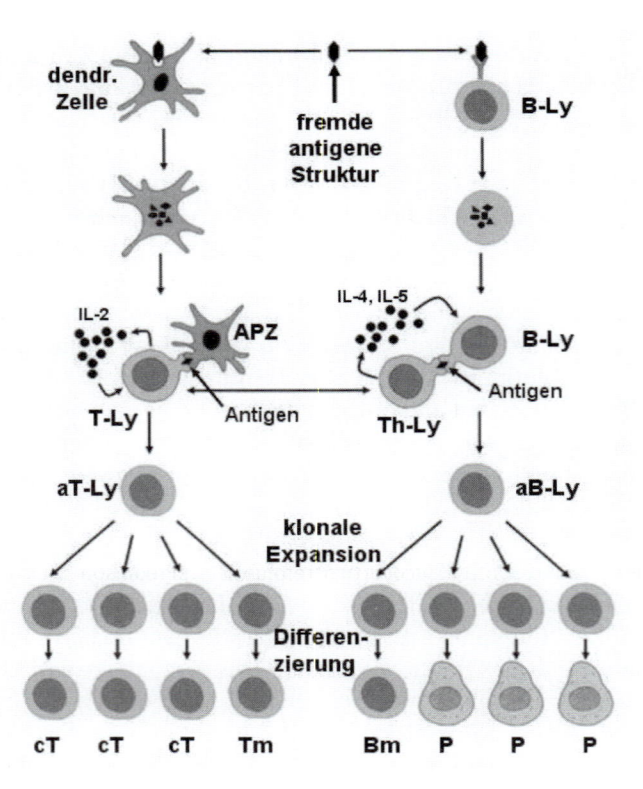

Abb. 2: T- und B-Zell-Aktivierung, Expansion und Differenzierung (a = aktiviert, c = cytotoxisch, m = Gedächtnis (memory)-Zelle)

chen eines Organismus werden durch Gene auf dem Chromosom 6 kodiert. Sie bilden das *HLA-System (human leucocyte antigens)*. Die HLA-Antigene werden so bezeichnet, weil sie serologisch auf den Leukozyten einer Blutprobe bestimmt werden können. Diese Typisierung wird heute allerdings zunehmend aus der DNA durchgeführt. In der Praxis haben sich speziell die Antigene HLA-A, HLA-B und vor allem HLA-DR als relevant erwiesen. Mit zunehmender Übereinstimmung der Spender-HLA-Antigene mit denen des Empfängers fällt die spezifische Immunantwort schwächer aus und die Transplantatprognose wird dadurch verbessert. Bei der Nierentransplantation, bei der die zeitlichen Abläufe dies möglich machen, dient diese Übereinstimmung (das hla-match) als wichtigstes Kriterium für die Organ-Zuteilung (Allokation).

Antigene HLA-A, HLA-B und vor allem HLA-DR relevant

Mit zunehmender Übereinstimmung der Spender-HLA-Antigene mit denen des Empfängers fällt die spezifische Immunantwort schwächer aus

Bei der Nierentransplantation dient diese Übereinstimmung als wichtigstes Kriterium für die Organ-Zuteilung

Immunsuppressive Medikamente

Für eine kontrollierte und reversible Unterdrückung der Immunantwort auf ein Transplantat steht heute eine kleine Auswahl immunsuppressiver Medikamente zur Verfügung. Diese greifen an unterschiedlichen Stellen in die oben beschriebenen Abläufe der Immunantwort ein.

Tab. 1: Immunsuppressiva

Wirkung	Gruppe	Wirkstoff	Handelsname
gegen Interleukin 2 Bildung	Calcineurin Inhibitor (CNI)	Ciclosporin A Tacrolimus	Sandimmun optoral® Prograf® Advagraf®
gegen DNA/RNA Synthese	Antimetabolite	Azathioprin Mycophenolat Mofetil Mycophenolat Natrium	Imurek® CellCept® Myfortic®
gegen Signalweiterleitung vom IL2 Rezeptor zum Zellkern	mTOR - Inhibitoren	Sirolimus Everolimus	Rapamune® Certican®
g/ IL-Freisetzung und Entzündung	Glucocorticosteroide	Prednison	Decortin®
g/Oberfläche der T-Lymphocyten	polyklonale Antikörper	Antilymphozytenglobuline	ATG Fresenius® Thymoglobulin®
gegen den IL2-Rezeptor	monoklonale Antikörper	Basiliximab	Simulect®
g/CD3 des T-Zell-Rezeptors	monoklonale Antikörper	Muromonab	Orthoclone OKT 3®

Die Tabelle 1 fasst die aktuell für den Einsatz in der klinischen Routine verfügbaren Substanzen zusammen. Sie werden hier nach dem Grundprinzip ihrer Wirkung unterschieden.

Calcineurin-Inhibitoren (CNI)

Cyclosporin A (Cy A), auch Ciclosporin A
Sandimmun® (Sandoz, jetzt Novartis)

Allgemein: fettlösliches Molekül aus einem Bodenpilz. Epochales Immunsuppressivum: verbesserte bei seiner Zulassung 1983 die Ergebnisse der Transplantation um 20 bis 25 % und machte Herz- und Leber-Transplantationen überhaupt erst als klinische Standardverfahren möglich.
Wirkung: die Hemmung des Enzyms Calcineurin im T-Lymphocyten hat zur Folge, dass das Signal vom T-Zell-Rezeptor nicht in den Zellkern übermittelt werden kann: das IL-2-Gen, also die IL-2-Synthese und die Nachbar-Lymphozyten werden nicht aktiviert.
NW: vermehrte Behaarung, Zahnfleischschwellung, Zittern, Hypertonie +++, Blutfette ↗, zahlreiche Interaktionen mit anderen Medikamenten, „critical-dose-Medikament" mit geringer therapeutischer Bandbreite, bei höheren Blutspiegeln nierentoxisch, also Dosierung nach Spiegelbestimmung.
Weiterentwicklung: **Sandimmun Optoral®** (1994), neue galenische Zubereitung als Mikroemulsion mit verbesserter Resorption im Magen-Darmtrakt

Praxis:
- Einnahme alle 12 Stunden
- Messung der 12-Stunden-Spätspiegel (C0-Spiegel) im Vollblut unmittelbar vor der nächsten morgendlichen Einnahme. Der C2-Spiegel 120 Minuten danach ist kaum praktikabel
- Kapseln sofort nach dem Auspacken einnehmen (der Alkohol verfliegt sonst)
- Cave Interaktionen: MCP-Tropfen, Grapefruitsaft, Johanniskraut u. v. m.…(lange Liste!)
- es gibt ein Konzentrat für die iv-Applikation (z. B. nach OP oder bei Beatmung)

Generika: Cicloral, Ciclosporin, Ciclosporin Pro

Tacrolimus (TAC, früher auch FK 506)
Prograf® (Fujisawa, jetzt Astellas)

Allgemein: Zulassung 1995. Wirkung, Interaktionen, 12-h-Spiegel-Kontrollen: wie Cy A
NW: Tremor, Haarausfall, Diabetes mellitus, Hypertonie ++, nierentoxisch, Blutfette günstiger als Cy A, keine Zahnfleischschwellung

Praxis:
- Einnahme wie Cy A, C0-Spiegel ca. 10-mal niedriger
- wirksamer als Cy A, deshalb initial als „rescue therapy" bei Abstoßung eingesetzt
- nicht mit Grapefruitsaft kombinieren, nicht über Magensonde aus PVC geben
- es gibt Kapseln und ein Konzentrat für die iv-Applikation (z. B. nach OP oder bei Beatmung)

Weiterentwicklung: **Advagraf®** (2007), Retardversion, erlaubt die Einnahme der gesamten Tagesdosis am Morgen. Zielspiegel unverändert, Umstellung 1:1

Antimetabolite

Antimetabolite hemmen den Purin-Metabolismus der Zelle.

Azathioprin (Aza)
Imurek® (früher Wellcome, jetzt von GlaxoSmithKline)

Allgemein: ab Anfang der 60er Jahre zusammen mit Steroiden erstes Immunsuppressivum in den Pioniertagen der Organtransplantation. Schwache, unspezifische Wirkung auf alle Immunzellen
Wirkung: liefert falsche Bausteine für die Purin-Nukleotide. Das führt zu Lesefehlern bei der DNA- und RNA-Synthese und hemmt so die Lymphozytenteilung und -proliferation.
NW: myelotoxisch (Leukos ↘, Thrombos ↘, Erys ↘), Infektanfälligkeit, lebertoxisch, vermehrt Hauttumore bei Langzeitbehandlung

Praxis:
- keine Spiegelmessungen
- Cave: Leukos unter 4.000 G/l
- nicht mit Allopurinol (Zyloric®) kombinieren (Leukos ↘↘)
- kommt in den aktuellen Therapieschemata praktisch nicht mehr vor

Generika: ca. 15 Anbieter

Mycophenolat Mofetil (MMF)
Cellcept® (Roche)

Allgemein: Ester der Mycophenolsäure, Zulassung 1996
Wirkung: hemmt in sich schnell teilenden Zellen ein unentbehrliches Enzym für die Purinsynthese und unterdrückt so die Proliferation von T- und B-Lymphozyten
NW: Durchfall, Bauchkrämpfe, Zytopenien, vermehrt Virusinfekte, nicht nierentoxisch

Praxis:
- 2 Einnahmen am Tag, keine Spiegelmessungen
- bei GI-Beschwerden Tagesdosis auf 4 Einnahmen verteilen oder reduzieren oder Umstellen auf EC-MPS
- Interaktionen mit (Val-)Aciclovir, Cholestyramin, Mg-/Al-Hydroxid
- kontraindiziert bei Schwangerschaft und Stillzeit

Mycophenolat Natrium (EC-MPS)
Myfortic® (Novartis)

Allgemein: magensaft-resistentes Mycophenolat-Natrium (*enteric-coated mycophenolate sodium* EC-MPS), Zulassung 04/2004
Wirkung: wie MMF
NW: Leukopenie, Anämie, Thrombopenie, vermehrt (Virus)-Infekte, wird propagiert mit dem Anspruch, weniger Magen-Darm-Nebenwirkungen zu verursachen als MMF

Praxis:
- wie MMF
- bei GI-Beschwerden Tagesdosis auf 4 Einnahmen verteilen oder reduzieren oder Umstellung auf MMF

mTOR-Inhibitoren

Ihre Wirkung basiert auf der Hemmung der zellulären Protein-Kinase mTOR (*mammalian target of rapamycin* – Die Nomenklatur erweckt den Eindruck, die Evolution habe bei den Säugetieren in weiser Voraussicht der Entdeckung von Rapamycin vorsorglich hierfür ein Zielprotein bereitgestellt).

Sirolimus (früher Rapamycin)
Rapamune® (Wyeth)

Allgemein: EG-weite Zulassung 03/2001.
Wirkung: durch die Hemmung des Enzyms mTOR wird das am IL-2-Rezeptor ausgelöste Signal zur Zellteilung auf seinem Weg zum Zellkern blockiert.
NW: Blutfette ↗, Leukos ↘, Thrombos ↘, postoperative Effekte der Proliferationshemmung, Infekte, Hautveränderungen, zahlreiche Medikamenten-Interaktionen. Keine Hypertonie, nicht nierentoxisch.

Praxis:
- wird wegen der Proliferationshemmung nicht gerne unmittelbar nach der Transplantation eingesetzt (Anastomoseninsuffizienz, Wundheilungsstörung, Lymphozele, akutes Nieren-Transplantatversagen)
- gilt aber wegen eben dieser Proliferationshemmung als Ausweichmedikament beim Auftreten eines malignen Tumors
- Halbwertzeit 60 Stunden: nur 1 Einnahme am Tag, Kontrolle des 24-Stunden-Spätspiegels (lichtgeschützt!) erst 1 Woche nach Dosisanpassung sinnvoll
- bei Kombination mit Cy A: Sirolimus mittags einnehmen
- überzogene Tabletten, die ölige Lösung wird praktisch nicht mehr verordnet
- nicht mit Grapefruitsaft kombinieren
- bei Schwangerschaft und Stillzeit kontraindiziert

Everolimus (SDZ-RAD)
Certican® (Novartis)

Allgemein: synthetische Molekül-Variante von Rapamycin, Deutschland-Zulassung 2004.
Wirkung und NW-Profil wie Sirolimus

Praxis:
- kürzere Halbwertzeit als Rapamycin: 28 Stunden, besser steuerbar
- kann gleichzeitig mit Cy A genommen werden
- nicht mit TAC kombinieren (beide nutzen dasselbe Bindungsprotein)
- Tabletten, die Suspension wird praktisch nicht mehr verordnet
- nicht mit Grapefruitsaft kombinieren
- bei Schwangerschaft keine ausreichende Erfahrung (möglichst nicht), in der Stillzeit kontraindiziert

Glukokortikosteroide

Prednison, Prednisolon, Methylprednisolon (verschiedene Anbieter)

Allgemein: Anfang der 50er Jahre gelang es, Cortison analog zum körpereigenen Nebennierenrinden-Hormon syntetisch herzustellen. Neben zahllosen Anwendungen der synthetischen Glukokortikoide in anderen medizinischen Bereichen werden sie seither auch in der Organtransplantation eingesetzt.
Wirkung: Immunsuppression und Entzündungshemmung durch ein komplexes Wirkprofil auf alle Immunzellen. Beim T-Lymphocyten hemmen Glukokortikoide unter anderem die IL-2-Freisetzung und die Bindungsfähigkeit am IL-2-Rezeptor
NW: Cushing-Gesicht, Akne, Diabetes mellitus, Gewichtzunahme, Psychose, Magenulzera. In der Langzeitanwendung: Osteoporose, Hüftkopfnekrose, Katarakt, Wachsstumsstörung bei Kindern.

Praxis:
- immer nur eine morgendliche Dosis (synchron zur Cortisol-Ausschüttung im Körper)
- nie plötzlich ganz absetzen (eigene Cortisol-Synthese muss erst wieder anlaufen)
- in der Regel degressives orales Dosierungsschema über die ersten Monate
- zur Abstoßungsbehandlung: 3 bis 5 Tage hochdosierte iv-Gabe (250 bis 500 mg) als Kurzinfusion

Polyklonale Antikörper

Antithymozytenglobulin (Kaninchen) ATG® (Fresenius)
Thymoglobulin® (Genzyme)

Allgemein: Anfang der 70er Jahre entwickelt. Kaninchen werden gegen menschliche T-Lymphocyten immunisiert. Die so gewonnenen Seren enthalten eine Mischung (polyklonal) von tierischen Antikörpern gegen verschiedene Oberflächen-Antigene der humanen Lymphozyten sowie einen wechselnden Anteil anderer Antikörper und Proteine (Verunreinigung). Es gelingt nicht immer, wirksame und saubere Chargen herzustellen, deshalb wechselt immer wieder das Spektrum der akut verfügbaren Produkte.
Wirkung: vermutlich werden die T-Lymphocyten durch das Andocken der verschiedenen Antikörper teilweise funktionsunfähig, umverteilt oder zerstört.

NW: Leukos ↘, Thrombos ↘, Schüttelfrost, Fieber, allergische und Unverträglichkeitsreaktionen (früh), Serumkrankheit als immunologische Reaktion auf das Tier-Protein (spät), nachhaltige Immunschwächung, Infekte und maligne Lymphome. Bei erneuter Gabe ist eine schwere Anaphylaxie-Reaktion möglich: Globulin von derselben Spezies sollte nicht ein zweites Mal gegeben werden

Praxis:
- vorher Verträglichkeitstestung laut Herstellerangaben
- heftige Reaktion bei der ersten Infusion möglich (Lymphozyten platzen auf = *Cytokin-Release-Syndrom*), auch allergische Reaktionen möglich: engmaschige Beobachtung
- Cy A oder TAC solange reduzieren oder Pause
- tageweise unterbrechen, wenn Leukos ↘, Thrombos ↘ oder Infekt
- Immer Chargennummer dokumentieren

Monoklonale Antikörper

Basiliximab IL-2-Rezeptor-Antagonist (monoklonaler Anti-CD 25-Antikörper)
Simulect® (Novartis)

Allgemein: die Proteinstruktur CD 25 ist ein Teil des IL-2-Rezeptors, an dem der Botenstoff Interleukin-2 andockt, um die Immunantwort der T-Lymphozyten einzuleiten. Eine Maus wird gegen CD 25 immunisiert. Ihre Plasmozyten, die den Anti-CD 25-Antikörper ausschütten, werden mit Maus-Myelomzellen verschmolzen, die ein unbeschränktes Teilungspotential haben. In der Kultur entsteht so ein Zellrasen, der ausschließlich (monoklonal) diesen Antikörper synthetisiert. Das maus-typische Ende (Fc-Fragment) des Antikörpers wird dann durch ein humanes Segment ersetzt. Es entsteht eine zu 75 % humanisierte Chimäre (Mischmolekül) mit sehr guter Verträglichkeit. Zulassung 1998.
Wirkung: der IL-2-Rezeptor und somit die T-Zell-Vermehrung werden für mehrere Wochen spezifisch blockiert
NW: minimal (nicht mehr, als in der Placebogruppe), allergische Reaktionen bei Erst- und Zweitgabe berichtet

Praxis:
- langsame iv.-Infusion von je 20 mg unmittelbar vor der Transplantation und am Tag 4

Daclizumab (Zenapax®, Roche)
Der konkurrierende IL-2-Rezeptor-Antagonist wurde im Mai 2008 vom Markt genommen.

Muromonab CD 3 (monoklonaler CD 3-Antikörper)
= Orthoclone® OKT 3 (Janssen-Chilag)

Allgemein: Die Proteinstruktur CD 3 ist ein Teil des T-Zell-Rezeptors, an dem die Antigen-präsentierende Zelle andockt, um den T-Lymphozyten zu stimulieren. Nach Immunisierung einer Maus wird ein monoklonaler Anti-CD 3-Antikörper gewonnen (wie bei Basiliximab), jedoch nicht weiter „humanisiert". Es entstehen Chargen mit konstant hoher Wirksamkeit. Zulassung 1988.
Wirkung: der CD 3-Antikörper blockiert spezifisch den T-Zell-Rezeptor und das Andocken der Antigen-präsentierenden Zelle (APZ), ferner verursacht er den Zelltod des T-Lymphozyten durch Aufplatzen (Cytolyse)
NW: schwere Allgemeinsymptome, vor allem bei der ersten Gabe *(first dose effect)* durch die Freisetzung von Botenstoffen (Cytokinen) aus den zerstörten T-Lymphozyten: Fieber, Schüttelfrost, Myalgien, Erbrechen, vereinzelt Hypotonien und Lungenoedem. Schwere, auch Wochen später anhaltende Immunschwächung mit Infekten und gesteigerter Lymphomgefahr. Sensibilisierung gegen die Maus-Anteile des Antikörpers: nachlassende Wirkung und Risiko eines anaphylaktischen Schocks bei der Zweitexposition.

Praxis:
- erste Gaben immer auf Intensivstation
- der Patient muss „trocken" sein (Cave Lungenoedem!)
- Cy A oder TAC: reduzieren oder Pause
- gleichzeitig CMV- und Pneumocystis-Prophylaxe

Alemtuzumab (MabCampath®, Bayer Vital)

Dieser monoklonale Antikörper ist gegen das Glykoprotein CD 52 gerichtet, das unter anderem auf T- und B-Lymphozyten vorkommt. Er wurde bei Transplantationspatienten erfolgreich in der Induktionstherapie eingesetzt, ist jedoch bisher nur für die Leukämiebehandlung zugelassen.

Rituximab (MabThera®, Roche)
Der chimäre monoklonale Antikörper ist gegen das CD20-Antigen gerichtet, das auf der Oberfläche von reifen B-Lymphozyten vorkommt und das bei der B-Zell-Aktivierung und der Differenzierung in Plasmozyten eine Rolle spielt. Rituximab wird in der Behandlung von Non-Hodgkin-Lymphomen eingesetzt und bei Autoimmunerkrankungen wie der rheumatoiden Arthritis.

In der Transplantation findet die Substanz lediglich bei der ABO-inkompatiblen Lebendspende Anwendung, um, parallel zu deren Entfernung durch Immunadsorption, die Neubildung von Blutgruppenantikörpern zu verhindern.

Immunsuppressive Behandlungsstrategien

Das Ziel jeder immunsuppressiven Therapie ist eine partielle, kontrollierte und reversible Unterdrückung der Immunantwort. Der Preis für diese Dauerprophylaxe ist eine breite Palette von Nebenwirkungen und Interaktionen sowie ein vermehrtes Infektions- und Tumorrisiko. Es gibt bis heute keinen Laborparameter, mit dem sich der Grad der erreichten Immununterdrückung abschätzen lässt, die immunsuppressive Therapie basiert vielmehr auf empirischen Erfahrungswerten. Bei jedem Patienten müssen individuell Nutzen und Risiko dieser Therapie kritisch gegeneinander abgewogen werden. Leider fördert der chronische Mangel an Spenderorganen einen zunehmenden Trend von der optimalen zur maximalen Immunsuppression.

Kein Laborparameter, mit dem sich der Grad der erreichten Immununterdrückung abschätzen lässt, die immunsuppressive Therapie basiert auf empirischen Erfahrungswerten

Tab. 2: klinische Aspekte der Immunsuppressiva

Wirkstoff	Langzeit	Induktion	Rejektion	Applikation	Spiegel-messung	Immsupp. Potenz
Ciclosporin	ja	nein	nein	oral (iv)	ja	+++
Tacrolimus	ja	nein	Umstellung	oral (iv)	ja	+++
Azathioprin	ja	nein	nein	oral	nein	+
Mycophenolat	ja	nein	nein	oral	nein	++
Rapamycin	ja	nein	nein	oral	ja	++
Glukocorticosteroide	ja	ja	iv-Pulse	oral + iv	nein	+(++)
Basiliximab	nein	ja	nein (?)	iv	nein	+
ATG	nein	ja	ja	iv	nein	+++
OKT3	nein	selten	ja	iv	nein	+++

Die verfügbaren Substanzen kommen im Rahmen verschiedener *Behandlungsstrategien* zum Einsatz, für die sie unterschiedlich geeignet sind. Die Tabelle 2 fasst diese Eignungen und die praktischen Details zusammen.

Basis-Immunsuppression

In der Regel werden drei Immunsuppressiva mit unterschiedlichen Angriffspunkten in der Kette der Immunantwort kombiniert

Die Basis-Immunsuppression dient zur Langzeit-Unterdrückung der Immunantwort. Sie muss eingenommen werden, solange das Transplantat funktioniert! In der Regel werden drei Immunsuppressiva mit unterschiedlichen Angriffspunkten in der Kette der Immunantwort kombiniert (Abb. 3). Die einzelnen Wirkungen ergänzen sich dabei, während die Dosierungen niedrig und die Nebenwirkungen dadurch gering gehalten werden können.

Seit den Pioniertagen von „Kortison und Imurek" hat es verschiedene Therapie-Epochen gegeben, in denen die unkomplizierte Ersttransplantation jeweils mit der optimalen aktuell verfügbaren Immunsuppression behandelt wurde. Mit der Zahl der Wirkstoffe hat auch die Auswahl an möglichen Kombinationen zugenommen, die heute in den einzelnen Transplantationszentren und Organprogrammen als Standardprotokoll dienen. Ferner erlaubt die erweiterte Auswahl eine stärker individualisierte Langzeit-Immunsuppression für den einzelnen Patienten.

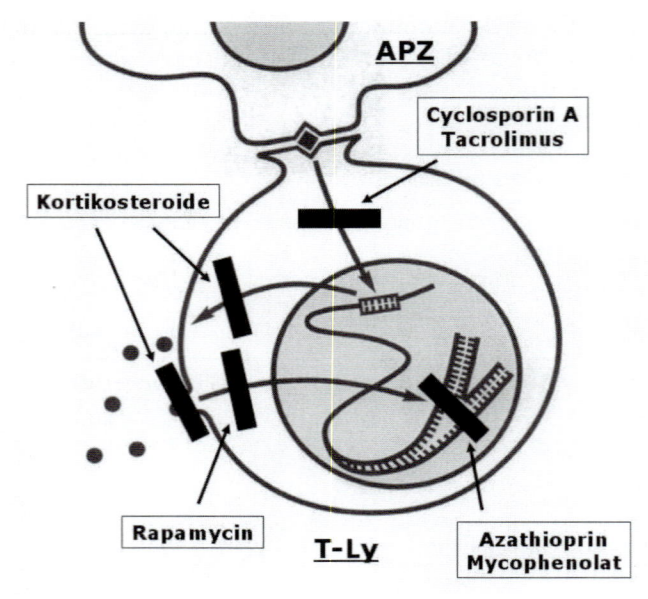

Abb. 3: Angriffspunkte der Basis-Immunsuppression
(Graphiken: Cäcilia Oslender und Carola Gündel, Universitätsklinikum Aachen)

Für die einzelnen Organprogamme gilt, dass die Immunogenität der Transplantate, also auch der Grad der erforderlichen Immunsuppression von der Leber über Herz und Niere bis zum Dünndarm deutlich zunimmt.

Die Immunsuppressiva konkurrieren häufig mit einer umfangreichen Begleitmedikation und erzeugen, wenn sie nicht oder unzureichend eingenommen werden, keinen unmittelbaren Leidensdruck. Daher ist mangelnde Compliance (neuerdings auch „Adherence") des Patienten der bedeutendste Störfaktor dieser Langzeitbehandlung. Allerdings deuten Abweichungen zwischen Soll- und Ist-Medikation auch immer wieder auf Kommunikationsdefizite hin. Engagierte Arzt-Patient-Motivationsgespräche sind deshalb mindestens ebenso wichtig wie Spiegelmessungen.

Induktionstherapie

Die Transplantatabstoßungen drohen vor allem in den ersten 3 bis 6 Monaten, daher ist in der Frühphase nach der Transplantation eine aggressivere Immunsuppression üblich. Hierzu gehört initial ein perioperativer Glukokortikosteroid-Bolus von 100 bis 500 mg iv mit anschließender oraler Degression über 3 bis 4 Monate auf eine Erhaltungsdosis unterhalb der Cushingschwelle. Einige Therapieschemata legen in dieser Zeit auch höhere Zielspiegel für die Calcineurin-Inhibitoren Cyclosporin A und Tacrolimus fest.

Bei einem gesteigerten immunologischen Risiko kann zur Induktionstherapie am Anfang eine zusätzliche immunsuppressive Substanz gegeben werden. Zu diesen Indikationen zählen z. B. ein schlechtes HLA-Match (Partner-Lebendspende, „old to old",...), der Nachweis von hochtitrigen cytotoxischen Antikörpern oder der immunologische Verlust eines früheren Transplantates durch Abstoßungen. Basiliximab hat sich wegen seiner problemlosen und nebenwirkungsarmen Applikation hier fest etabliert. Die polyklonalen Antikörper stellen eine aggressivere Alternative dar, während OKT 3 mit dieser Indikation praktisch nicht mehr eingesetzt wird.

Eine Induktion mit dem IL-2-Rezeptor-Antagonisten dient auch häufig dazu, in der Initialphase niedrige CNI-Spiegel tolerieren zu können. Analog dazu erlaubt eine polyklonale Antikörper-Induktion den CNI-Einsatz zeitlich zu verzögern (sog. sequentielles Therapieschema, z. B. bei „old to old"-Nieren).

Abstoßungsbehandlung

Durch die aktuell verfügbaren Substanzkombinationen sind akute Abstoßungen (Rejektionen) seltener geworden. Die Behandlungsstrategie bei Abstoßungsreaktion orientiert sich unmittelbar am klinischen Erfolg (ggf. Kontrollbiopsie) und ist in mehrere Schritte gestaffelt:

1. Cortison-Pulse: Tägliche Infusionen von 2 x 250 – 500 mg Prednisolon über je 30 Minuten an 3 bis 5 Tagen, dann Fortsetzung des oralen Degressionsschemas
2. Umstellung: In einer offensichtlich ungenügenden Dreifach-Immunsuppression kann, häufig zeitgleich mit dem Cortison-Pulse, eine der Komponenten durch einen potenteren Wirkstoff ausgetauscht werden, z. B. Cyclosporin A durch Tacrolimus oder Mycophenolat durch Rapamycin
3. Antikörper: bei ausbleibendem Erfolg bzw. (bioptisch) persistierender Abstoßung: polyklonale Antikörper oder monoklonales OKT 3 über 10 bis 14 Tage

Bemerkungen:
- beim Verdacht auf eine humorale, also antikörper-induzierte Abstoßung sind Plasmapheresen zum Dezimieren der Antikörper indiziert sowie die Immunmodulation durch hochdosierte Immunglobuline (auch Versuche mit dem monoklonalen anti-B-Zell-Antikörper Rituximab werden berichtet)
- bei jeder Abstoßung muss geprüft werden, ob einzelne Immunsuppressiva vielleicht unterdosiert sind, oder ob Compliance-Probleme beim Patienten eine Rolle spielen
- Dosissteigerungen sind (außer beim Cortison) zur Abstoßungsbehandlung ungeeignet, sie steigern nur die Nebenwirkungen und/oder die Toxizität
- der IL-2-Rezeptor-Antagonist wird zur Rejektionsbehandlung (noch?) nicht empfohlen
- der Effekt von Transplantat-Bestrahlungen ist nicht gesichert

Dosissteigerungen sind zur Abstoßungsbehandlung ungeeignet

Vermeidungsstrategien

Die ungünstigen Nebenwirkungsprofile der Glukokortikosteriode und der Calcineurin-Inhibitoren (CNI) haben zu einer Reihe von Studien mit dem Ziel geführt, auf eine dieser Substanzen zu verzichten.

Bei den Steroiden sind die Ergebnisse uneinheitlich. Einer unterschiedlich ausgeprägt gesteigerten Rate an akuten Abstoßungen stehen Vorteile bei den Nebenwirkungen, speziell bei den Lipidprofilen gegenüber. Bei den Umstellungsstudien zur CNI-Vermeidung kommt es zu einer deutlichen Verbesserung der Nierenfunktion, weil die nephrotoxische Wirkung der Immunsuppression entfällt. Die Auswirkungen auf die Langzeitergebnisse bleiben jedoch abzuwarten. Eine von Anfang an CNI-freie Therapie auf Rapamycin-Basis erweist sich häufig als nicht potent genug und kann zu den bereits beschriebenen Komplikationen aufgrund der Proliferationshemmung führen.

Das Problem der Patientenselektion, der vermehrte Monitoring-Aufwand und die potentielle Destabilisierung einer stabilen Transplantatfunktion stehen der weiteren Verbreitung von Umstellungen im Rahmen von Vermeidungsstrategien im Wege.

Individuelle Anpassungen

In der Langzeitbetreuung nach Organtransplantation können besonders ausgeprägte Nebenwirkungen eine individuelle Anpassung der Immunsuppression nötig machen, z. B. Steroide reduzieren oder absetzen bei ausgeprägtem Cushing oder Knochenproblemen, von CNI auf Rapamycin umstellen bei Nephrotoxizität, Dosisanpassung oder Anbieterwechsel bei gastro-intestinalen Beschwerden unter Mycophenolat.

Falls nach Transplantation ein maligner Tumor auftritt, hat sich die Umstellung der Immunsuppression auf Rapamycin etabliert, um den antiproliferativen Effekt dieser Substanz zu nutzen.

Leider gibt es bisher keine spezifische Therapie für die chronische Transplantatdysfunktion. Eine Steigerung der Glukocortikosteroide, die Umstellung des immunsuppressiven Schemas oder die Herausnahme einer potentiell nierentoxischen Substanz bringt meist nur eine passagere Besserung oder Stabilisierung, kann den Prozess aber letztlich nicht aufhalten.

Falls nach Transplantation ein maligner Tumor auftritt, hat sich die Umstellung auf Rapamycin etabliert

Patientenschulung

Martina Siems & Petra Hecker
Berlin

In dem großen Zeitrahmen Transplantationsgeschehen, das durch verschiedene Phasen wie Diagnostik und Indikation, Wartezeit, Transplantation und Zeit nach der Transplantation geprägt ist, gilt es in jeder neuen Phase, die entsprechenden Informationen und auch daraus resultierendes Gesundheitsverhalten zu lernen.
Patientenschulungen geben Informationen, unterrichten und fördern somit Lernprozesse, die das Gesundheitspotential, Eigenverantwortung und Selbstmanagement steigern können.
Sechs zentrale Komponenten sollten nach Petermann bei der Gestaltung von Schulungen Berücksichtigung finden:
- *Aufklärung:* Vermittlung spezifischen Krankheits- und Behandlungswissens sowie eines angemessenen Krankheitsmodells
- *Aufbau einer positiven Einstellung zur Erkrankung und ihrer Bewältigung:* fundierte Krankheits- und Behandlungseinsicht, Erhöhung der Selbstwirksamkeit und Eigenverantwortlichkeit im Umgang mit der Krankheit
- *Sensibilisierung der Körperwahrnehmung:* Frühzeitiges Erkennen von Warnsignalen, Vorboten, Überlastungsanzeigen und Verschlimmerungen des Krankheitszustandes
- *Vermittlung von Selbstmanagement-Kompetenzen:* Fertigkeiten bezüglich der medikamentösen Therapie, verbesserter Umgang mit Hilfsmitteln, Einhalten von Diätplänen, Durchführung von Entspannungsübungen
- *Maßnahmen zur Anfallsprophylaxe und Sekundärprävention:* Aufbau einer gesundheitsförderlichen Lebensweise (Nikotin- und Alkoholabstinenz, mäßige sportliche Aktivität, gesunde Ernährung), Verhalten in Krisensituationen (Notfallprophylaxe)
- *Erwerb sozialer Kompetenzen und Mobilisierung sozialer Unterstützung:* Kommunikationsfähigkeit über die Erkrankung und ihre Auswirkungen, Artikulation von behandlungsbezogenen Befürchtungen und Bedürfnissen gegenüber dem Arzt oder Apotheker, Einbeziehung der Angehörigen und Bezugspersonen

Anhand dieser aufgeführten Kriterien ist ersichtlich, dass Schulungen aufgrund des komplexen Anspruchs in der Weitergabe von Wissen Kompetenzen und Fähigkeiten bei den Unterrichtenden voraussetzen. Eine wichtige Eigenschaft ist die Kommunikationskompetenz und Lehrfähigkeit des Schulenden. Petermann spricht sogar davon, dass die Kommunikationsfähigkeit des medizinischen Personals als Moderatorgröße für die Behandlungsmotivation des Patienten gelten kann. Gute Vermittlung von Gesundheitswissen ist somit die Grundlage für den Aufbau von Eigenverantwortung und Kompetenz beim Patienten.

Kommunikationsfähigkeit des medizinischen Personals Moderatorgröße für die Behandlungsmotivation des Patienten

Nach Peplau ist Krankenpflege ein Erziehungsinstrument, das es dem Patienten erleichtert, symptomgebundene Energie in problemlösende Energie umzusetzen. Das Krankenpflegepersonal ist also prädestiniert dafür, mit den Patienten den Umgang mit der Krankheit durch Wissensvermittlung zu verbessern.

Seit der Einführung des neuen Krankenpflegegesetzes am 01.01.2004 gehört es zur gesetzlichen Aufgabe des Pflegepersonals Pflege auszuüben, *„die unter Einbeziehung präventiver, rehabilitativer und palliativer Maßnahmen auf die Wiedererlangung, Verbesserung, Erhaltung und Förderung der physischen und psychischen Gesundheit der Patientinnen und Patienten auszurichten ist. Dabei sind die unterschiedlichen Pflege- und Lebenssituationen sowie Lebensphasen und die Selbständigkeit und Selbstbestimmung der Patientinnen und Patienten zu berücksichtigen"* (Krankenpflegegesetz, §3, 2004).

Gerade um Selbständigkeit und Selbstbestimmung zu fördern ist es notwendig, den Patienten für seine jeweilige Situation zu informieren und ggf. zu schulen. Das Krankenpflegepersonal zeichnet sich durch seine bestimmte Rolle, die durch die Nähe zum Patienten mit hohem Wissensstand in Bezug auf das jeweilige Fachgebiet gekennzeichnet ist, aus. Weiterhin ist das Krankenpflegepersonal der ideale Vermittler zwischen Arzt und Patient. Häufig werden nach Visiten und Aufklärungsgesprächen weitergehende Verständnisfragen von Patienten an Krankenpflegekräfte gestellt. Als Basis sollte das Vertrauensverhältnis zwischen Arzt und Patient nachdrücklich unterstützt werden.

Um Selbständigkeit und Selbstbestimmung zu fördern ist es notwendig, den Patienten für seine jeweilige Situation zu informieren

Das Fundament von Patientenschulung und Förderung von Eigenverantwortlichkeit von Patienten ist das Wissen rund um das Krankheitsgeschehen. Bei einem langen Krankheitsverlauf, der für die Transplantation charakteristisch ist, hat die Regelmäßigkeit des Informationsaustauschs zwischen Patient und medizinischem Personal einen hohen Stellenwert.

Wichtige Kriterien sind nach George (2006) fünf Grundsätze der Patienteninformationen. Die große Zeitspanne des Transplantationsgeschehens verlangt eine *Kontinuität* in der Patienteninformation.

Wichtige Inhalte müssen in ihrer *Bedeutung* im kommunikativen Austausch hervorgehoben werden. Die Informationsweitergabe, auch durch unterschiedliche Personen, sollte von *Konsistenz* geprägt sein, so dass alle Patienten - unabhängig von der Kontaktperson - gleiche Auskünfte erhalten. *Verständlichkeit* sollte mit einfachen, klaren und gut zu verstehenden Sätzen erreicht werden. Nicht zu unterschätzen ist für das medizinische Personal, dass die Wiederholung (Redundanz) der Information im ganzen Krankheitsprozess wichtig ist, da häufig z.B. belastende Mitteilungen zunächst verdrängt werden.

Die Informationen müssen so strukturiert sein, dass Patienten mit einem neuen Wissensstand in Bezug auf ihre Krankheit in der Lage sind, entsprechend zu handeln und im Sinne der Selbstwirksamkeit die Rehabilitation voranzutreiben. Das heißt, Patienten dürfen nicht in der Phase der Informationsaufnahme verharren, sondern sollen daraus Handlungskompetenzen entwickeln. Ebenso wie der Patient selbst benötigen in der Regel auch die Angehörigen einen entsprechenden Wissensstand und sollten möglichst kontinuierlich in einen Schulungsprozess mit einbezogen werden.

Eine gute Unterweisung (Qualität der Schulung) fördert den Transfer. Lernen ist eine Kombination aus Lernfähigkeit, Motivation, Qualität und Quantität. Diese Aspekte sollten Grundlage für das Konzept einer Patientenschulung sein. Letztendlich sollte eine gute Schulung an der Veränderung der Denkstrategien und an dem Einstellungsverhalten zu Krankheit und Gesundheit arbeiten. Mit der Erläuterung der Selbstwirksamkeit wird dem Patienten ein Konzept in die Hand gegeben, mit dem die Eigenverantwortung gestärkt werden kann.

Einer der wichtigsten beeinflussenden Faktoren bei der Krankheitsbewältigung im Zusammenhang mit der Lebensqualität des Patienten ist die soziale Unterstützung durch Angehörige. Durch eine ausführliche Sozialanamnese beim Erstkontakt mit den Patienten ist es wichtig, in Erfahrung zu bringen, in welcher Situation dieser lebt. Soziale Unterstützung meint häufig die Begleitung durch einen Angehörigen in der Krankheit. Nicht nur die Anwesenheit eines Angehörigen ist eine wirkliche Stütze, sondern auch die Möglichkeit des Gesprächs und des Austauschs über die Situation. In Studien zu Bewältigungsstrategien wird immer wieder hervorgehoben, dass Vermeidung und Ablenkung über einen längeren Zeitraum negative Auswirkung auf die Stimmung und Lebensqualität von Patienten hat. Auch um Vermeidung zu verhindern, bieten sich aufklärende Schulungen an, die alle Betroffenen Personen im Krankheitsprozess einbeziehen sollte.

Durch Schulung kann der Patient zum Partner werden: Eine Kooperation zwischen Patienten und Medizinischer Einrichtung kann zu einer hohen Adhärenz führen. Adhärenz (therapeutische Allianz) bezeichnet die Einhaltung der gemeinsam von Patient und Arzt gesetzten Therapieziele und trägt dem heutigen Verständnis der Therapievereinbarungen zwischen Arzt und Patient besser Rechnung. Die Personen der medizinischen Einrichtungen sollten genügend Information und Erklärung zur Verfügung stellen, damit für die Patienten wichtige Aspekte der Therapie maximal akzeptiert werden können.

Besonders für die Zeit nach der Transplantation sollte das Auftreten von Non – Compliance immer wieder ein Grund sein, die Behandlungsmotivation des Patienten zu thematisieren und mit möglichen Angeboten zur Schulung im Sinne der Adhärenz zu arbeiten.

Die Durchführung von Schulungen ist eine spezielle Aufgabe für das Pflegepersonal, die die Berufszufriedenheit steigern kann. Die Weitergabe von hoch qualifiziertem Wissen, mit dem Anspruch einer Therapieverbesserung, steigert nicht nur bei Patienten die Selbstwirksamkeit. Für einen gesunden Verlauf im Berufsleben sollten gerade Krankenschwestern und -pfleger sich nicht scheuen, auf dem Gebiet der Gesundheitsberatung Schulungen auszuarbeiten und anzubieten. Ein aktueller und sehr wichtiger Aspekt guter Beratung ist die Reduzierung von Kosten. Durch frühzeitige Aufklärung und Prävention von Folgeerscheinungen im Krankheitsverlauf ließen sich sicher etliche kostenträchtige Nachbehandlungen vermeiden.

Die Durchführung von Schulungen ist eine spezielle Aufgabe für das Pflegepersonal, die die Berufszufriedenheit steigern kann

Rehabilitation nach allogener Nierentransplantation

Astrid Fährmann & Dietmar Wiederhold
Hann. Münden

„Warum Rehabilitation nach einer erfolgreichen Transplantation?"

Auch heutzutage finden wir häufig diese Frage selbst in Fachkreisen noch vor. Vielleicht liegt es daran, dass uns die Öffentlichkeit oftmals suggeriert, dass Patienten, die transplantiert wurden, doch eigentlich wieder gesund seien und keiner speziellen Behandlung mehr bedürfen. Auch scheint es, dass die vielfach mit einer erfolgreichen Nierentransplantation (NTx) einhergehenden positiven Erlebnisse, wie die Gefühle von Dankbarkeit und Glück, weg von der Dialyse mit einem funktionsfähigen Organ zu sein, uns den Blick auf den weiteren Unterstützungs- und Hilfebedarf verschließen. Ohne Zweifel ist den Patienten in der Frühphase nach der NTx die häufig sofort spürbare Verbesserung ihrer Situation und die Euphorie zu wünschen, doch müssen die Professionellen beachten, dass neben der damit verbundenen motivationsfördernden Stimmung auch das Bewusstsein für eine realistische Sichtweise ihres neuen Zustandes überlagert sein könnte. Obwohl es sich bei einer NTx um die einzige Kausalbehandlung des terminalen Nierenversagens handelt, sind die Patienten dennoch weiterhin als chronisch krank zu betrachten, da sie sich u.a. an umfangreiche Medikamentenregime halten müssen und nach der stationären Behandlung eine intensive Langzeit-Nachsorge unumgänglich ist, um lange Transplantat- und Empfängerüberlebensraten zu erreichen. Dass eine angepasste und effektive Rehabilitation unbedingt notwendig ist, können uns in diesem Zusammenhang die folgende Wissensquellen verdeutlichen:

Transplantierte sind lebenslang chronisch Kranke

– *Erfahrungswissen*
Die erste Antwort auf die oben genannte Frage geben Ärzte, Pflegende und alle weiteren Professionen selbst aufgrund ihres langjährigen Erfahrungswissens. Sie stellten fest, dass viele Patienten nach einer NTx schon kurze Zeit nach ihrer Entlassung aus dem

Transplantationszentrum wieder erneut stationär aufgenommen werden mussten. Die medizinische und pflegerische Anamnese ergab in solchen Fällen oft ein Wissensdefizit bezüglich des Erkennens von Abstoßungsreaktionen sowie Unsicherheiten bei der korrekten Medikamenteneinnahme. Um diesen Defiziten abzuhelfen, gewinnen neben der medizinischen Versorgung individuelle Schulungen zunehmend an Bedeutung, damit die Patienten in allen betroffenen Bereichen ihrer Lebensaktivitäten zu einem eigenverantwortlichen Handeln mit größtmöglicher Selbstständigkeit motiviert werden können (Schmidt, 2007; Immohr, 2002).

Wissensdefizite erfordern Patientenschulungen

– *Expertenwissen*
Der Nationale Expertenstandard „Entlassungsmanagement" fordert Einrichtungen des Gesundheitswesens auf, bereits bei der Aufnahme eines Patienten die Weiterleitung an weiterversorgende Einrichtungen und andere pflegerische und medizinische Versorger zu initiieren (DNQP, 2004). Der Patient soll bezüglich der ärztlichen und pflegerischen Versorgung keine Einbrüche erfahren. Der stationäre Aufenthalt nach einer NTx hat sich in den letzten Jahren durch verbesserte Behandlungsmöglichkeiten und ausgefeilte, moderne Medikamentenregime verkürzt. Diese Zeit reicht jedoch nicht aus, um transplantierte Menschen auf die komplexen körperlichen, psychischen und auch sozialen Veränderungen vorzubereiten. Eine unmittelbar an den stationären Aufenthalt anschließende Anschlussheilbehandlung ist die ideale Versorgungsform, um Transplantierte und ihre Angehörigen auf die neue Lebenssituation vorzubereiten, sie zu schulen und anzuleiten, sie in den Alltag zu begleiten, so dass der Umgang mit dem neuen Organ erfolgreich in das Alltagsleben integriert werden kann.

– *Gesetzgebung*
Im SGB IX ist der Rechtsanspruch aller in der BRD lebenden Menschen auf Teilhabe am normalen Leben und ihr Recht auf Selbstbestimmung beschrieben. Für die transplantierten Menschen heißt dies, alle notwendigen Fähigkeiten zu erlernen oder wiederzuerlangen, die ihnen die Teilhabe am Leben ermöglichen und eine soziale sowie berufliche Wiedereingliederung fördern. Konkret bedeutet das, Krankheitsfolgen zu bearbeiten, zu kompensieren und im günstigsten Fall zu beseitigen. Tullius et al. (2001) führen aus, dass derzeit der postoperative Krankenhausaufenthalt nach einer NTx zwischen 14 und 21 Tagen beträgt. Durch die zunehmende Ressourcenknappheit im Gesundheitssystem ist

Verkürzte stationäre Liegezeiten durch AHB kompensieren

davon auszugehen, dass die Liegezeiten nach einer Transplantation immer mehr verkürzt und so die Patienten rasch in eine Anschlussheilbehandlung verlegt werden (Hoyer, 2006). Gerade auch Pflegende sind in dieser frühen Phase, sei es noch im Krankenhaus oder in der Rehabilitation, gefordert, den Pflege- und Unterstützungsbedarf professionell zu erfassen und Hilfestellung auf den aktuellen und zukünftigen Bedarf hin wirksam zu leisten, damit eben so die Teilhabe am Leben erreicht werden kann.

– *Wissenschaftliche Forschung*

Adaption an Medikamenten-Nebenwirkungen

Mittlerweile ist aus zahlreichen Studienergebnissen bekannt, dass Patienten nach einer Nierentransplantation in wesentlichen Dimensionen der Lebensqualität, vor allem in der körperlichen, psychischen und sozialen Funktionsfähigkeit, Vorteile gegenüber Patienten mit einer Hämo- oder Peritonealdialyse aufweisen (Wiederhold, 2008). Allerdings schwächt sich die sofort nach Tx einsetzende Euphorie mit der Zeit ab und die Betroffenen realisieren dann zunehmend neue Probleme, wie vor allem Medikamentennebenwirkungen (Overbeck et al., 2005). Um sich an diese Nebenwirkungen, die als unvermeidlich angesehen werden, adaptieren zu können, werden ausreichende Informationen benötigt (Orr et al., 2007). Dabei können die Patienten schrittweise selber zu Experten ihres eigenen Zustandes werden, doch verliert sich diese Gabe schnell, wenn Komplikationen auftreten. Deshalb ist bei den Patienten eine ständige Wachsamkeit nötig, Zeichen einer Funktionsverschlechterung rechtzeitig erkennen zu können. Die meist erst später wahrgenommenen Einschränkungen sind häufig mit der Einnahme von Immunsuppressiva assoziiert und werden von den Patienten oft in Form von Schlafstörungen, übermäßigem Essen, Fatigue, Veränderungen der körperlichen Erscheinung, Stimmungsschwankungen, Knöchelschwellungen, verminderten sexuellen Interessen, Kopfschmerzen und in Form eines vermehrten Haarwuchses wahrgenommen, ergab eine US-amerikanische Untersuchung (Zarifian, 2006). Dies bewirkt, dass die Patienten nach einer NTx großen Herausforderungen ausgesetzt sind, trotz der Nebenwirkungen eine kontinuierliche und disziplinierte Medikamenteneinnahme bis zum Ende ihres Lebens zu leisten. Problematisch ist, dass Ärzte, Pflegekräfte und Transplantationskoordinatoren von Transplantationsabteilungen das Auftreten von körperlichen Veränderungen und die damit verbundenen Folgen auf den Patienten und seine Lebensqualität oftmals statistisch signifikant unterschätzen und somit durch ihr Unverständnis zum Problem der Non-Compliance beitragen können, so eine US-amerikanische Studie (Peters et al., 2004).

Deshalb müssen alle am Behandlungsprozess beteiligten Professionen verstärkt die Auswirkungen der Therapie mehr aus der Patientensicht wahrnehmen und Hilfestellung auf den aktuellen und zukünftigen Bedarf hin leisten (Habwe, 2006).

Die Basis der Rehabilitationsmaßnahmen

Die unterschiedlichen Wissenschaftszweige (z.B. Medizin, Soziologie, Pflege) beschäftigen sich mit den Vorstellungen von Gesundheit und Krankheit. Entsprechend lassen sich in der Literatur verschiedene Konzepte finden. Als eine gemeinsame Schnittmenge vieler Konzepte lässt sich das Ungleichgewicht zwischen Belastungen und den zur Verfügung stehenden Ressourcen nennen. Die Rehabilitation von transplantierten Menschen sieht in ihrer vorrangigen Aufgabe die Erzeugung einer Balance zwischen den Belastungen nach der NTx (z.B. Medikamentennebenwirkungen) einerseits und den zur Verfügung stehenden Ressourcen (z.B. Bewältigungsstrategien) andererseits. Um dieses Gleichgewicht zu erreichen, ist es unter Berücksichtigung der Einzigartigkeit des Individuums notwendig, nicht nur das Erfahrungswissen der Professionen in ein Rehabilitationskonzept einfließen zu lassen, sondern auch aktuelle Forschungsergebnisse. So hat auch das Rehabilitationszentrum am Vogelsang in

Die Rehabilitation sieht in ihrer vorrangigen Aufgabe die Erzeugung einer Balance zwischen den Belastungen nach der NTx einerseits und den zur Verfügung stehenden Ressourcen andererseits

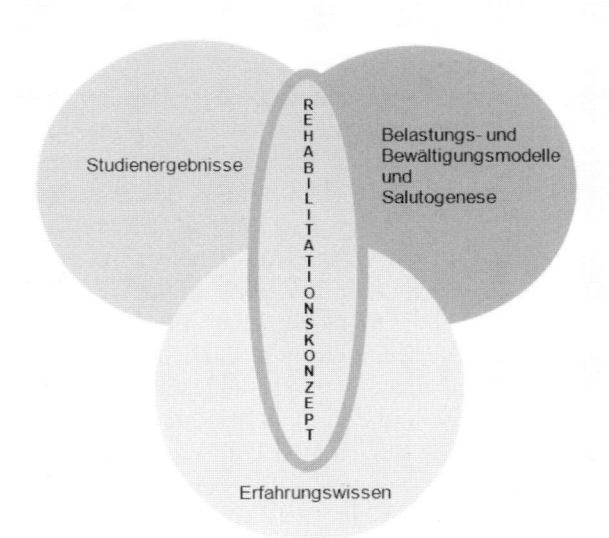

Abb. 1: Grundlagen des Rehabilitationskonzeptes nach Nierentransplantationen

Hann. Münden als Grundlage des pflegerischen Therapiekonzeptes drei, sich jeweils ergänzende Wissensquellen gewählt (s. Abb. 1):
- das Erfahrungswissen aus 30 Jahren Transplantationsmedizin und -pflege
- die Belastungs- und Bewältigungsmodelle sowie das Konzept der Salutogenese nach Aaron Antonovsky
- fortlaufende eigene Forschungsarbeiten zum Erleben von Menschen nach einer allogenen Nierentransplantation

Durch die Integration der drei Wissensquellen unterliegt das Rehabilitationskonzept einer kontinuierlichen Evaluation und einer regelmäßigen Überarbeitung und Modifizierung, die durch Literaturrecherchen, fortlaufende Studien und durch die Teilnahme an Fortbildungen und Kongressen erreicht werden kann.

In einer kürzlich veröffentlichten Forschungsarbeit konnte so das Erleben und der subjektiv empfundene Schulungsbedarf von Patienten in der für eine Anschlussheilbehandlung wichtigen Frühphase nach einer Nierentransplantation ausführlich beschrieben werden (Wiederhold et al., 2009). Es zeigte sich, dass die Patienten in insgesamt 5 Problembereichen einen Hilfs- und Unterstützungsbedarf haben, aus denen weitreichende Konsequenzen für notwendige Schulungsinhalte abgeleitet werden können (s. Tab. 1).

In erster Linie Schulungs- und Beratungsleistungen in den Themengebieten Ernährung, Bewegung, Soziales, Psyche, Medizin und Pflege

Im Fokus der Rehabilitation stehen in erster Linie Schulungs- und Beratungsleistungen in den Themengebieten Ernährung, Bewegung, Soziales, Psyche, Medizin und Pflege (s. Abb. 2). Diese Themenbereiche sollten dann fachübergreifend aufgeteilt, aufbereitet und vor allem patientengerecht geschult werden.

In der Praxis muss dann jeweils entschieden werden, welche der Themen dem Aufgabengebiet der Pflegenden zuzuordnen sind, da sie in nahezu allen Problembereichen interdisziplinär agieren und den intensivsten Patientenkontakt haben. Neben den Patientenschulungen sollten möglichst auch die Angehörigen, z.B. im diätetischen Themengebiet, mit involviert werden, da belegt ist, dass sie einen nicht zu unterschätzenden Effekt auf die Krankheitsverarbeitung ausüben. Indem potenzielle Empfänger einer Niere sich einen Austausch mit bereits Transplantierten wünschen (Waterman et al., 2006), könnte nach Patientenwunsch auch ein Kontakt zwischen Langzeittransplantierten und den Neu-Transplantierten ebenso dazu verhelfen, wertvolle Erfahrungen zum Umgang mit der neuen Situation im Alltagsleben nutzbringend weiterzugeben. Mit diesem *Peer-Education-Ansatz* kann nicht nur Erfahrungswissen weitergegeben, sondern es können auch die Einstellungen und das Verhalten der Neu-Transplantierten positiv beeinflusst werden (BZgA, 2003). Neben Aufklärungen und Informationen, die im Rahmen von Semi-

Tab. 1: Der Hilfs- und Unterstützungsbedarf nach einer NTx und die abgeleiteten Inhalte für eine Patientenschulung (Wiederhold et al., 2009)

Hilfs- und Unterstützungsbedarf	Inhalte für eine Patientenschulung
Psycho-emotionaler Problembereich – emotionale Verarbeitung und psychische Anpassung noch nicht abgeschlossen – allgemeine Unsicherheit durch das Zurückfließen von Verantwortung – Verdrängungsmechanismen und zum Teil euphorische Stimmungszustände	– emotionaler Support – Integration der Erlebnisse in das Alltagsleben – Empowerment stärken – Realitätsorientierung
Diätetischer Problembereich – Anpassungsschwierigkeiten auf erhöhte Flüssigkeitszufuhren (vor allem Überwässerungen) – Wissensdefizit Regulierung des Flüssigkeitshaushaltes – Wissensdefizit in der Auswahl von Speisen	– Selbstbeobachtung Flüssigkeitshaushalt (Ein- und Ausfuhrbilanzierungen) – Maßnahmen zur Erzeugung einer Homöostase im Flüssigkeitshaushalt – bedarfsorientierte Ernährung
Medizinischer Problembereich – Wissensdefizit bezüglich des Umgangs mit dem neuen Organ – Sorgen und Ängste bezüglich Komplikationen (vor allem Abstoßungen, Entzündungen, Funktionseinbußen) – Wissensdefizit bezüglich des Umgangs mit Medikamenten	– Verhaltensregeln im Umgang mit dem neuen Organ – Selbstbeobachtung von Körperfunktionen – Erkennen von Komplikationen – Verhalten bei Komplikationen – gesundheitsförderliche und Präventivmaßnahmen zur Verlängerung des Tx-Überlebens – Belastungsgrenzen – Medikamentenwirkungen, Nebenwirkungen, Interaktionen, Einnahmevorschriften – Umgang mit den Medikamenten (inklusive praktische Übungen zum Richten mit Hilfe von Medikamentenboxen und Erinnerungshilfen) – schriftliche Aufklärungen zu Medikamenten, die durch Abbildungen unterstützt werden
Physiotherapeutischer Problembereich – Bewegungseinschränkung – Verlust an Kondition – Pollakisurie	– angeleitete und gezielte Bewegungstherapie – mögliche Sportarten – Konditionstraining – Kontinenztraining – Beckenbodentraining
Sozialrechtlicher Problembereich – Sorgen und Ängste bezüglich Weiterbeschäftigung – Sorgen und Ängste bezüglich Reduzierung der Arbeitszeit und die finanziellen Folgen – Wissensdefizit (Teil-)Berentung bzw. Versorgungsleistungen	– berufliche Rehabilitation – finanzielle Hilfen – Rentenberatung

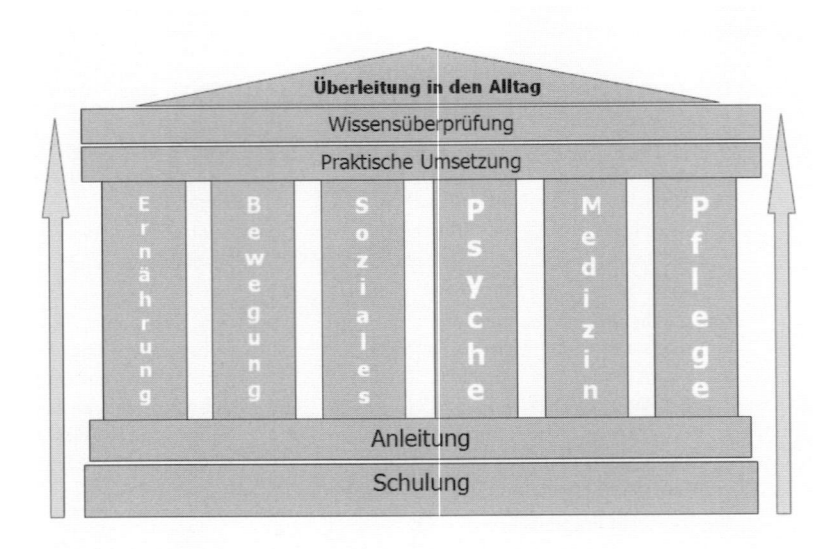

Abb. 2: Bausteine der Rehabilitation

Anleitung zur Selbstbeobachtung

Praktische Individualbegleitung, z.B. in der Unterstützung von Rentenanträgen

naren, Vorträgen, Einzel- oder Gruppengesprächen stattfinden könnten, wünschen sich die Patienten insbesondere anschauliche, greifbare und alltagspraktische Umsetzungsempfehlungen. Gerade Pflegende könnten bei dem Richten der Medikamente oder bei der Anleitung zur Selbstbeobachtung (z.B. Ein- und Ausfuhrbilanzierungen) als Trainer und Beobachter im Hintergrund fungieren und bei Bedarf intervenieren, um dem Patienten so über die reine Wissensvermittlung hinaus das Einüben von Alltagskompetenzen zu erleichtern. Diätassistenten sollten von der klassischen Form der frontalen Präsentation ihrer Schulungsinhalte abweichen und zu Demonstrationen und praktischen Übungen, beispielsweise im Rahmen einer Lehrküche, übergehen. Im sozialrechtlichen Bereich ist neben der theoretischen Schulung auch die praktische Individualbegleitung, z.B. in der Unterstützung von Rentenanträgen, anzustreben. Während und nach den Schulungsmaßnahmen sollte eine Evaluation der bis dahin erreichten Kompetenzen stattfinden. Dies wäre u.a. durch Beobachtungen der Patientenhandlungen, das Beurteilen von Therapieprotokollen (z.B. Trinkpläne) oder dem Befragen über relevante Kausalzusammenhänge möglich. Im Rahmen der obligaten Kontrolluntersuchungen durch ein Transplantationszentrum oder den Hausarzt sollten neben den medizinischen Parametern auch ein Hilfs- und Unterstützungsbedarf in den oben genannten Bereichen evaluiert werden, so dass die betroffenen Patienten einer erneuten kurzfristigen Schulung oder einer Spätrehabilitation rechtzeitig zugeführt werden können. Positiv würde sich in diesem Zusammenhang auch die Etablierung von Pflegesprechstunden in den transplantierenden Einrichtungen erweisen, da so kontinuierlich besonders relevante und nachgefragte Schulungssequenzen inhaltlich und zeitlich individuell angepasst vor Ort aufgefrischt werden könnten.

Insgesamt gesehen sollten die Professionellen nicht mehr die Rolle eines Experten übernehmen, der von „oben nach unten" sein Wissen weitergibt, sondern sie sollten vielmehr als ein Unterstützer agieren, der dafür sorgen muss, dass der gesundheitsförderliche Prozess in Gang kommt und dass die Klienten bei der Erkennung und Lösung ihrer gesundheitlichen Probleme selbst aktiviert werden (Naidoo & Wills, 2003). Dazu ist es nötig, dass sich die Schulungen an den aktuellen pädagogisch-didaktischen Entwicklungen im Bildungsbereich orientieren, um erfolgreich alltags- und lebenspraktische Handlungskompetenz und einen eigenverantwortlichen Umgang mit dem neuen Organ bei den Patienten erreichen zu können (Beier, 2005).

Schulungen an den aktuellen pädagogisch-didaktischen Entwicklungen orientieren, um erfolgreich alltags- und lebenspraktische Handlungskompetenz und einen eigenverantwortlichen Umgang mit dem neuen Organ bei den Patienten erreichen zu können

Die Anamnese als Ausgangspunkt der Rehabilitation

Zu Beginn einer jeden Anschlussheilbehandlung oder Rehabilitationsmaßnahme steht neben der medizinischen Anamnese ein pflegerisches Aufnahmegespräch, in dessen Verlauf der individuelle Therapiebedarf aufgrund der erkannten Probleme und vorhanden Ressourcen gemeinsam festgeschrieben wird.

Von besonderer Bedeutung ist innerhalb der Anamnese die Erfassung einer möglicherweise vorhandenen Non-Compliance bzw. Non-Adherence. Der Begriff der *Compliance* beschreibt dabei zunächst den Grad, mit der Personen ihr Verhalten, z.B. in Bezug zur Medikamenteneinnahme, dem ärztlichen oder gesundheitlichen Rat anpassen und diese Ratschläge übernehmen (Balck, 2007). *Adherence* geht in diesem Zusammenhang darüber hinaus und beschreibt eine aktive Haltung und Mitarbeit, indem nicht nur die Patienten den Rat der Professionellen befolgen, sondern die gemeinsam von Professionellen und Patienten im Arbeitsbündnis vereinbarten Ziele einhalten (Behrens et al., 2006; Balck, 2007). Mögliche allgemeine Folgen eines Fehlverhaltens können das Ausbleiben des therapeutischen Effektes, die Zunahme von Komplikationen, die Gefahr einer Medikamentenabhängigkeit, ein Therapieversagen sowie die Verkürzung der Lebenszeit sein (Balck, 2007). In Bezug zur Nierentransplantation soll solch ein Verhalten mit 20% der akuten Abstoßungen und mit

Folgen eines Fehlverhaltens können das Ausbleiben des therapeutischen Effektes, die Zunahme von Komplikationen, die Gefahr einer Medikamentenabhängigkeit, ein Therapieversagen sowie die Verkürzung der Lebenszeit sein. In Bezug zur Nierentransplantation soll solch ein Verhalten mit 20% der akuten Abstoßungen und mit 16% der Transplantatverluste assoziiert sein

16% der Transplantatverluste assoziiert sein (Denhaerynck et al., 2005).

Die erfahrene Pflegekraft sollte somit die möglichen Determinanten von Non-Compliance bzw. Non-Adherence dabei immer im Geiste präsent haben und nach Anzeichen des Vorhandenseins suchen (Denhaerynck et al., 2005 & 2007; Habwe, 2006; Russel et al., 2003):

- Sozioökonomische Faktoren (jüngeres Alter/Adoleszenz, älteres Alter, fehlende soziale Unterstützung, niedriger Bildungsstand, finanzielle Probleme)
- Patientenbezogene Faktoren (frühere Non-Compliance, fehlende Termintreue, mangelnde Therapiekenntnisse, männliches Geschlecht, Störungen des Sehvermögens, mangelnde Fingerfertigkeiten)
- Therapiebedingte Faktoren (komplexe und langfristige Medikamententherapie, eigene Erklärungsmuster zu Nebenwirkungen von Medikamenten, Nichtgebrauch von Hilfsmitteln)
- Art des Transplantates
- Konditionsbedingte Faktoren (Süchte, kognitive Einschränkungen, psychiatrische Erkrankungen)
- Gesundheitssystem und anbieterbedingte Faktoren (didaktische Fähigkeiten, Kommunikationsstil, fehlende Kontinuität in der Betreuung, fehlender Zugang zu Gesundheitsdiensten, lange Wartezeiten)

Sind diese potentiellen Störfaktoren identifiziert oder ausgeschlossen, kann der Therapiebedarf ermittelt und im individuellen Therapieplan multidisziplinär verarbeitet werden.

Medikamentenschulungen im Fokus der Rehabilitation

Medikamentenaufbereitung und -einnahme größte Bedeutung

Exemplarisch für die umfangreichen pflegerischen Schulungen sollen im Folgenden die Maßnahmen bezüglich der Medikamentenaufbereitung und -einnahme erläutert werden, da ihnen die größte Bedeutung zukommt.

Zunächst sollten die Pflegenden mit der EDV einen gut lesbaren Medikamentenplan für den Rehabilitanden erstellen. Spätere Anpassungen und Veränderungen können so problemlos geändert werden. Sind zu diesem Zeitpunkt bereits kognitive oder sprachliche Probleme bekannt, sollte der Medikamentenplan mit anderen Hilfsmitteln, wie Ziffern oder einer Fotobebilderung versehen werden.

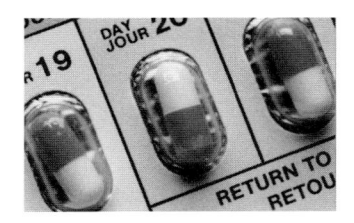

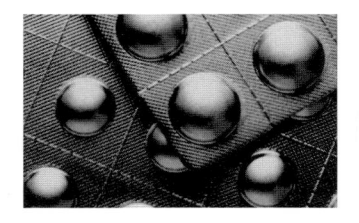

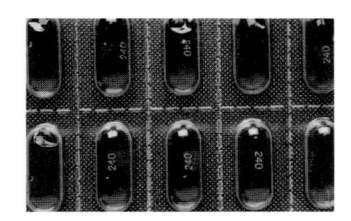

Jeder Rehabilitand erhält dann eine verschließbare Kunststoffbox mit allen seinen Medikamentenverpackungen. Diese Box wird mit in das Gastzimmer genommen. Um die tägliche Medikamentenration zu stellen, wird der Box ein Medikamentendispenser in Sondergröße beigelegt.

Zu einem späteren Zeitpunkt, wenn ausreichend Übung beim Medikamentenstellen erworben wurde, können dann auch Wochenmedikamentenschalen zur Verfügung gestellt werden. Hierbei sollten auf jeden Fall auch motorische und/oder sensorische Handicaps bei der Auswahl berücksichtigt werden.

Zum Beginn des Aufenthaltes stellt die Pflegekraft gemeinsam mit dem Rehabilitanden die Medikamente nach dem Plan. Dabei werden die Namen und die Dosierungen sowie Besonderheiten der Einnahme, wie Zeitpunkt, Wechselwirkungen mit anderen Medikamente bzw. Lebensmitteln, wiederholend besprochen. In den folgenden Tagen stellt der Rehabilitand die Medikamente für den kommenden Tag im Beisein der Pflegenden. Hier können Korrekturen direkt eingebracht und begründet werden. Stellt die Pflegekraft eine ausreichende Sicherheit des Rehabilitanden beim Medikamentenstellen fest, richtet dieser am nächsten Tag die Medikamente selbst. Die Pflegeperson verabredet eine Sichtkontrolle und überprüft in Anwesenheit des Rehabilitanden das Ergebnis. Dieses Vorgehen wird einige Tage wiederholt, da auch die Dosisanpassungen sowie die Medikamente, die nicht täglich eingenommen werden, überprüft werden müssen. In der Regel kann so am Ende der Rehabilitationsmaßnahme eine ausreichende Sicherheit beim Rehabilitanden erreicht werden.

Patienten, die aufgrund von kognitiven Einschränkungen, motorischen und/oder sensorischen Störungen (z.B. Tremor, periphere Nervenstörungen, Arthrose und Arthritis) Probleme beim Medikamentenzubereiten haben, müssen intensiver an die Aufgabe herangeführt werden. Dabei stellen die kognitiven Einschränkungen des Rehabilitanden bei der Zubereitung und der Einnahme der Medikamente eine besondere Herausforderung dar:
- Medikamente werden verwechselt
- Dosierungen werden nicht verstanden

- Der Medikamentenzeitpunkt wird nicht eingehalten
- Die Einnahme wird vergessen
- Die langfristige Medikamenteneinnahme wird generell nicht akzeptiert und/oder aufgrund eigener Erklärungs- bzw. Deutungsansätze von Wirkung und Nebenwirkung eingestellt

Wird der Einnahmezeitpunkt nicht eingehalten oder die Einnahme ganz vergessen, können ganz unterschiedliche Strategien zum Einsatz kommen

Innerhalb eines andauernden und intensiven Trainings, mit auf den einzelnen Menschen zugeschnittenen Maßnahmen, wird an dieser Problematik gearbeitet. Wird der Einnahmezeitpunkt nicht eingehalten oder die Einnahme ganz vergessen, können ganz unterschiedliche Strategien zum Einsatz kommen. Die Industrie wartet mit piependen Medikamentenboxen auf, die sogar die Entnahme des Medikamentes registrieren. Alle denkbaren Hilfsmittel, wie z.B. Erinnerungshilfen, sollten dann ausprobiert werden, um gemeinsam mit dem Rehabilitanten die individuell beste Lösung zu finden.

Große Probleme bereiten oft die Medikamentenverpackungen, die nur produktspezifisch orientiert sind. Beispielhaft findet man folgende Schwierigkeiten:
- Aussehen und Bezeichnungen auf den Tablettenschachteln ähneln einander oft so sehr, dass sie nicht auf den ersten Blick zu unterscheiden sind
- Die Blister sind schlecht zu öffnen, Hilfsmittel wie Scheren, werden benötigt
- Die Medikamente, die nicht längere Zeit vor der Einnahme aus dem Blister entnommen werden dürfen, passen aufgrund der Größe und des Materials in keine der gängigen Medikamentendispenser

Durch Kennzeichnung der unterschiedlichen Medikamente wird die Eindeutigkeit jeder Medikamentenration verbessert. Die unterschiedlichen Dosierungen eines Medikamentes können ebenfalls durch Markierungen sichtbar gemacht werden.

Die Pflegenden versuchen zuerst die eigenen Möglichkeiten des Transplantierten zu nutzen. Zum Beispiel werden Verknüpfungen zu Alltagstätigkeiten und -routinen des Rehabilitanden hergestellt. Manchmal sind diese Verbindungen bereits ausreichend. Oft sind aber andere Menschen in der unmittelbaren Nähe des Rehabilitanden einzubinden. Zunehmend sind dies nicht nur direkte Angehörige, sondern auch Freunde und Nachbarn. Wenn diese persönlichen sowie die sozialen Ressourcen jedoch nicht ausreichen, werden professionelle Hilfen (Alltagsbegleiter, ambulante Pflegedienste) eingebunden.

Die wohl größte Herausforderung an das gesamte Behandlungsteam stellen die Rehabilitanden dar, die das lebenslange Medikamentenregime nicht akzeptieren. Damit nicht Wissensdefizite der Beweggrund für diese Verhaltensweise sind, wird in ärztlichen Vorträgen die Notwendigkeit der einzelnen Medikamente erläutert. Um diese theoretischen Inhalte noch besser ins Bewusstsein zu integrieren, wird begleitend die Bedeutung der Immunsuppression durch interaktive Medien, wie z.B. das OTIS – Programm der Firma Roche angeboten.

Die Evaluation der Schulungsmaßnahmen zur geregelten Medikamenteneinnahme findet zum Einem mittels klarer Fakten wie den Laborwerten statt und zum Anderen im persönlichen Gespräch.

Bedeutsam bei allen Maßnahmen ist die Motivation des Rehabilitanden für die dauerhafte Therapietreue zu finden und zu erhalten. Ein elementares Motiv ist die eigene Autonomie. Eigenständigkeit und Selbstständigkeit ist ein bedeutsames Gut und als Motor für der Eigenverantwortung nicht zu unterschätzen.

Nicht alle Probleme, die im Zusammenhang mit der Medikamenteneinnahme stehen, sind durch sachliche Argumentationen und Aufzählung von Fakten zu lösen. Eine große Grauzone stellen die Ängste der Rehabilitanden vor den realen und den vermeintlichen Nebenwirkungen dar.

Die Körperwahrnehmung kann sich nach einer Transplantation in einigen Aspekten deutlich verändern. Für diese Veränderung gibt es natürlich Erklärungen. Werden diese Veränderungen jedoch nicht verbalisiert, birgt das die Gefahr, dass der Rehabilitand eigene Erklärungen sucht. Diese Deutungen sind nicht selten irrational und führen zu Schlussfolgerungen, u. U. zur Verweigerung der Medikamenteneinnahme. Selten verläuft dieser Prozess öffentlich. Erst bei deutlichen Problemen und innerhalb einer langfristigen Patientenbindung werden das abweichende Verhalten und die Ursache vielleicht entdeckt.

Die möglichen Nebenwirkungen der medikamentösen Therapie werden innerhalb der Rehabilitationsmaßnahme thematisiert. Die Möglichkeit, das Therapieregime bei starken und belastenden Nebenwirkungen anzupassen, muss in den ärztlichen Gesprächen immer wieder angeboten werden. Nebenwirkungen zu bagatellisieren ist ein Kardinalfehler, der entweder das Vertrauensverhältnis belastet oder zur Non-Compliance im Geheimen führt.

An dieser Stelle kommen die Aspekte zum Tragen, die Aaron Antonovsky beschrieben hat. Menschen, die über ein Kohärenzgefühl verfügen, haben eine große Anpassungsfähigkeit. Das bedeutet, *wenn Menschen ein umfassendes und dauerhaftes Gefühl des Vertrauens darauf haben, dass die Ereignisse im Leben vorhersehbar und erklärbar sind, also strukturiert ablaufen,* dann können sie mit solchen Erfahrungen, wie Medikamentennebenwirkungen, sicher umgehen.

> „Das Kohärenzgefühl ist das Vertrauen darauf, dass genügend Ressourcen vorhanden sind, um die verschiedenen Lebensanforderungen zu bewältigen, und die Zuversicht, dass diese Anforderungen unsere Bemühungen und unser Engagement lohnen." (Schüffel et al., 1998).

Natürlich verfügen nicht alle Menschen über dieses Vertrauen in sich und ihre Fähigkeiten. Die drei von Antonovsky beschriebenen Elemente, die ein Kohärenzgefühl entstehen lassen, beeinflussen unserer Ansicht nach jedoch das Therapeuten-Patientenverhältnis immer:
- Verstehbarkeit und Überschaubarkeit der Behandlung
- Handhabbarkeit der Behandlung
- Bedeutsamkeit und Sinnhaftigkeit der Behandlung

Voraussetzung für eine umfassende Schulung der Rehabilitanden ist somit nicht nur das Verhalten des Rehabilitanden, sondern auch die Haltung der professionellen Berufsgruppen zum Patienten, zur Therapie und zu dem Ergebnis der Zusammenarbeit. Ein tragbares Therapeuten-Patientenbündnis braucht, neben Achtung und Wertschätzung, auch einen ständigen Abgleich der Handhabbarkeit und der Sinnhaftigkeit der Therapie, um langfristig zu gelingen.

Ein unterstützendes Argument, die Medikamententherapie trotz einiger Nebenwirkungen weiterzuführen, ist das menschliche Bedürfnis nach Sicherheit. Eine verständliche und empathische Vermittlung von Sicherheitsaspekten für die Funktionstüchtigkeit des transplantierten Organs und der Fähigkeit, mit den Nebenwirkungen leben zu können, benötigt Zeit und Vertrauen, kann aber die Therapietreue sichern helfen.

Fazit: Es konnte in diesem Kapitel gezeigt werden, dass Nierentransplantierte auf vielfältige Weise mit Einschränkungen konfrontiert sind, die sie in der Frühphase nach einer Transplantation noch gar nicht überblicken können. Insbesondere bedeuten die Medikamentenregime einen starken Einschnitt in die bisherige Lebensführung, der durch die Dauerhaftigkeit und die negativen Auswirkungen begründet ist. Somit kann die Frage nach dem, ob eine Rehabilitation nach erfolgreicher Transplantation überhaupt notwendig ist, mit einem eindeutigen „Ja!" beantwortet werden. Alle Pflegenden müssen sich dieser Herausforderung stellen, den individuellen Patienten kompetent und umfassend zur Wiederlangung seiner Fähigkeiten und seiner Teilhabe zu begleiten. Weil es in einem hochspezialisierten Bereich, wie in der Transplantationsmedizin, schwierig ist, von der ersten Stunde nach der Organspende adäquat auf die Patientenbedürfnisse einzugehen, ist kontinuierliche Fortbildung sowie die Integration von Forschungswissen unablässlich, um die Verhaltensweisen der Betroffenen besser verstehen, sie antizipieren und somit schneller durch gezielte Schulungen darauf reagieren zu können. Zur Zeit führt das Rehabilitationszentrum am Vogelsang eine Studie zu den begleitenden Symptomen nach einer Nierentransplantation durch. Ein Schwerpunkt sind hierbei auch die Nebenwirkungen von Medikamenten. Die Transplantierten werden mit einem differenzierten Fragebogen und einem strukturierten Interview zu ihrem Erleben und Wahrnehmen von Nebenwirkungen befragt. Auch die Ergebnisse dieser Studie werden dann zukünftig in das Rehabilitationskonzept und folglich auch in die Schulungen eingebunden, so dass neben dem Erfahrungswissen der Pflegenden so eine kontinuierliche Verbesserung der Rehabilitationsmaßnahmen erreicht werden kann.

Stationäre Rehabilitation in der Müritz-Klinik

Cornelia Czerwinski
Klink

Allgemeine Aspekte

In Deutschland halten ca. 15 Einrichtungen eine kompetente stationäre Rehabilitation für Organ- und Knochenmarktransplantierte Patienten vor. Je nach Erfahrung und Ausstattung haben sich einige Kliniken auf „bestimmte Organe" spezialisiert. Im Mittelpunkt steht hier vorrangig die physische, psychische und informative Vorbereitung auf den Alltag bzw. Beruf unter den Bedingungen der Organtransplantation.

Die bereits in der Akutklinik begonnene transplantationsspezifische Schulung wird hier weitergeführt und im täglichen Ablauf gesichert. Das Kompetenzteam unserer Einrichtung besteht aus Ärzten, Pflegepersonal, Ernährungstherapeuten, Psychologen, Sport- und Physiotherapeuten und Sozialarbeitern.

In einem mindestens dreiwöchigem Aufenthalt hat das Team, insbesondere die Pflege, die Möglichkeit, den Patienten auf eine besondere intensive Weise kennen zu lernen. So kann frühzeitig auf Besonderheiten wie z.B. eine Änderung des Therapieplanes aufmerksam gemacht werden.

Regelmäßiger Erfahrungsaustausch mit den Transplantationszentren bundesweit und ständige interne und externe Fortbildungen tragen dazu bei, eine möglichst konsequente Einheitlichkeit der Betreuung zu erreichen.

Die Zuweisung von Patienten aus verschieden TP Zentren setzt eine hohe Flexibilität der Mitarbeiter voraus. Um den Patienten nicht ganz zu verwirren, sollten die Alltagsempfehlungen der Rehaklinik nicht zu sehr mit denen des Transplantationszentrums kollidieren.

Das würde das Vertauensverhältnis zum eigenen Transplantationszentrum belasten, auch wenn es schließlich die Vielseitigkeit der Transplantationsmedizin verdeutlicht.

> In einem dreiwöchigem Aufenthalt hat das Team die Möglichkeit, den Patienten kennen zu lernen. So kann frühzeitig auf Besonderheiten wie z.B. eine Änderung des Therapieplanes aufmerksam gemacht werden

Organisation

Nach Abschluss der akuten Phase der Transplantation initiiert der Sozialdienst, Ärzte oder auch die Pflege von der Transplantationssta-

tion den Antrag auf eine Anschlussheilbehandlung (nach Akutbehandlung) oder eine stat. Rehabilitation (bei chronischen Beschwerden/Funktionseinschränkungen).
In der Regel kommen die Patienten ca. 3 bis 6 Wochen nach Transplantation in die Rehabilitationsklinik.
Der Antrag erfolgt bei dem jeweiligen Kostenträger (Krankenkasse oder Rentenversicherungsträger). Nach dem Genehmigungsverfahren wird der Patient in der Rehabilitationsklinik angemeldet.
Hier sollte, was die Transportzeit angeht, auch eine Empfehlung vom Transplantationszentrum berücksichtigt bzw. gefordert werden.
Für viele Transplantierte ist eine längere Anfahrt (> 5 Stunden) bzw. bei Komplikationen eine Rückverlegung nicht zumutbar.
Die Anfahrt wird unterschiedlich organisiert, je nach Absprache mit dem Kostenträger ist ein Einzeltransport (Taxi, in der Regel Rentenversicherungsträger) bzw. Sammeltransport (6-Personen-Fahrzeug-Krankenkassen) gesichert/zumutbar. Über die Art der Verlegung direkt aus der Klinik entscheidet der behandelnde Arzt.
Eine Anfahrt im Privat-PKW ist möglich, via Bahn wird nicht empfohlen. Ausnahmen bestehen für stabile Transplantierte mindestens 1 Jahr nach Transplantation.
Die meisten Kliniken bieten Einzelzimmer und ermöglichen zusätzlich die Unterbringung von Angehörigen. Dies ist insbesondere bedeutend für die Berücksichtigung der verschiedenen individuellen Besonderheiten entsprechend der Organfunktion, Nebenerkrankung aber auch der Familiengewohnheiten.

Rehabilitationsfähigkeit

Die Personalsituation in einer Rehabilitationsklinik, insbesondere im Pflegebereich, unterscheidet sich bedeutend im Vergleich zum Transplantationszentrum. Der Personalschlüssel orientiert sich an mobilen Patienten, die sich selbständig versorgen können, keine offenen Wunden haben und frei von akuten Infektionskrankheiten sind.
In der Nacht sind dann z.B. 2 ex. Pflegekräfte für 240 Patienten zuständig.
Häufig kommen auch Patienten in schlechtem Allgemeinzustand, immobil und mit großen offenen Wunden in die Klinik.
Sie müssen dann erst in eine rehabilitationsfähigen Zustand gebracht werden, um die vorgesehen Maßnahmen, wie z.B. Fahrradfahren, durchführen zu können. Dazu reicht die Zeit von drei Wochen nicht aus, so dass nach Rücksprache mit dem Patienten eine Verlängerung beim Kostenträger beantragt wird.

Grundsätzlich ist von seiten der Kostenträger eine Aufnahme eines Patienten mit Problemkeimen wie MRSA unmöglich, Ausnahmen sind jedoch nicht selten!

Ist eine unbedingte Aufnahme eines MRSA-Patienten erforderlich, muss vom behandelnden Zentrum ausdrücklich darauf hingewiesen werden

Ist eine unbedingte Aufnahme eines MRSA- Patienten erforderlich, z.B. Direktverlegung des Patienten, muss vom behandelnden Zentrum ausdrücklich darauf hingewiesen werden und das betroffene Gebiet klar beschrieben sein. Der Patient sollte darauf hingewiesen werden, dass ein Isolierungskonzept in der Klinik herrscht, das den Patienten mehr oder weniger einschränkt! Gut zu führen sind Patienten mit Nasenbesiedelung, Urinbesiedelung und Infusion in versteckten Körperarealen (Anus/Axilla). In der Regel existieren Einzelzimmer mit Toilette, separaten Essenszeiten, Einzeltherapien.

Isolierungskonzept in der Klinik, das den Patienten einschränkt

Eine Aufnahme von Patienten mit großen MRSA- Wunden wird in den meisten Fällen aus den oben genannten Gründen abgelehnt.

Da ein Schulungsaufwand besteht und auch eine Klinikorientierung erforderlich ist, sollte der Patient die deutsche Sprache sprechen und lesen können.

Ablauf in der Rehabilitationsklinik

Die Patienten werden durch das Pflegepersonal in Empfang genommen und zu ihren Zimmern begleitet. Auf dem Weg erhalten sie die ersten Informationen über die Räumlichkeiten, den Tagesablauf und den Ablauf bei Notsituationen.

Schon mit diesem kurzen Kontakt kann das geschulte Pflegepersonal den Gesundheitszustand einschätzen und übernimmt dann das pflegerische Aufnahmegespräch. Besonderen Stellenwert bekommen hier die mitgebrachten klinischen Entlassungsunterlagen, inklusive letzte Laborwerte und letzter Medikamentenplan. Ebenso wird hier bereits nach besonderen Gewohnheiten, Hilfen und Kontrollen gefragt.

Nachdem die Patientenakte angelegt wurde, werden die Vitalwerte des Patienten kontrolliert und der ärztliche Aufnahmetermin festgelegt.

Die ärztliche Aufnahme erfolgt immer am Anreisetag, um so eine schnelle Eingliederung in den Tagesablauf zu gewährleisten.

Nach ärztlichem Erstgespräch und Untersuchung werden die notwendige medizinische Diagnostik und der Therapieplan festgelegt. Der Patient erhält seinen Therapieplan (siehe Abb. 1), in dem alle wichtigen diagnostischen und therapeutischen Termine sowie Pflegemaßnahmen pro Woche aufgelistet sind.

Der Therapieverlauf wird mindestens einmal wöchentlich in einer Teamsitzung besprochen und gegebenenfalls angepasst.

Stationäre Rehabilitation in der Müritz-Klinik

Abb. 1: Therapieplan: TX mittlere und gute Kondition

Zeit	Montag	Dienstag	Mittwoch	Donnerstag	Freitag	Samstag
07.00 - 07.30	Frühbewegung		Frühbewegung		Frühbewegung	
07.30 - 08.30	Buffetberatung	Buffetberatung	Buffetberatung	Buffetberatung	Buffetberatung	
Frühstück						
08.30 - 09.00	Ergometer		Ergometer		Ergometer	
09.00 - 09.30		Visite				
09.30 - 10.00	Tx-Schulung durch Pflege		Narbenbehandlung			
10.00 - 10.30		Ernährungsseminar				Terraintraining 50 - 75 Watt
10.30 - 11.00				Lehrküche		
11.00 - 11.30	Sport/Gymnastik 50 - 75 Watt		Arztvortrag Transplantation		Wassergymnastik	
11.30 - 12.00		Medizinische Trainingstherapie		Medizinische Trainingstherapie		Medizinische Trainingstherapie
12.00 - 12.30	Entspannung nach Jacobsen				Entspannung nach Jacobsen	
Mittagspause						
13.30 - 14.00		Aktive Entspannung Tai Chi				
14.00 - 14.30		Terraintraining 50 - 75 Watt	Psychologisches Seminar	Terraintraining 50 - 75 Watt		
14.30 - 15.00	Medizinische Trainingstherapie				Medizinische Traininstherapie	
15.00 - 15.30			Sport/Gymnastik 50 - 75 Watt			
15.30 - 16.00	Einführung in die Gestaltungstherapie			Beratung durch Sozialdienst	Aktive Entspannung Tai Chi	
16.00 - 16.30		Gestaltungstherapie				
16.30 - 17.00						
17.00 - 17.30	Wassergymnastik					

Spezielle Pflege

Bei Problemen/Beschwerden meldet sich der Patient bei dem Pflegepersonal, das je nach Problematik einen Arztkontakt vermittelt. Dabei entscheidet es eigenständig über Dringlichkeit bzw. leitet bereits erste Diagnostik ein.
Die medizinische Betreuung unterliegt einer standardisierten Verlaufskontrolle.

Transplantiertes Organ AHB	Labor	Verbandswechsel	Visite	LZ- RR	B- EKG	Sono-Organ
Leber	2x wöchentlich	n. Bedarf	1x wöchentlich tgl. bBdf.	nach AO	1. - 3. Woche ab 50. LJ	2.Woche
Niere	2x wöchentlich	n. Bedarf	1x wöchentlich tgl. bBdf.	2. Woche	1. - 3. Woche ab 50. LJ	2.Woche
Leber/Niere	2x wöchentlich	n. Bedarf	1x wöchentlich tgl. bBdf.	2. Woche	1. - 3. Woche ab 50. LJ	2.Woche
Pankreas	2x wöchentlich	n. Bedarf	1x wöchentlich tgl. bBdf.	nach AO	1. - 3. Woche ab 50. LJ	2.Woche
Niere/Pankreas	2x wöchentlich	n. Bedarf	1x wöchentlich tgl. bBdf.	2. Woche	1. - 3. Woche ab 50. LJ	2.Woche

Dabei integriert das Pflegepersonal patientengeführte Verlaufsparameter in die übrige Labor- Funktions-Diagnostik. Alle Laborwerte können von den Patienten jederzeit eingesehen werden. Hier wird oft eine erste Stellungnahme zur Organfunktion und Infektionswahrscheinlichkeit von den Pflegekräften erwartet.

Viele Patienten manifestieren ihren Allgemeinzustand an ihren Laborwerten. Auch hier nimmt das Pflegepersonal eine wichtige Position ein, um Veränderungen z.B. durch sportliche Aktivitäten (Eiweiß im Urin) zu erklären und Ängste zu mindern und Sicherheit zu geben.

Die Wundversorgung wird selbständig durch die Pflege organisiert und durchgeführt. Zweimal wöchentlich und bei Bedarf werden die Patienten in einer Wundvisite dem Arzt vorgestellt und gemeinsam die weitere Therapie besprochen. Jeder Verbandswechsel wird schriftlich und meist auch mit Fotos dokumentiert.

Auf Anordnung und nach eigenem Ermessen werden Wundabstriche durchgeführt. Bei Nachweis eines Problemkeimes wird durch die Pflege eigenständig ein standardisiertes Management eingeleitet und das Behandlungsteam informiert.

Der Patient wird über den behandelnden Arzt informiert und die diensthabende Schwester erklärt dem Patienten alle notwendigen Maßnahmen.

Bei Isolierung des Patienten wird alles getan, damit er weiter gut rehabilitiert werden kann. Dazu zählen Einzeltherapien im Patientenzimmer, er erhält Essenversorgung und das Pflegepersonal sucht den Patienten mehrmals am Tag auf, um Gespräche zu führen und eventuelle Fragen und Probleme aufzugreifen, die dann im Team besprochen werden.

Kontrollabstriche erfolgen im Rahmen des Hygieneplanes bei MRSA.

Die Patienten werden in der Regel nicht in das Transplantationszentrum zurückverlegt, außer Patienten mit großen MRSA- Wunden.

Zeigt ein Patient Anzeichen einer Infektion und/oder nimmt an den vorgeschlagenen Maßnahmen nicht teil, wird die Rehabilitation unterbrochen bzw. beendet.

Bei chronischen Wunden werden nach Wunsch die Angehörigen in die Wundversorgung mit einbezogen. Nach der Entlassung wird eine häusliche Versorgung organisiert.

Patienten mit einem Entero- oder Urostoma werden von einer besonders geschulten Pflegekraft betreut. Auch hier ist die Eigenversorgung das oberstes Gebot.

Die Medikamentschulung, die im Transplantationszentrum begonnen wurde, wird fortgesetzt. Der Effekt dieser ersten Informationen kann hier praktisch kontrolliert und ggf. verbessert werden.

Die Kontrollen der Vitalwerte und Blutzucker müssen die Patienten im Verlauf selbst durchführen können. Sie werden instruiert auf Abweichungen zu reagieren und erfahren, bei welchen pathologischen Werten sie sich melden müssen und wann sie dringend den Arzt aufsuchen sollten.

Der „neue" Diabetes mellitus stellt für viele Patienten eine unerwartete Diagnose dar. Hier bietet die Rehabilitationsklinik mit ihrem ganzheitlichen Team eine spezifische Betreuung an. Die Pflege, insbesondere die Diabetesassistentin, hat in Zusammenarbeit mit der Ernährungstherapeutin beste Voraussetzungen für eine erfolgreiche Schulung/Behandlung.

Vorträge, praktische Übungen zur Selbstkontrolle und Selbstinjektion stehen hier im Mittelpunkt. Mit dem Arzt wird die optimale medikamentöse Therapie festgelegt.

Nach wie vor gibt es auch Patienten, die diese Maßnahmen nicht erlernen können. Hier ist es wichtig, dass die Angehörigen die notwendigen Informationen erhalten und angelernt werden.

Ernährung nach Organtransplantation – Empfehlungen aus der Rehabilitationsklinik Müritz

Elvira Eichler
Klink

Verpflegung

Der Patient erhält eine TX-gerechte Kost unter Berücksichtigung weiterer Diagnosen und Notwendigkeiten.
Je nach Ernährungszustand werden, wenn erforderlich, tägliche Kostabsprachen getroffen, um über körperliche Kräftigung die Rehabilitation zu unterstützen.
Hier sollen sich individuelle Geschmäcker und medizinische Notwendigkeiten treffen.

Schulung

Ziel der Wissensvermittlung ist, den Patienten in die Lage zu versetzen, einen Eigenbeitrag zu leisten, über die einfachste Art und Weise – das tägliche Essen und Trinken – gute Bedingungen für die Stabilisierung und Erhaltung der Gesundheit zu leisten.
Nicht unerheblich ist auch, möglichen Medikamenten-Nebenwirkungen, die häufig schon in der Frühphase nach der Transplantation auftreten, entgegenzuwirken.

Konzept

Aus der Langzeit-Erfahrung mit TX-Patienten haben sich Schwerpunkte für die zu vermitteln Inhalte und die Vorgehensweise ergeben.
In der Müritz-Klinik werden während des obligatorischen Aufenthalts von 3 Wochen vier Ernährungsseminare und eine Lehrküchenveranstaltung angeboten.

Das **1. Ernährungsseminar** erläutert die Prinzipien der TX-Kost:
1. Strenge Hygienebedingungen
2. Kein Pampelmusensaft
3. Keine Rohmilch und Rohmilch-Produkte
4. Kein rohes Fleisch
5. Kein roher Fisch
6. Keine rohen Eier
7. Achtung bei Alkohohlgenuss

Erläuterung zu den Prinzipien der TX-Kost

Nach der Transplantation sind bezüglich der Ernährung einige Besonderheiten zu beachten, um dem erhöhten Risiko einer Lebensmittelinfektion unter Einnahme von Immunsuppressiva entgegenzuwirken.

Gerade in der Frühphase nach Transplantation, wenn zur besseren Verträglichkeit der Medikamente die Magensäureproduktion, ebenfalls durch ein Medikament, gemindert wird, ist der ansonsten zusätzliche Filter Magen in seiner Wirksamkeit abgeschwächt.

Dies bedeutet, neben der persönlichen Körperhygiene auch ganz besonders die Küchen- und Lebensmittelhygiene zu beachten.

Die Besonderheiten gelten für alle Transplantierten unabhängig davon, welches Organ der Patient erhalten hat.

Hygiene:
- persönliche Hygiene:
  - Händewaschen
  - separates Handtuch (besser Papiertücher) für den Küchenbereich
- reine und unreine Arbeitsprozesse voneinander trennen (ungereinigte Lebensmittel (LM) und gegarte Speisen nicht parallel verarbeiten)
- Lebensmittelhygiene
- rohe und bereits erhitzte LM nicht zusammen lagern: von rohen, keimhaltigen LM werden Mikroorganismen auf erhitzte, keimarme LM übertragen
- Konserven:
  - Veränderungen des Inhalts beachten: bei Veränderungen, wie Trübung der Aufgussflüssigkeit oder abweichender Geruch, LM vernichten
  - Dosen mit gewölbtem Deckel wegwerfen
- Schränke und Regale regelmäßig reinigen: mit Essigwasser auswaschen
- für gründliche Belüftung sorgen

- Spülhilfsmittel (Bürsten, Tücher) häufig wechseln
- Schneidbretter aus Acryl werden empfohlen

Vom richtigen Umgang mit Lebensmitteln unter hygienischen Gesichtspunkten

Allgemeines:
- Die meisten Krankheitserreger, aber auch Lebensmittel-verderbende Mikroorganismen vermehren sich besonders im mittleren Temperaturbereich
- Kühlschranktemperaturen: +2 bis +8°C, im Durchschnitt +5°C

Milch und Milchprodukte:
- Keine Rohmilch: (Toxoplasma gondii)
- Unter Rohmilch versteht man die frisch gemolkene oder „Vorzugsmilch" direkt vom Erzeuger. Im öffentlichen Handel erhältliche Milch ist pasteurisiert und somit geeignet
- Keine Rohmilchprodukte, die aus frisch gemolkener oder „Vorzugsmilch" hergestellt wurden, z.B. vom Biohof. Im öffentlichen Handel erhältlicher Rohmilchkäse wird aus pasteurisierter Milch hergestellt und ist somit geeignet
- Speiseeis: Softeis ist nicht geeignet: leicht verderbliches Produkt
- für TX - Pat. ist Schimmelkäse nicht zu empfehlen

Fleisch:
- Kein rohes Fleisch: (Clostridium botulinum)
- unverarbeitetes, frisches Fleisch ist besonders anfällig gegenüber mikrobiellem Verderb. Der hohe Wasser- und Eiweißanteil begünstigt den schnellen Verderb
- Heißräuchern ist eine Garmachungsart. Als Rohfleischprodukt zählt Luft getrocknete Salami und Luft getrockneter Schinken

Geflügel:
- immer sorgfältig auftauen: Wegschütten der Auftauflüssigkeit, gründliche Reinigung der Behältnisse und sorgfältiges Händewaschen. Während des Auftauprozesses von anderen Lebensmitteln fernhalten.
  Ausreichend lange garen: Kerntemperatur von mind. 80°C über 10 Minuten

Eier:
- Rohe Eier sind verboten (Salmonella enterica)
- Selbst hergestellte Mayonnaise ist verboten – in Deutschland industriemäßig hergestellte Mayonnaise wird aus pasteurisierter Roheimasse hergestellt und ist damit geeignet
- Salmonellen befinden sich auf der Schale des Eies, sie werden ab einer Temperatur von + 70°C abgetötet bei einer Einwirkzeit von 10 min. Ist die Temperatur höher (am Siedepunkt), dann verringert sich die nötige Einwirkzeit auf ca. 5 min.
- Eier sind das am besten gekennzeichnete Lebensmittel!

Fisch:
- Roher Fisch ist verboten (Listerien)
- Industriell hergestellter Bismark - Hering und Rollmops und Matjes werden vor der Verarbeitung blanchiert und sind damit „behandelt"; weiterhin sorgen sowohl das essigsaure, als auch das salzhaltige Milieu für Keimzahlminderung
- Frischen Fisch sofort verarbeiten und gut durchgaren
- TK-Fisch vor dem Garen nicht auftauen
- Aus hygienischer Sicht ist TK-Fisch empfehlenswert

Obst (Norovirus, Hepatitis A-Virus, Aspergillus):
- Sorgfältig reinigen, schälen oder waschen
- Erdbeeren wachsen erdnah und haben eine raue Oberfläche – das Blanchieren und anschließende „Abschrecken" in Eiswasser ist deshalb anzuraten – das gilt auch für Brombeeren usw.
- Nur Früchte und Obst ohne Faul- und Druckstellen verzehren

Gemüse (Aspergillus):
- TK-Gemüse ist besonders zu empfehlen
- Bei frischem Gemüse auf Qualität achten
- Kurze Zeit nach der Transplantation keine Blattsalate und frischen Kräuter wegen der hohen Verunreinigungsgefahr verzehren – später sorgfältig waschen
- TK-Kräuter sind völlig unbedenklich
- Getrocknete Gewürze immer mit aufkochen lassen

Brot (Rhizopus stolonifer, Aspergillus):
- kühl und trocken lagern: z.B. im Brottopf (Steingut), besser nur kleine Mengen einkaufen, bzw. portionsweises einfrieren
- Verschimmeltes Brot kann gesundheitsschädliche Aflatoxine (Leber schädigend) enthalten

Nüsse (Aspergillus):
- Sollten druck- und hitzebehandelt sein (aus der Dose)
- wegen des hohen Fettgehaltes verderben Nüsse leicht
- angeschimmelte Nüsse enthalten Aflatoxine (leberschädigend)

Das **2. Ernährungsseminar** befasst sich mit folgenden Schwerpunkten:
- Möglichkeiten, über die Lebensmittelauswahl Medikamenten-Nebenwirkungen abzuschwächen bzw. auszugleichen bzw. zu therapieren

Typische ernährungsrelevante Medikamentennebenwirkungen:
- Mycofenolat Cellcept:
  - Diarrhoe
  - Hyper- bzw. Hypokaliämie
  - Hyperlipidämie
  - Hypercholesterinämie
  - Gewichtsverlust
- Tacrolimus Prograf:
  - Diabetes mellitus 2
  - Appetitveränderungen
  - Diarrhoe
  - Obstipation
  - Hypertonie
  - Hyper- bzw. Hypokaliämie
- Sirolimus Rapamune/Everolimus:
  - Hyperlipidämie
  - Hypercholesterinämie
  - Hypertriglyceridämie
  - Hypokaliämie
- Cyclosporin Sandimmun:
  - Hyperlipidämie
  - Hypertonie
  - Hyperurikämie
  - Gastritis
  - Gewichtszunahme
- Prednisolon Decortin: Diabetes mellitus 2
  - Osteoporose
  - Gewichtzunahme

Eine Besonderheit besteht darin, dass ein und dasselbe Medikament sowohl die eine, als auch die entgegen gesetzte Nebenwirkung hervorrufen kann.

Interaktionen von pflanzlichen Lebensmitteln und Phytopharmaka mit pharmazeutischer Medikation sind bekannt.

Beispiele:
- Johanniskraut:
  - Bioverfügbarkeit von Cyclosporin/Tacrolimus ↓
  - Organrejektionen
- Grapefruitsaft:
  - Bioverfügbarkeit von Cyclosporin ↑
    Nephrotoxizität – auch beschleunigter Transplantatverlust
  - Bioverfügbarkeit von Calcium-Antagonisten
    Hypotension ↑

Besonderheiten der Einnahme von Medikamenten: Herstellerinformation beachten!

Im 2. Ernährungsseminar werden weiterhin Möglichkeiten aufgezeigt, die Gesundheit wiederherzustellen und zu erhalten:
- Erklärung der Prinzipien der Prävention zur Risikominderung für die Entstehung ernährungsbedingter Krankheiten (KHK; Adipositas; Diabetes mellitus 2; Osteoporose; Mangelerkrankungen usw.), Prävention über die „Gesunde Ernährung" ist ausgerichtet nach den 10 Regeln der Deutschen Gesellschaft für Ernährung unter Berücksichtigung der TX-Kost.

Das **3. Ernährungsseminar** enthält folgende Schwerpunkte:
- Die Bedeutung der Nährstoffe und deren Vorkommen in den verschiedenen Lebensmittelgruppen
- Die Berechnung des Energiebedarfs und die Bedeutung des Körpergewichts bezüglich der Prävention von Herz-Kreislauf-Erkrankungen und Diabetes mellitus 2
- Schutzstoffe aus natürlichen Lebensmitteln-Vorkommen und Wirkungsweise

Das **4. Ernährungsseminar** befasst sich mit folgenden Schwerpunkten:
- Alltagstaugliche Empfehlungen zur Umsetzung der neu gewonnenen Erkenntnisse
- Praxiserprobte Rezepte unter Berücksichtigung der Leitsätze wie: „Würzen statt Salzen"
- Bedeutung des Trinkverhaltens: Flüssigkeit als Lösungs- und Transportmittel

Lehrküchenveranstaltungen sollen die Nachhaltigkeit der Rehabilitationsmaßnahmen fördern.
In kleinen Gruppen kochen und backen die Patienten nach den Prinzipien: fettarm, salzarm usw.
Ziel ist es, zu vermitteln, dass das Essen und Trinken Spaß machen sollen und Genuss bereiten.

Einzelberatungen verordnet der Arzt, wenn das Organ z.B. Unterstützung braucht, damit Laborwerte verbessert werden u. a.
Patienten können bei Bedarf und auf Wunsch auch Einzelberatungen erhalten, um individuelle Bedingungen abzuklären.
Relevante Nebenerkrankungen und deren ernährungstechnische Hinweise:
- Niereninsuffizienz/Dialyse
- Diabetes mellitus
- Hypertonie
- Herzinsuffizienz
- Adipositas
- Harnwegsinfektionen

Sport und Organtransplantation

Dirk Janek
Klink

Regelmäßiges physisches Training ist vor allem transplantierten Patienten zu empfehlen. Getreu dem Sprichwort „wer rastet der rostet" schafft sich der Transplantierte neue Probleme bei physischer Zurückgezogenheit. Andererseits ist das individuelle Maß ein wichtiges Moment.
Bei der Betrachtung des Wertes *Sport* ist hier der wohl dosierte und regelmäßig durchgeführte Sport gemeint. Dabei spielt der Spaßfaktor zur Sicherung der Regelmäßigkeit eine wichtige Rolle. Leistungssportler bringen zur Transplantation einen in der Regel besser trainierten Körper (Muskel und Knochen) und einen anderen Anspruch an Fitness und Lebensqualität mit. So sind manche „harte" Sportarten nicht zu verurteilen, wenn dabei der Mensch und nicht nur das Transplantat betrachtet wird.
Die Voraussetzungen, die ein transplantierter Patient für körperliches Training darbietet, sind unterschiedlich. Sie sind abhängig vom biologischen Alter des Patienten, dem Fitnessgrad vor Transplantation, der Nieren- und Herzfunktion. Des Weiteren spielen Kreislaufverhalten, Medikamente und auch Stoffwechsel eine wesentliche Rolle zur Berücksichtigung der Sportintensität und Motivation.

Alter

Körperliche Bewegung ist in jedem Alter zu empfehlen. In Abhängigkeit vom Alter sind jedoch deutliche Abstufungen notwendig. In erster Linie spielen hier der Anspruch des Patienten, Möglichkeiten im häuslichem Umfeld und auch bestimmte Gelenkprobleme eine Rolle. Animieren des Partners ist für die Compliance von Vorteil.

Sportarten

Organisierte Krankengymnastik mit einem für die Häuslichkeit zugeschnittenen Programm und Weiterführung in Eigenregie ist für den älteren Patienten ausreichend. Begleitet wird dieses Programm durch Spaziergänge.

Patienten im mittleren Alter (ca. 60 Jahre) können sich organisierten Sportgruppen anschließen im Rahmen der Vereine für Rehabilitationssport. Diese sind ähnlich organisiert wie Herzsportgruppen, wobei diese auch genutzt werden können.

Wandern ist möglich, wenn keine Knochenschmerzen vorliegen.

Für die jüngeren Patienten besteht oft ein zielgerichtetes Interesse für eine bestimmte Sportart. Hier werden Extremsportarten mit hohem Verletzungspotenzial nicht empfohlen. Ebenso betrifft dies Ballsportarten wie Fußball und Handball mit erhöhter direkter Gefahr für das Transplantat.

Schwimmen ist in warmen Hallenbädern und im heißen Sommer in warmen Gewässern grundsätzlich möglich. In Schwimmhallen sollten jedoch Zeiten mit hohem Besucherverkehr, vor allem von Kindern, gemieden werden.

Nach dem Verlassen des Wassers sind trockene Bekleidungen anzuziehen, um eine Unterkühlung zu vermeiden.

Schwimmen sehr zuträglich	Sonst ist das Schwimmen ein dem Körper sehr zuträglicher Sport, da das Eigengewicht im Wasser die Gelenke und Knochen nicht belastet.
Ausdauersportarten wie Skilanglauf, Nordic Walking und Radfahren zu empfehlen	Grundsätzlich sind für die meisten Transplantierten Ausdauersportarten wie Skilanglauf, Nordic Walking und auch Radfahren zu empfehlen.
Sportarten mit harten und ruckartigen Bewegungen sind ungünstig	Sportarten mit harten und ruckartigen Bewegungen, Springen und Gefahr von Prellungen sind ungünstig. Dazu zählen Pop-Gymnastik, Reiten, Geräteturnen. Auch Jogging kann bei verstärkter Osteoporose und Knochennekrosen zu Frakturen führen.
Kraftsport ist für den „normalen" Patienten nicht zu empfehlen. Zu ungleich sind die Belastungen und schnell kommt der Patient in eine physisch funktionelle und statische Überforderung. Dennoch sind Ausdauerübungen an Geräten sinnvoll, auch kompetente Fitnesseinrichtungen geben hier genügend Abwechslung und regelmäßige Programme vor.

Organfunktion

Nierenfunktion

Aufgrund der renal bedingten Osteoporose eine verminderte Belastbarkeit	Vor allem Nierentransplantierte haben zum Zeitpunkt der Transplantation aufgrund der renal bedingten Osteoporose eine verminderte Belastbarkeit. Hier liegt sowohl die Notwendigkeit von Sport, aber auch die Vorsicht begründet. Sehr oft leiden auch Herz- und

Lebertransplantierte bereits an einer eingeschränkten Nierenfunktion mit entsprechenden Nachteilen im Knochengerüst und vorhandener Muskelatrophie.
Die alleinige Substitution von Vitamin D im Rahmen der Niereninsuffizienz reicht für den Aufbau eines stabilen Knochens nicht aus!

Herzfunktion

Die Herzleistung wird bereits im Rahmen der Evaluation mittels Echokardiographie geprüft, so dass die meisten Patienten nicht an einer Herzinsuffizienz leiden. So ist Luftnot bei Belastung oft ein Zeichen des Trainingsmangels. Dennoch ist zu beachten, dass bei vielen Dialysepatienten bereits eine Arteriosklerose der Herzkranzgefäße vorliegt und Luftnot und Druckgefühl im Brustkorb eine Durchblutungsstörung anzeigen kann.

Luftnot bei Belastung oft ein Zeichen des Trainingsmangels

Optimal sind aus medizinischer Sicht vier bis fünf Trainingseinheiten pro Woche von jeweils 30 bis 45 Minuten. Sport lässt sich in diesem Umfang nur schwer mit dem Alltag vereinbaren, so dass zumindest zwei- bis dreimal pro Woche eine ausgiebige Bewegung gewährleistet werden sollte. Wer sich regelmäßig bewegt, ist damit wesentlich besser vor der koronaren Herzkrankheit geschützt, aus der heraus sich der Herzinfarkt entwickeln kann.

Optimal sind vier bis fünf Trainingseinheiten pro Woche von jeweils 30 bis 45 Minuten

Leberfunktion

Aufgrund der Hypoproteinämie im Rahmen der Leberzirrhose und temporären Fortbestehen nach Lebertransplantation kommt es zusätzlich zur verzögerten Wundheilung, zur verzögerten Stabilität der Bauchwand und zum verzögerten Muskelaufbau.

Stoffwechsel/Medikamente

Diabetes mellitus

Diabetes mellitus ist für viele Patienten ein bekanntes für einige auch ein neues Problem. Die Transplantierten müssen lernen, dass normale Blutzuckerregulation einerseits mit Medikamenten andererseits mit Energiezufuhr und Energieabbau gesteuert werden kann. So trägt die regelmäßig durchgeführte Bewegung zur Blutzuckersenkung und evtl. zur Medikamentenreduktion bei. Der Zusammenhang Bewegung, Gewicht und Blutzuckereinstellung ist ein wichtiger theoretischer und auch praktischer Schulungsaspekt.

Die regelmäßig durchgeführte Bewegung trägt zur Blutzuckersenkung und evtl. zur Medikamentenreduktion bei

Muskelstoffwechsel

Im Rahmen physischen Trainings, v.a. nach einem physisch ruhigen Aufenthalt im Transplantationszentrum und Rückkehr in die Häuslichkeit und noch mehr im Rahmen einer Anschlussheilbehandlung sehen wir oft einen Kreatininanstieg. Kreatinin ist ein Produkt des Muskelstoffwechsels, d.h. bei verstärktem Muskeltraining fällt mehr Kreatinin an, das oft nicht in gleichem Maße ausgeschieden werden kann. So sollte ein Kreatininanstieg neben anderen abzuklärenden Ursachen, vor allem bei Männern wegen ihrer höheren Muskelmasse, zu Beginn eines Trainings mit einkalkuliert werden.

Kreatininanstieg zu Beginn eines Trainings einkalkulieren

Steroide

Diese Substanzen verlängern die Lebensdauer knochenabbauender Zellen. In der Folge wird die Aktivität knochenaufbauender Zellen gehemmt, wodurch sich die Bildung neuen Knochengewebes verzögert, was zu Osteoporose führt. Als Prophylaxe wird auch bei normaler Nierenfunktion oft Vitamin D und Calcium zugeführt. Aber wie oben bereits erwähnt kann diese Substitution nur in Verbindung mit Bewegung sinnvoll sein.

Rhabdomyolyse/Statine

Im Rahmen von sportlichen Aktivitäten kann es zum Muskelkater, aber auch zu größeren Muskelverletzungen kommen. Mitunter können dann Veränderungen im Serum (LDH, Myoglobin, CK) bemerkt werden, die bedenklich erscheinen, gerade beim Einsatz von Statinen (Cholesterinsenker). Muskelschmerzen, blaue Flecke werden vom Pflegepersonal oft zuerst entdeckt und sollten dokumentiert und dem behandelnden Arzt mitgeteilt werden.

Proteinurie

Bei vermehrtem Sport kann die Eiweißausscheidung im Urin erhöht sein. Gerade bei Nierentransplantierten ist die Eiweißausscheidung von prognostischem Wert, d.h. vor einer solchen Urinuntersuchung sollte die körperliche Aktivität nicht überreizt werden.

Transplantatspezifisch

Herz- und Lungentransplantation

Sport nach Herz- und Lungentransplantation wird grundsätzlich befürwortet, da die Herzkreislauffunktion günstig beeinflusst wird und sich das Gefäßsystem bei Zunahme der Belastung an die Herztätigkeit anpasst.

Unmittelbar nach Transplantation sind Atemübungen und Krankengymnastik besonders für HTX/LuTx-Patienten wichtig um den Kreislauf zu unterstützen und um Infektionen der Atemwege vorzubeugen. Ein viertel Jahr sollte mindestens gewartet werden, bevor sportliche Aktivitäten beginnen. Vermieden werden Bewegungen, wie das Abstützen der Arme beim Aufsetzen, Kraftanwendungen mit Dehnung im Thoraxbereich, die das operierte Sternum ungleichmäßig belasten und zu einer Sternuminstabilität führen könnten. Eine optimale Analgesie ist dennoch nötig.

Nach jeder körperlichen Belastung sind Ruhephasen vorteilhaft für die Normalisierung des Kreislaufs und psychische Entspannung.

Aufgrund der Denervierung des Herzens müssen Patienten nach HTX längere Aufwärm- und Abkühl-Phasen einhalten, da ihr Puls bei körperlicher Anstrengung langsamer ansteigt und danach auch langsamer wieder abfällt als bei anderen Menschen. Die Herznerven, die den Pulsanstieg steuern, werden bei der Transplantation durchtrennt. Doch Hormone im Blut und andere Faktoren wirken noch auf das transplantierte Herz ein. Daher passt sich das fremde Organ leicht verzögert den Bedürfnissen des eigenen Körpers an und schlägt - wann immer es nötig ist - schneller oder langsamer. Die Angst, das neue Herz werde durch körperliche Belastung gefährdet, ist häufig unbegründet.

Neben der erhöhten Ruhefrequenz können sowohl bradykarde als auch tachykarde Herzrhythmusstörungen auftreten. Bei solchen Rhythmusstörungen sollte grundsätzlich an eine Abstoßung gedacht werden.

Beim Schwimmen in Hallenbädern ist aufgrund der höheren Immunsuppression Vorsicht geboten.

Leber- und Pankreas-/Nierentransplantation

Aufgrund der Hypoproteinämie im Rahmen der Leberzirrhose kommt es zusätzlich nach Transplantation zur verzögerten Wundheilung. Nach LTX ist der Oberbauch instabil. Zwei wichtige Haltemuskeln (Musculi recti) sind durchtrennt.

Das Nahtmaterial, v.a. das der wichtigen stützenden Faszie, verliert nach ca. 3 Monaten endgültig seine Festigkeit, d.h. dass in dieser Zeit die gewonnene physische Selbstsicherheit auf die Probe gestellt wird.

Für ca. ein viertel Jahr nach LTX aber auch nach PNTX sollten keine Lasten mehr als 5 kg gehoben werden. Nach weiteren 3 Monaten erhöht sich die Grenze auf 10 kg. Ein Bauchgurt ist im Rahmen eines Muskeltrainings sinnvoll, darf aber aus Angst nicht zur Daueranlage verführen.

Nierentransplantation

Eine volle sportliche Betätigung ist etwa ein halbes Jahr nach der Nierentransplantation möglich. Knochennekrosen müssen ausgeschlossen sein, ebenso eine Abstoßungsreaktion oder ein Bluthochdruck.

Aktivitäten mit möglichem Druck auf den Bauch, insbesondere Unterbauch sind natürlich zu vermeiden. Die Transplantatniere ist hier wesentlich ungeschützter als die Eigennieren. Extremes Radfahren (>50 km am Stück) sind erst nach Rücksprache mit Arzt und unter Kontrolle akzeptabel.

Ein ausreichender Flüssigkeitsersatz nach Anstrengung ist besonders vor Laboruntersuchungen wichtig.

Nicht selten verursachen noch einliegende DJ-Stents bei vermehrtem Sport eine Hämaturie.

Psychische Probleme nach der Transplantation

Wolfgang Pabst
Lengerich/Berlin

Einleitung

Transplantationspatienten, ihre Angehörigen, Ärzte und Pflegenden haben eine Gemeinsamkeit: Je stabiler das persönliche Netzwerk und das Kohärenzgefühl sind, desto günstiger entwickeln sich Lebensqualität und Überlebenschancen auch unter krisenhaften Bedingungen. Kohärenzgefühl bedeutet ein tiefes Vertrauen in die Verstehbarkeit, Handhabbarkeit und Sinnhaftigkeit von Alltagsereignissen.
Nach Aaron Antonovsky sind drei prägende Erfahrungen für das Kohärenzgefühl wichtig:
- Unser Leben ist nicht einfach nur willkürlich chaotisch, sondern konsistent: Abläufe und Beziehungen basieren auf Naturgesetzen, sozialen Entwicklungen, verlässlichen Strukturen usw..
- Wir können nicht willkürlich und rücksichtslos handeln, jedoch mitgestalten und Einfluss nehmen.
- Die Belastungsbalance wird nicht in jeder Phase, jedoch langfristig ausgeglichen, dauerhafte Über- und Unterforderung werden vermieden.

Daraus resultiert die Herausforderung: Was können Therapiepersonal, Patienten und Angehörige leisten, um für alle Gruppen Konsistenz, aktive Teilhabe und Belastungsbalance zu ermöglichen?
Die ständig wachsende Wartezeit bis zur Transplantation überlastet viele Patienten und Angehörige; daraus resultieren häufig Versuche, Verantwortung und Entscheidungen an Ärzte oder Pflegende zu delegieren; u.U. ist es indiziert, diesen Wunsch befristet in einer Art Paternalismus zu erfüllen, um die Überforderung nicht zur Dekompensation werden zu lassen.

Das fremde Organ

1993 berichteten Brosig und Woidera über eine Patientin, die nach einer kombinierten Herz-Lungen-Transplantation monatelang intensiv hustete; Alpträume, Atemnot, Ängstlichkeit ließen die Frau nicht

> **Die ständig wachsende Wartezeit bis zur Transplantation überlastet viele Patienten und Angehörige; daraus resultieren häufig Versuche, Verantwortung und Entscheidungen an Ärzte oder Pflegende zu delegieren; u.U. ist es indiziert, diesen Wunsch befristet in einer Art Paternalismus zu erfüllen, um die Überforderung nicht zur Dekompensation werden zu lassen**

zur Ruhe kommen. Schließlich konnten die Psychiater eine Konversionsneurose diagnostizieren – mit massiven Schwierigkeiten, das neue Organ psychisch zu integrieren.

Seit diesem Fallbericht reflektieren Psychoanalytiker, mit welchen psychischen Belastungen Transplantierte bei der „Organintegration in das Körperselbst" kämpfen müssen. „Eine Strategie ist die Suche der Gratifikation im oralen 'Acting out', beispielsweise sichtbar im Craving nach Süßigkeiten. Während der postoperativen Phase können solche Phänomene beispielsweise in der Intensivstation beobachtet werden, wo sich Transplantierte zu Beginn gerne von Pflegenden füttern lassen" (Laederach-Hofmann).

Die psychische 'Verdauung' des transplantierten Organs ist meist ein verborgener Prozess

Die psychische 'Verdauung' des transplantierten Organs ist meist ein verborgener Prozess, der das Wohlbefinden, die Lebensqualität und die Compliance beeinflussen kann. Wenn Patienten über Ängstlichkeit oder emotive Störungen klagen oder andererseits die Bedeutung des transplantierten Organs überbewerten, muss eine Störung der Organintegration als Symptomursache in Betracht gezogen werden. Unbewusste Phantasien können zu riskanten Verhaltensweisen führen.

Das Durchgangssyndrom

Häufiger als nach anderen Operationen tritt bei Transplantierten eine organische Psychose, das „Durchgangssyndrom", auf: Verwirrung, Halluzinationen, Alpträume, Unruhe, Wahrnehmungs-, Gedächtnis- und Denkstörungen, Antriebsarmut, Stimmungsschwankungen. Das Vollbild dieser Psychose ist eindeutig zu erkennen.

Doch gelegentlich leiden Transplantierte – auch über längere Zeit und mit zwischenzeitlich klaren Phasen – unter relativ uneindeutigen Durchgangssyndromen; dies kann zu Fehlinterpretationen führen, die Störung sei psychogen und der Patient noncompliant.

Durchgangssyndrome lassen sich oft von der Geduld und Zuwendung der Pflegenden abmildern. Die Symptomatik klingt in aller Regel ohne Behandlung und Folgeschäden allmählich ab.

Eine Leberfunktionsstörung kann eine Enzephalopathie auslösen, die in ihrem Anfangsstadium stark dem Durchgangssyndrom ähnelt

Eine Leberfunktionsstörung kann eine Enzephalopathie auslösen, die in ihrem Anfangsstadium stark dem Durchgangssyndrom ähnelt. Das Verwechslungsrisiko muss früh bedacht werden, da die hepatische Enzephalopathie einen riskanten Verlauf bis zum tödlichen Koma nehmen kann.

Medikamentennebenwirkungen

Im Rahmen der Immunsuppressiva können vor allem Kortikosteroide massive psychische Probleme auslösen, z.B.
- eine hochlabile Gefühlslage
- Einschlaf- oder Durchschlaf- Probleme
- Ablenkbarkeit, Zerstreutheit
- zwanghafte, hektische Sprechweise
- Grandiositätsphantasien
- hypersexuelle Phantasien
- religiöse Phantasien
- psychotische Symptome, akustische oder visuelle Sinnestäuschungen bzw. Halluzinationen
- klinisch relevante Stressreaktionen

Im Einzelfall ist zu klären, ob die Kortikosteroid-Dosierung zurückgefahren werden kann oder ob Lithium bzw. atypische Antipsychotika indiziert sind.

Anpassungsstörungen

Die Psyche des Transplantierten kann sich nicht optimal, zügig und ständig an die Gefährdungen, das Ausgeliefertsein, die Einschränkungen adjustieren. Anpassungsstörungen sind die zwangsläufige Folge – und als Versuch zu verstehen, die eigene Integrität zu bewahren. Gefühlslage und Sozialverhalten sind betroffen – mit Angst, Depressivität, Aggressionen u.a.
Handelt es sich lediglich um – wenn auch u.U. heftige – Anpassungsstörungen, ist die Prognose günstig:
Pflegende können die Entwicklung gut beeinflussen. Bei einer Noncompliance kann ein Patient von freundlichen, deutlichen Worten profitieren. Die postoperative Mobilisation wird einfacher.
Problematischer ist die Situation bei depressiven Patienten: Werden sie zu nachdrücklich beeinflusst und u.U. unter Druck gesetzt, können sie resignieren, sich zurückziehen und verweigern, evtl. mit riskanten Folgen.
In einer späteren postoperativen Phase sehen sich Transplantierte oft der Erwartung ausgesetzt, es müsse ihnen gut gehen; negative Empfindungen werden ihnen nicht mehr zugebilligt bzw. einfach ignoriert. In dieser Situation fühlen sich viele Patienten missverstanden, geraten in depressive Verstimmungen, durchleiden Sinnkrisen und werden unkooperativ. Pflegende haben auch hier gute Einwirkungs-

> Handelt es sich lediglich um Anpassungsstörungen, ist die Prognose günstig

chancen, wenn sie sich auf die Missempfindungen der Kranken aktiv einstellen.

Posttraumatische Stresserkrankung (PTSD)

Etwa jeder zwölfte Mensch erleidet einmal in seinem Leben eine posttraumatische Stresserkrankung – Frauen wesentlich häufiger als Männer. Viele Betroffene können – meist unterstützt von günstigen sozialen Bedingungen – die Stressreaktion allmählich aus eigener Kraft kompensieren und bewältigen. Bei anderen Erkrankten chronifiziert sich die Belastung und Symptomatik.

Mehr als zehn Prozent der Transplantierten und ihrer nahen Angehörigen sind von einer PTSD betroffen. Das Chronifizierungsrisiko ist umso höher, je ungünstiger sich der postoperative Verlauf und/oder der psychosoziale Kontext entwickelt.

> „Bereits während oder kurz nach dem Trauma können intensive psychische Reaktionen auftreten. Die Betroffenen berichten über dissoziative Symptome wie Amnesie, Derealisation, Depersonalisation, Einengung der Wahrnehmung oder das Empfinden, sich selbst als gefühllos oder abwesend zu erleben. Kurze Zeit nach dem Trauma kann das Ereignis immer wieder in das Gedächtnis zurückkehren, plötzlich und unkontrollierbar steht die Szene den Patienten wieder vor Augen und ruft ähnliche psychische und körperliche Reaktionen hervor wie das Trauma selbst. Die eindringlichen, ungewollten Erinnerungen können so intensiv sein, dass Realität und Erinnerung kaum oder gar nicht unterschieden werden" (Frommberger).

Das Suizidrisiko steigt und kann sich zunächst als Noncompliance ankündigen

Persistiert die Problematik – wenn auch nur teilweise oder in verminderter Form –, können sich depressive Verstimmungen entwickeln, Reizbarkeit, Substanzmissbrauch, Schmerzsymptome und verschiedenste Somatisierungsfolgen. Das Suizidrisiko steigt und kann sich zunächst als Noncompliance ankündigen. Die sozialen und funktionalen Einschränkungen können das dringend benötigte soziale Netzwerk stören oder zerstören.

Die Therapie des PTSD sollte möglichst früh einsetzen, um eine Chronifizierung zu vermeiden

Ein posttraumatisches Stresssyndrom ist trotz seiner uneinheitlichen Symptomatik für den psychiatrischen/psychotherapeutischen Trauma-Spezialisten relativ klar diagnostizierbar und mit modernen Verfahren gut behandelbar. Die Therapie sollte möglichst früh einsetzen, um eine Chronifizierung zu vermeiden.

Das Erkennen einer posttraumatischen Belastungsstörung wird für Pflegende auch dadurch erschwert, dass viele von ihnen und viele

Ärzte – Schätzungen liegen um 10% - selbst an dauerhaften Folgen einer eigenen PTSD leiden.

Patienten-Typen

Michael Langenbach und Kollegen haben eine Patiententypologie formuliert – allerdings mit dem Hinweis: Die Typen existieren nur selten mit den exakt beschriebenen Charakteristika, sondern häufiger in Mischformen. Die Typologie wird in der folgenden Tabelle dargestellt:

Tab. 1: Charakteristika der konstruierten Idealtypen

Idealtypen	Charakteristika
„Der Erfolgreiche"	- mit der Transplantation sehr zufrieden - keine oder leicht beherrschbare Komplikationen - Hoffnung, Zuversicht, Dynamik - erlebt sich als wirksam
	Untergruppe „Selbsttransformation": - Neueinschätzung der sozialen Umgebung, Bewertungswandel und positiv besetzte Veränderung des Selbstbildes
„Der Dankbare"	- besonders akzentuierte Gefühle der Dankbarkeit - Verbundenheit mit dem unbekannten Spender - Idealisierung des Spenders - Idealisierung des Transplantationsteams - Transplantat als „edle Gabe" - Tätigkeitsfelder als Ausdruck aktiver Dankbarkeit - Erleben von Überlebensschuld
„Der Gefährdete"	- Grundgefühl einer ständigen Gefährdung - bedrohliche Situationen oder Komplikationen eingetreten - bedrohliche Situationen oder Komplikationen befürchtet - Erleben/Befürchtung von Selbstverlust oder -fragmentierung - Aufmerksamkeit fokussiert auf körperliche Funktionen
„Der Hilfsbedürftige"	- Erleben des Angewiesenseins auf Unterstützung durch andere - Kontakt mit Transplantationsteam wird verstärkt gesucht - ambivalentes Erleben der Hilfsbedürftigkeit - Enttäuschung über das Leben nach der Transplantation - Kritik an der medizinisch-klinischen Versorgung und an den Angehörigen
„Der Besondere"	- Lebensumstände nach der Transplantation als etwas vom bisherigen Leben völlig Verschiedenes und Herausragendes erlebt - Transplantat idealisiert als „toll", besonders gut ausgesucht und „einwandfrei" - Charakterveränderungen werden dem Transplantat attribuiert - ungewohnte Organsensationen - Personalisierung des Transplantatherzens - Störungen des Identitätserlebens

Bei allen Charakteristika sieht Langenbach Risiken:
- Der akzentuiert Erfolgreiche kann bei Komplikationen dekompensieren, resignieren und sich aufgeben.
- Der akzentuiert Dankbare kann sich massiv überfordern und damit den Transplantationserfolg gefährden.
- Der Hilfsbedürftige überlastet möglicherweise die therapeutischen und die privaten Bezugspersonen, provoziert damit Konflikte und Enttäuschungen; schließlich zieht er sich in eine Isolation zurück, in der er allein deprimiert verharrt und möglicherweise das Therapieregime „vergisst".
- Bei dem akzentuiert Besonderen sieht Langenbach „das Risiko, aufgrund der intensiven Beschäftigung mit dem Transplantat, dem Transplantationseingriff oder seinem Körper eine massive Identitätsstörung und eine Beziehungsstörung mit nahen Angehörigen zu entwickeln. Hier ist insbesondere an Eifersuchtsgefühle des Ehepartners zu denken. Eine massive Identitätsstörung kann zu einer zunehmenden narzisstischen Rückzugstendenz auf sich selbst mit einer ausgeprägten Teilnahmslosigkeit gegenüber der Außenwelt (einschließlich der medizinischen Betreuung) oder anderen schwerwiegenden psychischen Konsequenzen (Angst, Verzweiflung, Suizidalität) führen."

Compliance

Compliance-Mängel werden bei annähernd 50% angenommen

Bei Transplantierten wie bei anderen Patienten ist die Compliance eine kritische Herausforderung für alle Beteiligten. Compliance-Mängel werden bei annähernd 50% der Betroffenen angenommen: Problematisch sind häufig die Medikamenteneinnahme, Ernährung und Trinkmengen. Ein großer Teil der Compliance-Risiken wurde bereits beschrieben.

Darüber hinaus sind weitere Erklärungsmöglichkeiten in Betracht zu ziehen. Volker Köllner und Kollegen empfehlen bei einer Noncompliance eine systematische Verhaltensanalyse nach dem SORK-Modell. Es wurde in der Verhaltenstherapie entwickelt und kann auch von Pflegenden oder Ärzten angewandt werden. SORK steht für die Begriffe Stimulus, Organismus, Reaktion, Konsequenzen. Die Verhaltensanalyse ermittelt:

Systematische Verhaltensanalyse

1) *Welche Stimuli können die Kooperation beeinträchtigen?*
   Bestimmte Personen im therapeutischen oder privaten Umfeld? Etwa dominante Verhaltensweisen? Medikamenten-Nebenwirkungen? Alkohol?

2) *Welcher Organismus psychischer Lerngeschichte bestimmt den Patienten?*
   Welches Bewältigungskonzept steht dahinter? Dies lässt sich u.a. anhand konkreter Fragen einschätzen:
   - Welche Symptome werden wie beschrieben und in welchen Beziehungen untereinander gewertet?
   - Welche (psychischen, biologischen, sozialen) Ursachen werden benannt? Wo werden Verantwortung bzw. Schuld verortet?
   - Wie ordnet der Patient die Krankheit in sein Leben ein – als Zufall, Schicksal, Bestrafung, Konsequenz eigenen Tuns?
   - Welche Rollen misst der Patient in der Bewältigung sich, dem Therapieteam, den Anghörigen, der Gesellschaft zu?
   - Wie ist die Grundeinstellung zu Medikamenten, Chirurgie usw.?
   - Welche Ängste, Erwartungen, Hoffnungen verknüpft der Patient mit Krankheit und Behandlung?

   Welcher Organismus physischer Erfahrungen berührt den Patienten? Etwa starke Übelkeit nach morgendlicher Medikamenteneinnahme? Massiver Tremor als Sandimmun-Effekt? Magen-Darm-Beschwerden nach MMF?

3) *Welche Reaktionen zeigt ein Patient in Problemsituationen?*
   Tendiert er zu Wut oder Resignation oder Schuldgefühlen – und liegt in diesen oder anderen Emotionen die Ursache der Noncompliance?
   Oder kann eine durchaus rationale Überlegung den Ausschlag geben? Z.B. wenn ein Diabetiker seine Insulingabe reduziert, damit den Blutzucker erhöht – und einen erwünschten sedierenden Effekt auslöst?

4) *Wie geht der Patient mit Konsequenzen eigenen Verhaltens um?*
   Sieht er nur die naheliegenden – z.B. Gewichtszunahme und sexuelle Funktionsstörungen bei Cortison? Steht er unter dem Druck einer jeweils kurzfristigen, u.U. riskanten Bedürfnisbefriedigung, z.B. „muss" er auch weiterhin rauchen? Oder kann er lernen, seine Wünsche an die verbleibenden Möglichkeiten anzupassen bzw. die Realisierung auf einen späteren Zeitraum zu vertagen?

Grundvoraussetzung einer verlässlichen Verhaltensanalyse ist für Pflegende wie Ärzte, mit eigenen Vorurteilen, Erwartungen, Maßstäben zurückzutreten und möglichst vorbehaltlos den Patienten zu betrachten. Die Detailinformationen können eine relativ passgenaue Kommunikation ermöglichen – zumal wenn sich fast immer

Stabilisierung bzw. Verbesserung der Compliance

abzeichnet, dass mehrere Faktoren gleichzeitig einen Kooperationsmangel auslösen.

Die wichtigsten Strategien zur Stabilisierung bzw. Verbesserung der Compliance sind:
- Empathie, Sorge und Hilfsbereitschaft zeigen
- auch kleine positive Veränderungen würdigen
- Compliance-Mängel antizipieren
- Ambivalenz und Compliance-Probleme mit Verständnis offen diskutieren
- dem Patienten helfen, Hürden zu antizipieren und zu überwinden
- Verantwortung des Patienten betonen
- Nutzen und Risiken der Behandlungsmaßnahmen diskutieren
- direktes Feedback im negativen wie im positiven Fall geben
- Motive, Ängste, Wünsche, Hoffnungen des Patienten ernst nehmen und diskutieren

Vor der Transplantation ist die Aufmerksamkeit der meisten Patienten in erster Linie auf den Arzt gerichtet; häufig orientieren sie sich an ihm in etwa ähnlicher Weise wie sie sich als Kinder ihren Eltern gegenüber verhalten haben. Dieses regressive Verhalten persistiert häufig auch nach der Transplantation und verstärkt sich u.U. in kritischen Phasen. Doch spätestens mit der Behandlung in der Intensivstation werden Pflegende gleich wichtige oder noch wichtigere Bezugspersonen für den Transplantierten. Daraus ergeben sich folgenschwere Einwirkungsmöglichkeiten für die Pflege.

Spätestens mit der Behandlung in der Intensivstation werden Pflegende wichtige Bezugspersonen für den Transplantierten

Die Komplexität der Aufgaben ist bei einer Lebendspende nicht grundsätzlich anders.

Lebendspende

Über problematische Beziehungsprobleme zwischen Spendern und Empfängern wird deutlich mehr spekuliert als geforscht. Noch weniger Informationen existieren zu den Beziehungsproblemen, wenn eine Lebendspende möglich und sinnvoll war, jedoch nicht stattgefunden hat.

Obwohl das Transplantat von einem Mann tendenziell „haltbarer" ist, erklären sich Frauen wesentlich häufiger zur Lebendspende bereit. Zwei Erklärungen dazu stehen im Vordergrund: Frauen sehen sich eher in der Rolle einer protektiven Spenderin; und Männer, häufig Hauptenährer der Familien, wollen für sich Gesundheitsrisiken vermeiden.

Spender – dies ergibt sich aus der Selektion – sind meist psychisch stabiler als die Normalbevölkerung. Selbst nach einer hoch belastenden Leberteilresektion und deutlichen Einbußen im physischen Wohlbefinden bewegt sich der Spender leicht über oder in der Norm. Nach einer Nierentransplantation steigt die psychische Lebensqualität des Spenders häufig.

Die Spende kann eine Reihe von Motiven befriedigen: einem geliebten Menschen helfen, eigenen Selbstwert erhöhen, einer Erwartungshaltung der gesellschaftlichen Umgebung entsprechen, Mut realisieren, eine Schuldbelastung vermeiden u.a. Die Leber- Lebendspende ist meist dringlicher als die Nierenspende, riskanter und stärker belastend. Die Entscheidungen der Spender sind meist eindeutig, allerdings bei alkoholzirrhotischen Empfängern oft ambivalent.

Die Beziehung zwischen Spender und Empfänger wird durch die Transplantation meist intensiver; dies schließt alle damit verbundenen Chancen und Risiken ein. Ungünstige medizinische Verläufe können die Beziehungsqualität mild oder massiv stören – und bei den Beteiligten Selbstvorwürfe oder Vorwürfe auslösen.

Maria Seidel Wiesel sieht in diesem Zusammenhang v.a. sechs riskante Konstellationen:

- extrem einseitig-abhängige Versorgungsbeziehungen (v.a. Mutter für Sohn, Ehefrau für Ehemann)
- unrealistisch „globale" Veränderungshoffnungen
- ängstliche Vermeidung jeglichen Nachdenkens über Komplikationen
- Dominanz der Spender – Zögern der Empfänger (Geschenk als subjektive Belastung)
- erweiterte Verwandtschaftsvorstellungen aus anderen Kulturen
- schlechte Vorerfahrungen mit dem Medizinalsystem (einerseits Skepsis, andererseits Heilserwartungen)

Wieviele Spender bereuen später ihr Engagement? Die Angaben variieren zwischen null und zwölf Prozent und spiegeln vermutlich teilweise nur eine momentane Stimmung wieder.

Mit sachlichen Informationen können Pflegende die Probleme nicht lösen, jedoch zur Lösung Hilfestellung leisten.

Yesim Erim und Kollegen sind der Frage nachgegangen: Welche psychosoziale Ausgangslage ist für den Spender optimal? Das Ergebnis hat nicht überrascht: Ein stabiles Kohärenzgefühl und ein gutes Netzwerk bieten auch ihm den besten emotionalen Schutz.

Die Spende kann eine Reihe von Motiven befriedigen: einem geliebten Menschen helfen, eigenen Selbstwert erhöhen, einer Erwartungshaltung der gesellschaftlichen Umgebung entsprechen, Mut realisieren, eine Schuldbelastung vermeiden u.a.

Die Beziehung zwischen Spender und Empfänger wird durch die Transplantation meist intensiver

Zukunftsperspektiven

Armin Homburg
Aachen

Die Möglichkeit, ein krankes Organ durch ein gesundes zu ersetzen, gehört zu den uralten Wunschträumen der Menschen. Diesen Homo sapiens gibt es jetzt seit ca. 200.000 Jahren, und tatsächlich sind wir es, die das unglaubliche Privileg genießen, gerade in dem Liedschlag der Menschheitsgeschichte zu leben, in dem dieser Traum Wirklichkeit geworden ist. Glück für unsere Patienten, aber auch für uns Profis in der Transplantationsmedizin.

Jenseits der aktuellen Errungenschaften und Erfolge bleiben aber jede Menge Probleme und Projekte. Was bringt also die Zukunft?

Organmangel

Der Mangel an Spenderorganen, die langen Wartezeiten und der Tod auf der Warteliste sind leider chronische Begleiter der Transplantationsmedizin. Auch werden wir immer häufiger mit Transplantationswünschen aus Ländern außerhalb der Eurotransplant-Region konfrontiert. Dass wir diesen Patienten nicht helfen können, ist zwar logisch nachvollziehbar, aber menschlich völlig unbefriedigend.

Durchaus zu Recht hat der Gesetzgeber den Organhandel verboten. Ein gespendetes Organ darf auch in Zukunft keine Handelsware werden. Vor allem steht es uns aber nicht zu, das ökonomische Gefälle zur „dritten Welt" zu missbrauchen und dort Organe zu kaufen, nur weil es in unserer Gesellschaft an der nötigen Organspendekultur mangelt.

Leider basiert die Transplantationsmedizin auf einem „Therapeutikum", das man nicht für Geld in der Apotheke kaufen kann. Es kann nur auf Grund einer breiten Solidarhaltung in der Bevölkerung gewonnen werden, wie wir sie zur Zeit in Spanien beobachten. In Deutschland hat das Ansehen der Organspende vor allem durch die zermürbende Diskussion um das Transplantationsgesetz in den 90er Jahren nachhaltigen Schaden genommen. Reißerische Medienberichte nähren immer wieder die Vorurteile und einige engagierte Widersacher gießen bei jeder relevanten Talkshow erneut Öl ins Feuer.

Allerdings fehlt scheinbar auch der politische Wille, die Gemeinschaftsaufgabe Organspende, wie sie das Transplantationsgesetz einfordert, in allen Krankenhäusern durchzusetzen. Ferner zwingt die Kostenentwicklung im Gesundheitswesen schon jetzt zu einem gesellschaftlichen Konsens in der Frage, wie viel vom medizinisch Machbaren auch in Zukunft bezahlbar sein wird.

Die vielfach geforderte Zustimmungslösung (also Schweigen = Einverständnis) wird vor dem Hintergrund der jüngeren deutschen Geschichte in der Bundesrepublik so bald nicht mehrheitsfähig sein. Eine erneute kontroverse öffentliche Diskussion um eine Gesetzesnovelle würde aber mit Sicherheit zusätzlichen Schaden anrichten.

Der ablehnenden Haltung zur Organspende wird immer mal wieder das provokative Modell einer Solidargemeinschaft der Organspender entgegengestellt: die spendewilligen Bürger treten einem *Spenderclub* bei und erhalten dadurch im Krankheitsfall das (vorrangige) Anrecht auf die Versorgung mit einem Transplantat. Der Charme dieses Modells liegt darin, die Menschen bei ihrem Egoismus zu packen. Kritiker werfen ihm allerdings vor, man könne einem Patienten nicht wegen früherer Fehleinschätzung oder Passivität eine Transplantation verweigern. Ferner kollidiere das Modell in seiner Konsequenz mit dem Artikel 2 des Grundgesetzes (Recht auf Leben und körperliche Unversehrtheit). Trotzdem wird es aber immer wieder vorgeschlagen und in der Öffentlichkeit kontrovers diskutiert.

Nach einer umfangreichen, 2007 durchgeführten Erhebung plant die EU-Kommission auf europäischer Ebene eine Reihe von Maßnahmen zur „Sicherstellung der Qualität und Sicherheit von Organen, Erhöhung der Spendebereitschaft und Bekämpfung des Organhandels". Für Merkmalbeschreibung, Qualität- und Sicherheitskriterien von Organen und Geweben sollen verbindliche Standards definiert werden. Ferner sollen eine Rückverfolgbarkeit und die Meldung von unerwünschten Ereignissen etabliert werden. Schließlich müssen die einzelnen Mitgliedsländer staatliche Instanzen zur Durchführung und Kontrolle dieser Vorgaben schaffen. Nicht-staatliche Institutionen wie Eurotransplant und die Deutsche Stiftung Organtransplantation DSO und Organe der Selbstverwaltung wie die Bundesärztekammer befürchten hierdurch nicht nur eine EU-typische Überbürokratisierung, sondern auch eine Bedrohung ihrer etablierten Autonomie.

Chronische Abstoßung

Alle Transplantat-Überlebenskurven zeigen, dass jedes Jahr ein recht gleichbleibender Prozentsatz der Organe ihre Funktion verliert. Zu diesem komplexen Geschehen gehören neben der chronischen

Der politische Wille, die Gemeinschaftsaufgabe Organspende in allen Krankenhäusern durchzusetzen

Abstoßung auch nicht-immunologische Ursachen wie die mögliche Vorschädigung des Organs beim Spender oder durch die Maßnahmen der Organkonservierung, die kalte Ischämiezeit oder die Toxizität und die Nebenwirkungen der Immunmedikation. Die Vorgänge werden jetzt erst nach und nach aufgeklärt, und die Zusammenhänge sind noch weitgehend unverstanden.
Bisher fehlt gegen diese fortschreitende Funktionsverschlechterung ein zuverlässiger therapeutischer Ansatz. Leider haben die neueren Immunsuppressiva die hierzu in sie gesetzten Hoffnungen bisher nicht erfüllt. Neben der Forderung nach möglichst kurzen kalten Ischämiezeiten und, wo dies möglich ist, hochgradigen Gewebeübereinstimmungen, werden jetzt neue Ansätze untersucht, z. B. in Form einer spezifischen Vorbehandlung beim Spender. Daran knüpft sich die Hoffnung, den Reperfusionsschaden zu verringern, indem toxische freie Sauerstoffradikale abgefangen werden. Andere Arbeitsgruppen interessieren sich für die vielleicht bisher unterschätze *humorale* Abstoßung, die von zirkulierenden Antikörpern vermittelt wird und sich auch gegen Antigene richten kann, die nicht zum bekannten HLA-System gehören.
Die Vorgänge, die das Transplantat schädigen und progressiv zerstören, sind aber offensichtlich so komplex, dass nicht mit einer einfachen Lösung zu rechnen ist.

Immunsuppression

Seit den Pioniertagen von Kortison und Azathioprin haben neue und hoch-potente Immunsuppressiva der Transplantationsmedizin so gute Ergebnisse beschert, dass sie sich endgültig als klassische Behandlungsform etablieren konnte. Trotzdem bleibt die Auswahl der verfügbaren Substanzen für eine maßgeschneiderte Immunsuppression *à la carte* letztlich begrenzt. Vor allen sind diese Therapiekombinationen aber in der Langzeitanwendung mit erheblichen Nebenwirkungen und einem vermehrten Tumorrisiko behaftet.
In unterschiedlichen Ansätzen wird versuchsweise mal das Kortison, mal der Calcineurin-Inhibitor (Ciclosporin A, Tacrolimus) weggelassen. In anderen Protokollen wird gerade dieser CNI als Monotherapie propagiert. Neben den jeweiligen Erfolgen werden dabei aber immer alle Teilnehmer destabilisiert und ihr Transplantat wird potentiell gefährdet. Dabei konnte letztlich keine dieser Strategien so deutlich überzeugen, dass sie als Standard empfohlen werden kann.
Seit 2001 ist kein neuer Wirkstoff für die Immunsuppression mehr zugelassen worden. Es wird immer kostspieliger, die Überlegenheit

und Unbedenklichkeit einer neuen Substanz zu belegen und sie bis zur Marktreife zu entwickeln. Ein ernüchternder Beleg dafür ist das Schicksal der vielversprechenden Testsubstanz FTY720. Das völlig neue Wirkprinzip versprach, bei guter Verträglichkeit die Zahl der peripheren Lymphozyten zu verringern und diese in den Lymphknoten anzureichern. Die klinische Weiterentwicklung für die Transplantationsmedizin wurde dann aber wegen fehlender Überlegenheit und einzelner Fälle von Makula-Ödem abgebrochen. Andere Hoffnungsträger wie Brequinar, Deoxyspergualin oder das Leflunomid-Derivat FK778 sind ebenfalls für eine Anwendung in der Transplantationsmedizin nicht bis zur Marktreife weiterentwickelt worden.

Ein vielversprechender Kandidat für die therapeutische Zulassung ist aktuell das rekombinante Protein Betalacept, mit dem ein begleitendes Stimulationssignal bei der Lymphozyten-Aktivierung blockiert wird und das nur einmal monatlich infundiert werden muss.

Ob andere Hoffnungsträger, die zum Beispiel die Signalübermittlung der Interleukine inhibieren, es bis in die Apotheke schaffen werden, ist kaum vorherzusagen. In der Zwischenzeit testen wir die verfügbaren Immunsuppressiva in allen denkbaren Kombinationen klinisch gegeneinander.

Toleranz

Auf die Langzeit-Immunsuppression verzichten zu können ist eine traumhafte Vorstellung. Von Patienten, die eigenmächtig ihre Immunsuppression abgesetzt haben, wissen wir, dass einige wenige trotzdem ihr Transplantat behalten. Da wir aber nicht voraussehen können, wer und nicht verstehen warum, kann man hier nicht wirklich von einem therapeutischen Ansatz sprechen.

Um beim Empfänger eine Toleranz gegenüber seinem Transplantat zu erreichen, gilt es seine regulatorischen T-Lymphozyten so zu konditionieren, dass die Stimulation seines Immunsystems abgeschwächt wird oder ganz ausbleibt. Im Tiermodell konnten mit subtilen Inkubationstechniken bereits „Transplantat-Akzeptanz induzierende Zellen" produziert werden, nach deren Infusion ein signifikantes Transplantat-Überleben ohne Immunsuppression zu beobachten war. In einem anderen Ansatz, diesmal im Rahmen der Lebendspende, werden zusätzlich Spendermonozyten inkubiert, um die regulatorischen Empfänger-T-Lymphozyten mit den Spenderantigenen zu konditionieren.

Die Übertragbarkeit dieser Ansätze auf den Menschen und die Machbarkeit einer systematischen Toleranzinduktion im Transplantationsalltag bleiben abzuwarten. Bisher war uns das komplexe Immunsystem immer um einen *alternative pathway* voraus.

Stammzellforschung und *tissue engineering*

Schon 1997 ging ein hoch-suggestives Foto durch die Presse von einer Labormaus mit einer menschlichen Ohrmuschel auf dem Rücken. Es legte die Vermutung nahe, man könne bereits nach Belieben den Bauplan für eine solche Gewebestruktur manipulieren. In Wirklichkeit sind wir davon aber heute noch meilenweit entfernt.
Bemerkenswert real sind da schon eher die erstaunlichen Ergebnisse von Doris Taylor am *Center for Cardiovascular Repair* der University of Minnesota. Zunächst entfernte sie alle Zellen aus einem Rattenherzen, so dass nur ein blasses Gerüst aus Bindegewebe übrig blieb. Danach pumpte sie durch dieses Gerüst eine Mischung aus kardialen und endothelialen Vorläuferzellen aus fötalen Ratten. Diese Zellen differenzierten sich in Herzmuskel- oder Gefäßzellen und kolonisierten das Gewebegerüst. Nach wenigen Tagen setzten erste Muskelzuckungen ein und der Herzschlag erreichte schließlich 25% der Leistung eines fötalen Rattenherzens. Taylors Mantra zu ihrer Laborarbeit: *„Give nature the tools, and get out of the way"*.
Vielleicht kann man mit dieser Technik eines Tages das kranke Herz mit patienteneigenen Stammzellen „generalüberholen". In der Zwischenzeit überbrückt ein Kunstherz die Organfunktion und nach der Re-Implantation ist keine Immunsuppression nötig, weil das Herz mit den eigenen Stammzellen rekolonisiert wurde. Falls überhaupt machbar, ist es sicher noch ein langer Weg dorthin. Aber die Vision ist faszinierend und die Türe ist aufgestoßen.

Xenotransplantation

Gemeint ist die Transplantation von Organen einer anderen, tierischen Spezies auf den Menschen. Ideale Kandidaten hierfür wären die Menschenaffen (z. B. Schimpansen oder Gorillas), diese sind aber tabu, weil vom Aussterben bedroht.
Als Patentrezept gegen den Mangel an humanen Spenderorganen war deshalb von Anfang an das Hausschwein im Visier. Es ist in der Alltagsversorgung der Menschen (zumindest in unserem Kulturkreis) fest etabliert, leicht zu züchten und genetisch zu manipulieren. Seine Nieren wären von Form und Funktion für einen humanen Empfänger vermutlich geeignet, sein Herz wegen unserer aufrechten

Körperhaltung allerdings schon weniger und seine Leber wegen der abweichenden Syntheseparameter gar nicht.

Aber entwicklungsgeschichtlich trennen uns vom Hausschwein ca. 45 Millionen Jahre und in unserem Blut sind sogenannte *xenogene* Antikörper vorhanden, also Antikörper, die unmittelbar nach Freigabe der Gefäßanschlüsse eine hyperakute Abstoßung der Schweineniere auslösen würden. Versuche, diese Abstoßung zu verhindern und die Oberflächen der Schweinezellen durch genetische Manipulationen zu „humanisieren", haben begrenzte Effekte gezeigt, aber bisher keine Aussicht auf eine zuverlässige Langzeitfunktion eröffnet.

Ein weiteres Problem stellen die Retroviren im Schweinegewebe dar, die für das Spendertier harmlos sind, die aber beim immunsupprimierten humanen Empfänger eine Infektionskrankheit, schlimmstenfalls eine Epidemie auslösen können, zu der es dann keine klinische Erfahrung, keinen Labortest und erst recht keine Therapie gibt. Das H1N1-Virus der „Schweinegrippe" hat im Frühjahr 2009 gezeigt, wie konkret diese Bedrohung ist.

Hinter der Xenotransplantation, sollte sie einmal in greifbare Nähe rücken, lauert noch ein anderes Problem. Falls einmal genug geeignete Schweineorgane zur Verfügung stehen sollten und die Solidarkette der Verstorbenen-Organspende trotz dieser Entwicklung erhalten bleibt, ergeben sich ganz neue und hochnotpeinliche Verteilungsprobleme zwischen den Organen humaner und denen tierischer Herkunft. Bricht diese Infrastruktur aber zusammen, dann kommen Leber-, Lungen und Pankreastransplantation mangels geeigneter Organe unmittelbar zum Erliegen. Über die psychologischen Implikationen des Überlebens mit einem Tierorgan soll an dieser Stelle gar nicht erst spekuliert werden.

Hand, Gesicht, ...

Die ersten Transplantationen von Händen (seit 1998) und ganzen Armen und die spektakuläre Rekonstruktion eines entstellten Gesichts nach Bissverletzung (2005) haben zu einer neuen Kontroverse geführt: Rechtfertigt der Verlust nicht lebenswichtiger Organe Aufwand und Risiko einer solchen Operation und die Belastung mit einer lebenslangen Immunsuppression?

Obwohl noch keine Langzeitergebnisse vorliegen, haben die chirurgischen Fertigkeiten und die Begeisterung für das Machbare die Skeptiker offensichtlich bereits außen überholt. Die Aussicht auf die Wiederherstellung der körperlichen Integrität und eines Teils der verlorengegangenen Funktionalität weckt bei einzelnen Patienten offensichtlich einen sehr stark ausgeprägten Transplantationswunsch.

Bei entsprechender Motivation und solider psychischer Stabilität des Empfängers wird sich ein qualifiziertes Operationsteam diesem Wunsch nicht grundsätzlich verschließen können und wollen. Es bleibt also spannend...

...und die Zukunft der Transplantationspflege?

Die Entwicklung der Transplantationspflege ist eng an die Entwicklung der Organtransplantation in Deutschland und an die Bereitschaft zur Anerkennung spezifischer Fachqualifikationen im Bereich der Pflegeberufe gebunden.
Die zunehmende Ökonomisierung der Krankenhausmedizin wird in großen Transplantationszentren vermehrt zu reinen Transplantationsstationen führen, die dann mehrere Organprogramme betreuen. Darin liegt sicher für die Förderung und die Anerkennung einer spezifischen fachlichen Qualifikation in Transplantationspflege eine Chance.
In den meisten Ländern mit etablierter Transplantationsmedizin gibt es bisher (noch) keinen spezifischen Fachverband der Pflegenden im Transplantationsbereich. Häufiger finden sich Fachverbände für Nephrologie, Dialyse und Nierentransplantation, in denen aber die speziellen Aspekte der Transplantationspflege eher eine untergeordnete Rolle spielen.
Einem weiterreichenden Internationalen Austausch stehen darüber hinaus leider auch noch sprachliche und nicht zuletzt finanzielle Probleme im Wege, die aktuell meist nur durch besonders hohes persönliches Engagement einzelner Protagonisten zu überwinden sind.
Als Anregung für ein zukünftiges internationales Transplantationspflegenetzwerk folgen hier voller Optimismus trotzdem schon einige Anregungen für die *to do*-Liste:
- Sponsorensuche
- Definition von Autonomiebereichen: Patientenschulung zur Immunsuppression, zum Transplantatmonitoring, zu Hygienestandards im Alltag, zur Empfängnisverhütung, zur Schwangerschaft unter Immunsuppression,.
- Abgrenzung des Fachgebietes (z. B. auch Haartransplantation?)
- Austausch über Ablaufroutinen und Standards
- Austausch über Infektionsprophylaxe und Isoliermaßnahmen
- Hospitationen
- Fachforum im Internet

B

Spezielle Aspekte der organbezogenen Transplantationspflege

Die Betreuung nierentransplantierter Patienten im Nierentransplantationszentrum Halle/Saale

Jenny Marquardt
Halle/Saale

Erkrankungen, die zum Nierenversagen führen

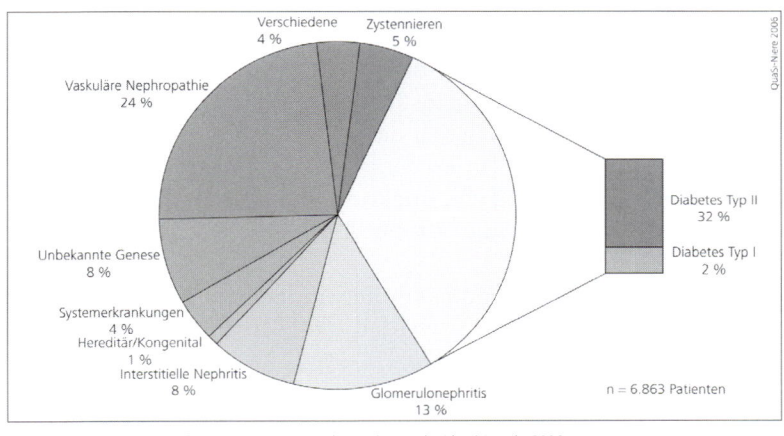

Abbildung 30 Diagnoseverteilung der Patienten bei Therapiebeginn (Inzidenz) im Jahr 2006

Grafik aus dem Jahresbericht von QuasiNiere 2006/2007

Indikationen und Kontraindikationen zur Nierentransplantation

Die Indikation zur Nierentransplantation ist lt. Transplantationsgesetz gegeben, wenn die Nierenfunktion irreversibel terminal geschädigt ist.
Durch die Möglichkeit der Dialyse ist ein Überleben des Patienten über Jahre hinweg gesichert. Trotzdem führen die Niereninsuffizienz und die Dialysebehandlung zur Einschränkung der Lebensqualität, erhöhter Morbidität und Mortalität. Die Nierentransplantation ist die einzig mögliche therapeutische Alternative. Wenn die Möglichkeit zur Lebendspende gegeben ist, können auch Patienten mit präterminaler Nierenfunktion transplantiert werden.

Die durchschnittliche Wartezeit auf eine Niere liegt bei etwa 7 Jahren

Die durchschnittliche Wartezeit auf eine Niere liegt bei etwa 7 Jahren. In dieser Zeit werden wichtige Befunde regelmäßig neu erhoben. Neu aufgetretene Begleiterkrankungen müssen bei Bedarf abgeklärt bzw. behandelt werden.

Absolute Kontraindikationen gegen eine Nierentransplantation sind: (Auszug aus den Richtlinien der BÄK 2a-c)
a. nicht kurativ behandelte bösartige Erkrankungen
b. klinisch manifeste Infektionserkrankungen
c. schwer wiegende zusätzliche Erkrankungen (z.B. Herz- und Gefäßerkrankungen, Bronchial- und Lungenerkrankungen, Leberkrankungen), die entweder ein vitales Risiko bei der Transplantation darstellen oder den längerfristigen Transplantationserfolg in Frage stellen

Voruntersuchungen vor Nierentransplantation

Um abzuklären, ob der Patient für eine Nierentransplantation geeignet ist, muss eine gewissenhafte Risiko- Nutzen- Abwägung erfolgen. Dabei wird versucht, neben dem allgemeinen Operationsrisiko u.a. auch das individuelle Risiko der immunsuppressiven Therapie zu erkennen (u.a. Erkennung von Infektionskrankheiten und Tumoren). Deshalb setzt die Aufnahme auf die Warteliste verschiedene Voruntersuchungen voraus:
- Alle Untersuchungen, die vor jeder anderen Operation bzw. Transplantation gemacht werden (körperliche Untersuchung, Labor, Ekg, Thoraxröntgen etc.)
- Serologische und virologische Untersuchungen
- Weitergehende kardiologische Untersuchungen (je nach individuellem kardiologischen Risiko)
- Sonografie/Dopplersonografie der extrakraniellen Hirnarterien, der Bein- und Beckenarterien, der Bauchorgane und des Herzens
- Urologische Untersuchung von Harnblase und Harnwegen
- Ab 50 Jahre: evtl. Darmspiegelung, Lungenfunktionstest, Mammographie
- Untersuchungen durch verschiedene Fachärzte (Zahnarzt, Hals-Nasen-Ohrenarzt, Augen- und Hautarzt)
- Männer: Untersuchung der Prostata mit PSA-Bestimmung
- Frauen: gynäkologische Untersuchung

Anmeldung bei Eurotransplant

Nach Abschluss aller Voruntersuchungen wird der Patient bei Eurotransplant auf die Nieren – Warteliste gemeldet.
Die Dringlichkeitsstufe *Urgency* definiert die aktuelle Transplantationseignung eines Patienten (NT oder T). Ferner berücksichtigt sie ggf. den Nachweis von *„cytotoxischen Antikörpern"* (I oder HI) oder das Vorliegen einer klinischen *Notlage* (HU). Diese Urgency kann jederzeit vom Transplantationszentrum „online" auf dem Eurotransplant-Server umgestellt werden.

urgency „NT": = vorübergehend nicht transplantabel
- Untersuchungen nicht vollständig
- Auflagen nicht erfüllt (z.B. Gewichtsreduktion, Zahnsanierung,...)
- akute Erkrankung, Urlaub oder aus persönlichen Gründen

urgency „T": = normale Dringlichkeitsstufe für die Mehrzahl der Patienten in transplantablem Zustand bei normal verlaufender Dialysebehandlung und ohne Antikörpernachweis

urgency „I": = mit 6 bis 85 % *cytotoxischen Antikörpern* immunisiert
Diese Patienten werden bevorzugt, denn sie können nur mit einem weitgehend gewebeidentischen Organ transplantiert werden

urgency „HI": = mit über 85% cytotoxischen Antikörpern hoch immunisiert

urgency „HU": = *„high urgency":* besondere klinische Notsituation, für die Eurotransplant binnen weniger Stunden bis Tage eine Niere zur Verfügung stellt (z.B. kein Gefäßzugang mehr, Dialyseunverträglichkeit, akute Suizidgefahr, psychische Ausnahmesituation,...). Jeder einzelne Fall muss Eurotransplant schriftlich geschildert und dort akzeptiert werden!

Die Wartezeit zählt einheitlich für alle Patienten *ab dem Datum ihrer Aufnahme in ein Dialyseprogramm.* Zeiten in Urgency „NT" oder eine Anmeldung Jahre nach Beginn der Dialyse haben hierauf keinen Einfluss.

Wartezeit beginnt mit der Dialyse

Für Kinder bis zum 16. Lebensjahr führt Eurotransplant eine gesonderte Kinder – Warteliste.

Seit 1999 gibt es das Eurotransplant Senior Programm (ESP), auch „Old-for-old Programm" genannt. Hierbei werden Organe von über 65 jährigen Spendern unabhängig von der Gewebeübereinstimmung an Empfänger der gleichen Altergruppe vermittelt.

Vorgehen bei der Operation

(Quelle teilweise „Niere und Co" von Armin und Evelin Homburg, Grafiken dieselbe Quelle)

Das Einpflanzen der Spenderniere erfolgt in den seitlichen Unterbauch. Die eigenen Nieren werden in der Regel belassen

Das Einpflanzen der Spenderniere erfolgt in den seitlichen Unterbauch (Fossa iliaca). Die eigenen Nieren werden in der Regel belassen. Sollte sich aus dem Vorhandensein der funktionslosen Eigennieren Probleme ergeben (z.B. Infektherd, raumfordernde Zystennieren, exzessive Blutdruckerhöhungen), so sollten sie in einer vorbereitenden Operation entfernt werden.

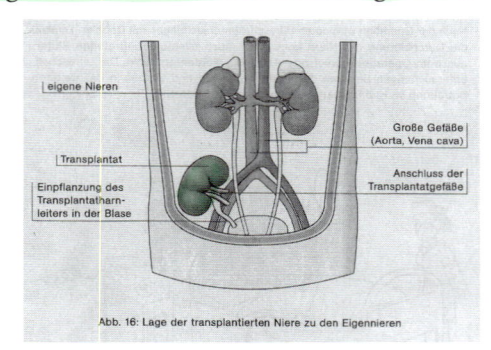

Abb. 16: Lage der transplantierten Niere zu den Eigennieren

Die Gründe für die Einpflanzung der Niere in die Unterbauchregion sind anatomischer und chirurgischer Natur:
- Zur Blutversorgung der Niere stehen hier die großen Beckengefäße zur Verfügung, so dass eine ausreichende Blutzufuhr geichert wird
- Trotz eventueller Größenunterschiede zwischen Spender und Empfänger steht (bei guter Entnahmequalität) ein ausreichend langer Ureter zur Verfügung.
- Die Blutversorgung des Ureters, welche im oberen Drittel durch die Niere erfolgt, bleibt gesichert.

Das Transplantat ist in der Unterbauchregion leicht zu tasten und auszukultieren, gut sonografierbar und für eine Biopsie meist gut zugänglich.

Die Seite ist durch die verfügbare Niere vorgegeben: die rechte Niere wird vorrangig in den linken Unterbauch transplantiert und umgekehrt. Das Bauchfell wird nicht eröffnet.

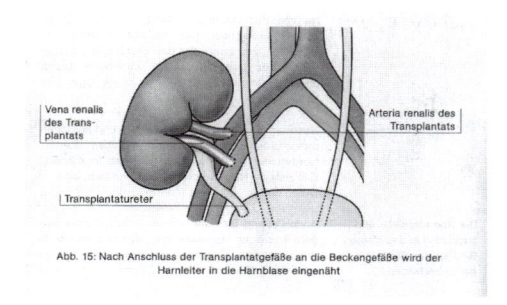

Abb. 15: Nach Anschluss der Transplantatgefäße an die Beckengefäße wird der Harnleiter in die Harnblase eingenäht

Wenige Minuten nachdem die Niere an den Blutkreislauf angeschlossen wurde, kann schon die Urinproduktion einsetzen.
Zur Sicherung der Harnleiteranastomose wird eine Ureterschiene aus Silikon (= Doppel-J-Katheter = Pigtail- Katheter, der an beiden Enden gebogen ist) in den Transplantat- Ureter eingelegt. Diese Schiene wird nach einigen Wochen entfernt.

In unserem Haus werden jährlich etwa 70 erwachsene Patienten nierentransplantiert, 25 % davon erhalten Lebendspenden. Die Betreuung dieser Patienten auf unserer Station umfasst das gesamte Spektrum vor und nach einer Transplantation:

Patienten zur Aufnahme auf die Warteliste	Aufklärungs- und Informationsgespräche, Blutentnahme, evtl. notwendige transplantationsvorbereitende Operationen
Potentielle Lebendspender	Potentielle Lebendspender stationärer Aufenthalt für 4 Tage: Untersuchungen auf Spende-Fähigkeit
Transplantation	Betreuung der Patienten von der stationären Aufnahme zur Transplantation bis zur Entlassung
Komplikationen nach NTx	Transplantierte Patienten werden beim Auftreten von Komplikationen auf unsere Station aufgenommen und behandelt

Unsere Station umfasst 14 Betten in 8 Zimmern. Auf 4 IMC- Plätzen können frisch transplantierte Patienten versorgt werden.

Präoperative Maßnahmen

Die Notwendigkeit, die Zeit von der Entnahme des Organs bis zur Transplantation möglichst kurz zu halten, bedingt eine gute Vorbereitung und zügige Durchführung der präoperativen Maßnahmen. Die kalte Ischämiezeit einer Niere darf 36 Stunden nicht überschrei-

Gute Vorbereitung und zügige Durchführung der präoperativen Maßnahmen

ten. Angestrebt werden Zeiten unter 24 Stunden. Je kürzer die Ischämiezeit, um so besser ist das Outcome des Patienten.

Nach Eingang des Transplantationsalarmes beginnt bereits vor der Ankunft des zu transplantierenden Patienten im Transplantationszentrum die Vorbereitung: Info über Patienten und Niere, Blutentnahmen und Krankenblatt vorbereiten, Bettplatz organisieren, Zeitplan und Personalplanung → OP-Saal, OP-Team.

Bei der Operationsvorbereitung eines zu transplantierenden Patienten ergeben sich die Besonderheiten aus der Unplanbarkeit und dem Zeitdruck. Um das Narkose- und Operationsrisiko möglichst gering zu halten und die Ausgangssituation des Patienten zu optimieren, müssen die vorbereitenden Maßnahmen den Erfordernissen entsprechend erweitert werden:

(mögliche) Probleme/ Besonderheiten	Maßnahmen
Blutentnahme/Labor	Die Blutentnahme erfolgt sofort bei Ankunft des Patienten. Wichtig ist die schnelle Kenntnis der Serumkaliums (evtl. ist eine Dialyse notwendig). Blutkonserven müssen zügig eingekreuzt werden. Möglicherweise ist die Durchführung eines cross matches notwendig (Dauer 2- 3 h). Eine umfangreiche laborchemische Diagnostik schließt auch eine aktuelle Virusserologie ein. Zur mikrobiologischen Untersuchung werden Urin und ein Vaginalabstrich abgenommen.
Aufnahmegespräch	Es müssen folgende wichtige Daten zusätzlich erhoben werden: - Menge der Restausscheidung - Datum der letzte Dialyse - Hat der Patient eine Hepatitis (B/C) oder HIV? - Optimal- Gewicht (=Trockengewicht) - aktuelles Gewicht (der Patient muss unbedingt aktuell gewogen werden!)
Der Patient nimmt **gerinnungsbeeinflussende Medikamente** ein bzw. war gerade an der Dialyse und hat die übliche Heparinisierung erhalten.	Um das intra- und postoperative Blutungsrisiko möglichst gering zu halten, wird den Erfordernissen entsprechend antagonisiert. Weitere Kontrollen der Blutgerinnung sind notwendig.
Überwässerung Hyperkaliämie	Der Zeitpunkt des Nierenangebotes kann ein Zeitpunkt kurz vor einer Dialyse sein. Der Patient ist deshalb möglicherweise überwässert oder hat eine Hyperkaliämie. Eine Dialyse wird heparinfrei oder -arm durchgeführt. Es wird so kurz wie möglich (um die kalte Ischämiezeit nicht unnötig zu verlängern) und nur so lang wie nötig (um das Kalium zu senken und ausreichend Ultrafiltration zu erreichen) dialysiert.
Bauchfelldialyse- Patienten	Zur Transplantation muss der Patient einen sog. „Leerbauch" haben, d.h. die CAPD- Flüssigkeit muss aus dem Peritoneum abgelassen werden.

Immunsuppression	Der Patient erhält präoperativ die erste Dosis der immunsuppressiven Medikamente. Die Standardmedikation ist in unserem Hause – 500 mg Methylprednisolon i.v. – Tacrolimus p.o. (Dosierung nach Körpergewicht) Wenn erforderlich (Antikörperstatus), wird die Medikation erweitert.
Psychische Situation des Patienten	In der präoperativen Betreuung sollte jeder, der an der Vorbereitung der Transplantation beteiligt ist, sich der Ausnahmesituation für den Patienten bewusst sein! Gerade wir als Pflegepersonen müssen trotz des Zeitdrucks versuchen, dem Patienten Ruhe und Professionalität zu vermitteln.

Nach Abschluss aller vorbereitenden Maßnahmen und in Abstimmung mit dem OP-Team werden der Patient und die zu transplantierende Niere in den OP gebracht.

Während der Patient im OP ist, wird der Bettplatz entsprechend den postoperativen Erfordernissen vorbereitet.

Perioperative Gabe von Medikamenten:

ATG bzw. Thymoglobulin: Die Testung erfolgt noch auf Station. Die Gabe wird perioperativ begonnen und später auf Station fortgesetzt.

Ganciclovir: Wenn der Organspender CMV-positiv ist und der Empfänger CMV-negativ, dann erfolgt die erste Ganciclovirgabe perioperativ. Nachdem die Gabe über 10–14 Tage intravenös fortgeführt wurde, wird auf orale Gabe von Valganciclovir umgestellt.

Postoperative Versorgung

Vor/während der Operation wird der Patient mit folgenden Zu- und Ableitungen versorgt:
– Blasenkatheter
– Zentraler Venenkatheter oder Shaldon-Katheter
– Flexülen
– 1 Robinsondrainage, 1 Redondrainage
– Doppel-J-Katheter (Pigtail-Katheter, der an beiden Enden gebogen ist; wird zur Vermeidung einer Harnleiterobstruktion zwischen Transplantatniere und Blase eingesetzt)
– Evtl. Arterienverweilkanüle zur invasiven Druckmessung des arteriellen Druckes

Der Patient wird unmittelbar postoperativ extubiert und spontan atmend auf die Station übernommen. Die Routineüberwachung und -betreuung frischoperierter Patienten wird nach Nierentransplantation durch spezielle Maßnahmen ergänzt:

Parameter	Überwachung
Blutdruck/Puls/SaO2	wie bei allen OP's; allerdings wird die stündliche Überwachung bis zum 2. oder 3. postoperativen Tag weitergeführt; Sauerstoffinsufflation nach Bedarf
zentraler Venendruck (ZVD)	6-8-stündlich bzw. kontinuierlich; ab dem 2. Tag 2 -3 x tgl.
Temperatur	6-stündlich
Urin	stündlich
Flüssigkeitsbilanz errechnen	mindestens 6-stündlich
Infusion	Start mit 0,9 % NaCl 100 ml/h im weiteren Verlauf Art, Menge und Zusätze den Erfordernissen anpassen
Labor	Serumelektrolyte, Blutbild mit Thrombozyten, Quick, PTT - Unmittelbar postop. - 2x tgl. bzw. nach Anordnung
Drainageverluste/Inspektion der Verbände	kontinuierlich im Blick behalten! Dokumentation 1x tgl.
Perfusoren	Heparin → 500 IE/h (bei kardiovaskulär vorbelasteten Patienten erfolgt die weitere Heparinisierung PTT-gesteuert) Novamin → 5g/ 24 h
Immunsuppression/Medikamente	- Methylprednisolon → am 1. postop.Tag 125 mg i.v., ab dem 2. Tag 20 mg p.o. - Tacrolimus → Dosierung mg/kg KG pro Tag - Mycophenolat → ab dem 2. postop. Tag 2x 1000 mg p.o. - Antibiotikum → wie bei anderen Operationen initial perioperative Gabe i.v., ab dem 1. postop. Tag oral - Nystatin → ab dem 1. postop. Tag 3x tgl 1ml Suspension - Cotrimoxazol → ab dem 1. postop. Tag 1x 480mg.
Analgesie	Die kontinuierliche Analgesie mit Novamin kann bei Bedarf erweitert werden: - Piritramid (bei Bedarf 3-5 mg i.v. oder 7,5 mg s.c.) - Mischinfusion aus Novamin, Tramadolol und Metoclopramid - über Perfusor kontinuierlich
Shunt- Funktion	- Unmittelbar postop. - 6-stündlich Sollte in Folge der Operation die Shuntfunktion beeinträchtigt sein, so ist die rechtzeitige Anlage eines Shaldon- Katheters für eine eventuell notwendige Dialyse wichtig! Eine Revisionsoperation des Dialyseshunts kommt in der unmittelbar postoperativen Phase nicht in Frage.
Gewicht	2 x täglich ggf. Bettenwaage
Lagerung	Die Lagerung hat zum Ziel, die Bauchmuskulatur zu entspannen. Deshalb wird der Oberkörper leicht erhöht gelagert. Eine Knierolle bringt zusätzliche Entlastung und wird als sehr angenehm empfunden.

Der Arzt führt unmittelbar nach Übernahme des Patienten auf die Station eine Dopplersonografie des Unterbauches durch (Transplantatniere und umliegendes Gewebe, Harnblase). In den ersten 5 Tagen werden mindestens 1x täglich Sonografien durchgeführt.

Postoperative Problemfelder

Blutdruck

In die Beurteilung des Blutdruckes bei Frischtransplantierten fließen verschiedene Überlegungen ein:
Die Qualität des transplantierten Organs und die Gefäßsituation des Empfängers sind wichtige Kriterien für die Toleranz von Blutdruckabweichungen. Die Niere eines älteren Spenders braucht möglicherweise etwas mehr Druck als die eines jüngeren, um eine gute Durchblutung zu gewährleisten.
Einem zu hohen Blutdruck könnten möglicherweise die Gefäßanastomosen nicht standhalten.
Ein niedriger Blutdruck hat immer auch eine verminderte Nierendurchblutung zur Folge. Entscheidend ist hier der mittlere arterielle Druck, der mindestens 60 mmHg betragen sollte. Hyper- und Hypotonien wird deshalb medikamentös entgegengewirkt (oral, intravenös oder kontinuierlich intravenös).
Hypertonie- Zustände sollten möglichst entsprechend ihrer Ursache therapiert werden (Schmerzen, Überwässerung ...).

> Die Niere eines älteren Spenders braucht möglicherweise etwas mehr Druck als die eines jüngeren, um eine gute Durchblutung zu gewährleisten

> Einem zu hohen Blutdruck könnten möglicherweise die Gefäßanastomosen nicht standhalten

Urinmenge, Bilanz, ZVD, Gewicht

Grundlage für die Beurteilung der Diureseleistung der Transplantatniere ist die Kenntnis der Restdiuresemenge vor der Transplantation.
Bei Patienten mit Null- Diurese wird also jede Urinmenge, die ausgeschieden wird, von der Transplantatniere produziert.
Bei Patienten mit Restdiurese ist die Beurteilung etwas schwieriger. Da selbst bei nierengesunden Patienten postoperativ oft ein Diureserückgang zu verzeichnen ist, ist es bei Patienten mit Restdiurese in den ersten 48 Stunden nicht sicher möglich zu eruieren, welcher Anteil der Urinproduktion Restdiurese ist und welcher Anteil Urin von der Transplantatniere produziert wird.
Die Urinmengen, die eine frischtransplantierte Niere zu fördern vermag, sind von Patient zu Patient außerordentlich unterschiedlich. Von Anurie bis zur Polyurie mit bis zu 30 l/d ist alles möglich. Daraus ergeben sich für die Betreuung dieser Patienten ganz unterschiedliche Problemfelder.

> Die Urinmengen sind von Patient zu Patient außerordentlich unterschiedlich

Der anurische oder oligurische Patient wird wie ein Dialysepatient geführt. Die Flüssigkeitszufuhr muss beschränkt und eine mögliche Hyperkaliämie in Betracht gezogen werden. Eine Überwässerung könnte zu schwer beherrschbaren Hypertonien und Atemnot führen und muss deshalb vermieden werden. Die Überwässerung des frischtransplantierten, anurischen Patienten wird durch verschiedene Faktoren forciert:
- Vor der OP hatte der Patient bereits Wasser eingelagert
- Infusionen während und nach der Operation
- Flüssigkeitsmengen bei Medikamenteninfusionen und Perfusoren
- Trinkmenge bei der Einnahme der Medikamente

Eine eventuell notwendige Dialyse sollte, wenn irgend möglich, wegen der Blutungsgefahr frühestens 24 h postoperativ erfolgen.

Der *polyurische Patient* ist besonderer Aufmerksamkeit bedürftig. Ein Schwerpunkt ist hier eine ausgeglichene Flüssigkeitsbilanz. Zur Vermeidung einer Exsikkose oder einer Überwässerung muss hier fortlaufend das Flüssigkeitsregime überdacht werden. Zur Beurteilung des Wasserhaushaltes werden neben der Ein- und Ausfuhr auch der ZVD, das Körpergewicht, der Blutdruck und der Hautturgor herangezogen. Entsprechend dieser Überlegungen muss die Infusions- und/oder Trinkmenge angepasst werden. Ein weiterer Schwerpunkt ist die Vermeidung von Elektrolytverschiebungen. Eine polyurische Niere scheidet mit den großen Wassermengen immer auch vermehrt Salze aus. Vor allem das Natrium spielt eine wichtige Rolle im Wasserhaushalt des Körpers. Deshalb sind häufige Kontrollen der Serumelektrolyte notwendig (6- stündlich). Elektrolytmangelzustände werden durch Infusionszusätze ausgeglichen (Achtung: stark erniedrigtes Serumnatrium darf nur langsam angehoben werden; ca. 5 mmol/l pro Tag, da sonst Gefahr einer Hirnschädigung!). Sobald es möglich ist, wird auf orale Substitution übergegangen.

Auch der oligurische Patient kann aufgrund eines möglichen Tubulus- bzw. Nierenschadens und im Rahmen der Nebenwirkungen der Diuretika eine Hyponatriämie oder eine Hypokaliämie Elektrolytmangelzustände entwickeln.

Wenn der Patient kein Fieber hat, nicht übermäßig schwitzt und keine Überwässerung oder Exsikkose vorliegt, dann sollte das Bilanzziel sein:

Einfuhr (Infusion, Trinkmenge) = **Ausfuhr + 500 ml**
(ca. 500 ml werden als Perspiratio veranschlagt)

Das anzustrebende Körpergewicht sollte 1-2 kg über dem Optimalgewicht (= Trockengewicht = Dialysegewicht) des Patienten liegen. Der Ziel-ZVD sollte im oberen Drittel des Normbereichs liegen. Wenn der Patient sehr trocken ist, so kann die Transplantatniere nichts ausscheiden.

In den ersten 3 Tagen ist es unerlässlich, die Urinmengen stündlich zu protokollieren. Eine zurückgehende Urinproduktion ist *immer* ein Alarmzeichen. Die möglichen Ursachen sind sehr vielschichtig:
- Abstoßungsreaktion
- Beeinträchtigung der Transplantatniere durch eine perirenale Raumforderung (Hämatom, Lymphozele)
- Minderdurchblutung der Transplantatniere infolge einer Venenthrombose
- Leckage der Harnleiteranastomose mit Urinextravasation
- Hypotonie (= mangelnde Nierendurchblutung)
- Flüssigkeitsmangel
- Eiweißmangel/Albuminmangel führt aufgrund des erniedrigten kolloidosmotischen Druckes zur Wasseransammlung in den Gewebsspalten = Ödembildung, so dass das Wasser nicht für die Ausscheidung zur Verfügung steht, obwohl eine Überwässerung vorliegt.
- Natriumentgleisungen: Der Körper versucht, Natriumverschiebungen über den Wasserhaushalt zu korrigieren.
- Katheterfehlfunktion (Verstopfung, Abknicken, Diskonnektion, Dislokalisation)

Sofern keine Katheterfehlfunktion vorliegt, die leicht behoben werden kann, sollte umgehend der Arzt informiert werden (Sonografie, Therapie der Ursache u.a.).

> In den ersten 3 Tagen ist es unerlässlich, die Urinmengen stündlich zu protokollieren. Eine zurückgehende Urinproduktion ist immer ein Alarmzeichen

Drainageverluste/Inspektion der Verbände

Gerade bei Patienten, die präoperativ gerinnungshemmende Medikamente eingenommen haben, ist die kontinuierliche Kontrolle der Drainagen und Verbände unerlässlich.
Große Mengen serös wirkender Drainageverluste sollten an eine Anastomosenleckage des Ureters denken lassen, die dazu führen kann, dass Urin über die Drainage abfließt. Klarheit bringen eine Analyse der Drainageflüssigkeit (Elektrolyte im Vergleich zu den Serumelektrolyten, Bestimmung von Kreatinin und Harnstoff im Exsudat) und ein Cystogramm.
Wegen der verzögerten Wundheilung unter Immunsuppression erfolgt die Entfernung der *Drainagen* etwas später, als bei anderen Operationen üblich. Bei normal verlaufender Sekretion kann die

> Kontinuierliche Kontrolle der Drainagen und Verbände unerlässlich

Redondrainage am 2. postoperativen Tag und die Robinsondrainage am 3. oder 4. Tag gezogen werden. Bei prolongierter Lymphorrhoe oder Ureterleckage bleiben die Drainagen vorerst liegen. Gerade in der ersten postoperativen Zeit sollte in diesem Fall alle 2-3 Tage eine Analyse der Drainageflüssigkeit hinsichtlich eventueller Urinbeimengungen erfolgen. Wenn Drainagen über einen gewissen Zeitraum große Mengen Sekret gefördert haben, so ist zu erwarten, dass ein Rückgang der Sekretion nur allmählich erfolgt. Bei plötzlichem Versiegen der Sekretion muss immer zuerst an eine Obstruktion der Drainage gedacht werden.

Schmerzprophylaxe/Mobilisation/Pneumonieprophylaxe

Die Schmerzprophylaxe ist zur Vermeidung von Komplikationen außerordentlich wichtig

Die Schmerzprophylaxe ist zur Vermeidung von Komplikationen außerordentlich wichtig. Schmerzbedingte Blutdruckerhöhungen müssen vermieden werden. Schmerzarmut ermöglicht eine frühe Mobilisation und damit die Vermeidung der bekannten Komplikationen. Spätestens 24 h postoperativ kann der Patient an die Bettkante gesetzt werden und evtl. kurz stehen/ laufen (Waage?). Die Mobilisation soll zügig weitergeführt werden.

Für hochimmunsupprimierte Patienten gilt es im besonderen Maße, Pneumonien zu vermeiden. Der Patient wird deshalb bis zur vollständigen Mobilisation angehalten, mit einem Atemtrainer 2-stündlich suffizientes Atemtraining durchzuführen.

NTx-spezifische Komplikationen

Bedingt durch die Immunsuppression haben Patienten nach einer Transplantation im Vergleich zu anderen Operationen eine relativ hohe Komplikationsrate.

Abstoßung

Neben allgemeinkörperlichen Symptomen weisen auch organspezifische Symptome auf eine Abstoßung hin:
- Diureserückgang, Ödeme und Gewichtszunahme
- Spannungsgefühl oder Schmerzen im Transplantatbereich, Schwellung des Transplantates
- Hämaturie
- Blutdruckanstieg
- Verschlechterung des Allgemeinbefindens (Unwohlsein, Abgeschlagenheit, Übelkeit, Erbrechen, Temperaturerhöhung usw.)

Sonografisch kann der Arzt eine Minderdurchblutung und mitunter eine Vergrößerung der Transplantatniere feststellen. Kreatinin und Harnstoff im Serum steigen an. Das CrP (C- reaktives Protein) im Urin ist erhöht. Spezialanalytisch können weitere Laborparameter auf eine Abstoßung hinweisen. Eine Biopsie der Transplantatniere ist eine gute Möglichkeit, die Abstoßung histologisch zu sichern, allerdings ist trotz einer negativen Histologie eine Abstoßung nicht sicher auszuschließen.

Für fast alle Patienten ist das Wort „Abstoßung" gleichbedeutend mit „Verlust des Organs". Dem Patienten ist nicht bewusst, dass die „Abstoßung", die bei ihm jetzt behandelt werden soll, ein (meist) *beginnender* Prozess ist, der mit der jetzt eingeleiteten Therapie reversibel sein kann. Es ist unbedingt erforderlich, die angstbesetzte Vokabel „Abstoßung" durch den Vorsatz „beginnende" zu ergänzen. Ein klärendes Arztgespräch ist, vor allem wenn es für den Patienten die erste Abstoßungsreaktion ist, unerlässlich. Die Schwester/ der Pfleger sollten dem Patienten gesprächsbereit zur Seite stehen.

Infektionen

Bei nierentransplantierten Patienten spielen Harnwegsinfekte eine große Rolle. Bedingt durch die Kürze des transplantierten Harnleiters greift eine Infektion der Harnblase sehr schnell auch auf das Transplantat über. Neben dem auffälligen Urinbefund ist eine Pyelonephritis der Transplantatniere mit Druckschmerz im Transplantatbereich und evtl. Fieber verbunden. Sonografisch ist evtl. eine Vergößerung der Transplantatniere feststellbar.

Da regelmäßig Urinuntersuchungen erfolgen, kann ein Harnwegsinfekt festgestellt werden, bevor der Patient die entsprechenden Symptome bemerkt. Durch zügigen Therapiebeginn können weitere Komplikationen vermieden werden. Die Therapie besteht in testgerechter Antibiose, Einlegen eines Blasenkatheters zur restharnfreien Blasenentleerung und Sicherung einer ausreichenden Flüssigkeitszufuhr. Ergänzend zu diesen Maßnahmen muss der Patient über intimhygienische Maßnahmen aufgeklärt werden.

Beeinflussbare Ursachen von Harnwegsinfektionen sind häufig:
- mangelhafte Intimhygiene
- unzureichende Trinkmenge
- ein liegender Dauerkatheter

Vaginalinfektionen als möglicher Auslöser für Harnwegsinfekte sind immer behandlungsbedürftig.

Bedingt durch die Kürze des transplantierten Harnleiters greift eine Infektion der Harnblase sehr schnell auch auf das Transplantat über

Die Therapie besteht in testgerechter Antibiose, Einlegen eines Blasenkatheters zur restharnfreien Blasenentleerung und Sicherung einer ausreichenden Flüssigkeitszufuhr

Lymphozele

Die Bildung von Lymphozelen ist eine häufige Komplikation nach Nierentransplantation. Eine Lymphozele ist immer kontrollbedürftig, wird aber erst dann therapiert, wenn sie Beschwerden verursacht. Die möglichen Beschwerden resultieren aus der Raumforderung der Lymphozele:
- Beeinträchtigung des Transplantates oder des Urinabflusses (Harnstauung)
- Beeinträchtigung von Blutflüssen (Transplantat, Bein)
- Lokale Schmerzen

Die erste Therapie besteht in einer Punktion mit Einlage einer Drainage. In den nächsten Tagen werden die Sekretionsmengen beobachtet. Bei geringer Lymphorrhoe kann mit der Instillation von Doxycyclin (wirkt „verklebend" auf die Lympfgefäße) über 3 Tage versucht werden, die Sekretion zu unterbinden. Bei großen Mengen ist diese Maßnahme nicht sinnvoll, da das Medikament zu schnell mit Lymphe „verdünnt" wird. Die weitere Therapie besteht in einer Operation der Lymphozele, bei der eine Verbindung (Fenster) zum Peritonealraum geschaffen wird, von wo aus die Lymphe resorbiert werden kann. Die Fensterung von Lymphozelen erfolgt in unserem Hause weitgehend laparoskopisch.

Urinleckage

Eine Urinleckage resultiert aus einer Insuffizienz der Harnleiteranastomose (Verbindung des Transplantat- Ureters mit der Harnblase), die meist durch die gestörte Wundheilung bedingt ist. Bei bestehendem Urinleck wird der Blasenkatheter nicht entfernt, um eine restharnfreie Entleerung der Harnblase sicherzustellen und einen Austritt von Urin aus der Blase in das umgebende Gewebe zu vermeiden. Mit fortschreitender Wundheilung verschließt sich diese Leckage meist von selbst. In wenigen Fällen ist eine revidierende Operation nötig.

Diabetes mellitus/steroidinduzierter Diabetes mellitus

Ein erhöhter Blutzucker kann u.a. eine erhöhte Urinausscheidung zur Folge haben. Leicht erhöhte Blutzucker können in Abhängigkeit der Situation des Patienten u.U. im therapeutischen Regime der ersten Zeit nach Nierentransplantation durchaus toleriert werden. Selbstverständlich ist mittel- und langfristig eine optimale Einstellung des Diabetes auf normoglykämische Werte notwendig.

Weitere Besonderheiten

Die *Transfusion* von Erythrozytenkonzentraten oder Thrombozytenkonzentraten sollte nach Möglichkeit vermieden werden, um eine zusätzliche Sensibilisierung gegen Fremdantigene zu vermeiden. Wenn die Gabe dieser Präparate unumgänglich ist, so muss darauf geachtet werden, dass die Präparate vor der Transfusion bestrahlt werden, um die Antikörperlast zu senken. Transfusionspräparate sollen CMV-negativ sein.

Jeder Dialysepatient nimmt täglich *Medikamente* ein. Sie werden, sofern sie zur Therapie von Dialysebegleiterscheinungen oder eines Bluthochdrucks dienen, zum Zeitpunkt der Transplantation in der Regel abgesetzt. Bei guter Nierenfunktion sind meist sowohl die Dialysebegleiterscheinungen als auch die Hypertonie rückläufig oder verschwinden ganz.

Sollte sich postoperativ ein Bedarf an Medikamenten aus diesen Gruppen ergeben, so werden vorzugsweise die beim Patienten bereits bewährten Präparate eingesetzt.

Der *Kostaufbau* und gewünschte *Darmentleerung* unterscheiden sich nicht vom Procedere bei anderen Operationen.

Die Transfusion von Erythrozytenkonzentraten oder Thrombozytenkonzentraten sollte nach Möglichkeit vermieden werden

Die Zeit bis zur Entlassung

Vitalparameter, Bilanz	– Blutdruck, Puls, Temperatur 3x tgl. – Ein- und Ausfuhr / Bilanz 3x tgl. – Gewicht 1x tgl. Da diese Parameter wichtige Frühwarner für Komplikationen sein können, muss jede Normwertabweichung Beachtung finden !
Blutentnahme	Standard: 2x wöchentlich Parameter für Retention und Entzündung, Blutbild, Serumelektrolyte, Urinstatus, Tacrolimus- Spiegel, Spezialanalytik Bei Bedarf häufiger
Medikamente	Die Medikamente zur Immunsuppression werden in üblicher Weise gegeben. Die Gabe von Tacrolimus erfolgt spiegelgesteuert. – Die Antibiose wird am Tag nach der Entfernung des Dauerkatheters abgesetzt. Sollte noch eine Drainage liegen, wird die Antibiose weitergeführt.

– Die Medikamente zur Prophylaxe werden 3 Monate in gleicher Dosierung (s.o.) gegeben:
- *Cotrimoxazol* wird zur Prophylaxe einer atypischen Pneumonie gegeben.
- *Nystatin- Suspension* dient der Prophylaxe einer Pilzinfektion des Gastrointestinaltraktes. Sie wird mit der Zunge im Mund (an den Zahnleisten und in den Wangentaschen) verteilt. Der Rest soll heruntergeschluckt werden.

Infektionsprophylaxe Persönliche Hygiene Genitalhygiene Katheterpflege

Alle Bemühungen in diesem Bereich zielen darauf ab, durch Keimreduktion im Umfeld bzw. auf der Haut des Patienten Infektionen zu vermeiden. Die Patienten werden entsprechend informiert (auch im „Leitfaden für Nierentransplantierte" - s.u.). Katheterpflege wird mit einem Schleimhautdesinfektionsmittel vorgenommen und muss mindestens einmal täglich erfolgen. Der Patient soll diese Aufgabe selbst übernehmen, sobald es ihm möglich ist, muss aber angeleitet und kontrolliert werden.

Infektionsprophylaxe im stationären Bereich: Unsere Station ist nicht frei zugänglich. Besucher müssen sich nach der Händedesinfektion einen Isolationskittel überziehen und bei Bedarf einen Mundschutz anlegen. Wenn unsere Patienten die Station verlassen, werden ihnen diese Maßnahmen ebenfalls empfohlen. Wir achten darauf, dass infektiöse Patienten nicht mit Frischtransplantierten in einem Zimmer liegen.

Blasenkatheter

Am 7. postoperativen Tag wird zur Sicherung der Suffizienz der Harnleiteranastomose ein Cystogramm (Kontrastmitteldarstellung der Harnblase) durchgeführt.
Sofern kein Harnwegsinfekt und keine Urinleckage vorliegt, wird der Blasenkatheter unter Röntgen - Kontrolle entfernt. Durch die Röntgen - Kontrolle soll sichergestellt werden, dass der Doppel- J- Katheter beim

	Ziehen des Blasenkatheters in seiner Position verbleibt. Es ist wichtig, dass der Patient nach der Entfernung des Blasenkatheters restharnfrei Wasser lassen kann.
Wundklammern	Aufgrund der verzögerten Wundheilung werden die Hautklammern erst am 16. Tag entfernt.
Dialyse	Bei einigen Patienten sind bis zur Aufnahme einer ausreichenden Nierenfunktion noch eine/mehrere Dialysen notwendig. Die Dialysen werden vom Pflegepersonal unserer Station durchgeführt.
CAPD- Patienten (Kontinuierliche ambulante Peritonealdialyse)	Bei ehemaligen Bauchfelldialyse-Patienten stellt der CAPD- Katheter ein relativ hohes Infektionsrisiko dar. Von Vorteil ist, dass der Patient, der die penible Versorgung des Katheters gewöhnt ist, das Infektionsrisiko relativ gut einschätzen kann und sich entsprechend verhalten wird. Bei unklaren Bauchbeschwerden oder unklarer Temperaturerhöhung muss an eine mögliche Peritonitis gedacht werden. Sollte bei einem solchen Patienten eine Dialyse notwendig sein, so muss eine Hämodialyse durchgeführt werden. Deshalb bekommen alle CAPD- Patienten vor der Transplantation einen Shaldon- Katheter statt eines zentralen Venenkatheters. Der CAPD- Katheter wird einige Wochen nach der Transplantation in einem kurzen stationären Aufenthalt operativ entfernt.
Doppel- J- Katheter	Der liegende Pigtail- Katheter verbleibt vorerst.
Schulung	Es ist wichtig, die Patienten lange vor der Entlassung mit den neuen Erfordernissen vertraut zu machen, die sich aufgrund der Immunsuppression und der Transplantation für den Lebensalltag ergeben. Wir haben einen „Leitfaden für Nierentransplantierte"

entwickelt, den wir jedem Patienten zur Verfügung stellen. Fragen können im persönlichen Gespräch geklärt werden. Wir üben mit jedem Patienten das Richten der Medikamente und beziehen bei Notwendigkeit die Angehörigen mit ein. Der Patient soll bei Entlassung in der Lage sein, seine Vitalparameter und seine Flüssigkeitsbilanz zu beurteilen und Auffälligkeiten festzustellen. Dem Patienten diese Fähigkeiten zu vermitteln, erfordert ein nicht nachlassendes, hohes Engagement jeder einzelnen Pflegekraft.

Bei komplikationslosem Verlauf kann die Entlassung etwa ab dem 21. Tag erfolgen.

Betreuung von Lebendspendern und -empfängern

Empfänger

Die Patienten werden bereits 3 Tage vor der Transplantation stationär aufgenommen. Es wird mit der immunsuppressiven Therapie begonnen. Im stationären Milieu sind die Patienten weitgehend vor Erkältungskrankheiten geschützt. Das Dialyseregime kann den Erfordernissen der Transplantation angepasst und der Patient geplant vorbereitet werden, so dass optimale Voraussetzungen für den Transplantationserfolg gegeben sind.

Spender

In unserem Hause werden Spendernephrektomien zur Lebendspende ausschließlich handassistiert laparoskopisch durchgeführt. Die Patienten können zügig mobilisiert werden und haben kaum Schmerzen. Die Betreuung entspricht den Standards bei anderen Operationen. Diese Patienten können 3-5 Tage nach der Lebendspende entlassen werden.

> Wir empfehlen allen Patienten nach Nierentransplantation und Lebendspende eine Anschlussheilbehandlung (AHB), die neben der körperlichen Konditionierung auch Schulungen zu allen relevanten Themen anbieten. Wir streben an, dass bei Lebendspenden Empfänger und Spender gemeinsam zur AHB fahren

Wir empfehlen allen Patienten nach Nierentransplantation und Lebendspende eine Anschlussheilbehandlung (AHB), die neben der körperlichen Konditionierung auch Schulungen zu allen relevanten Themen anbieten. Wir streben an, dass bei Lebendspenden Empfänger und Spender gemeinsam zur AHB fahren. Da dem Spender gesetzlich keine AHB zusteht, sind die Patienten trotz unseres Enga-

gements auf die Kulanz der Krankenkassen angewiesen. Wir nehmen bereits im Vorfeld einer geplanten Lebendspende Kontakt zur Krankenkasse des Empfängers auf und versuchen, eine Kostenübernahmezusage für eine AHB zu erwirken.
Die Weiterbetreuung erfolgt in unserer Transplantationsambulanz, die eng mit den mitbehandelnden Dialyseärzten zusammenarbeitet. Wenn der Patient infektfrei ist, wird der Pigtail- Katheter (Doppel-J) nach 4 - 6 Wochen entfernt. Um einen sich entwickelnden Harnstau (Obstruktion des Harnleiters?) rechtzeitig behandeln zu können, sind hier nachfolgende Sonografiekontrollen wichtig. Deshalb werden die Patienten für 1 Tag auf unserer Station aufgenommen.

Transplantatversagen und dessen Folgen

Die häufigste Ursache für das Versagen des Transplantates ist eine Transplantatnephropathie, deren multifaktorelles Geschehen (Fibrose, Tubulusatrophie, Glomerulopathie, Entzündungsprozesse) bisher weitgehend ungeklärt ist. Dieser Prozess zieht sich oft über Monate oder Jahre hin und ist bisher nicht behandelbar.

Die häufigste Ursache für das Versagen des Transplantates ist eine Transplantatnephropathie

Immunologisch	- durchgemachte akute Abstoßungsreaktionen - Infektionen - mangelnde Übereinstimmung im HLA-System - suboptimale Immunsuppression
Nicht immunologisch	- arterielle Hypertonie u.a. kardiovaskuläre Risikofaktoren - CMV Infektion/ Reaktivierung - ischämische Schädigung des Transplantates durch eine lange kalte Ischämiezeit > 19-21 Stunden - Medikamententoxizität

Quelle: Ursachen der Transplantatnephropathie (aus "Dissertation zur Erlangung des Doktorgrades der Medizin der Medizinischen Fakultät der Eberhard-Karls- Universität Tübingen, Friederike Bachmann 2007")

Akute Abstoßungen sind meist gut behandelbar und eher selten der Grund eines akuten Transplantatversagens.
Im Mittel funktionieren nach 10 Jahren noch etwa 50 % der transplantierten Nieren.
Das Versagen des Transplantates bedeutet für den Patienten die Rückkehr an die Dialyse. Es gibt für die Anzahl erneuter möglicher Transplantationen theoretisch keine Grenzen, allerdings steigt mit jeder Transplantation das immunologische Risiko erheblich.

Akute Abstoßungen sind meist gut behandelbar

Beim Versagen des Transplantates muss die Niere prinzipiell nicht entfernt werden. Die immunsuppressive Therapie muss jedoch auf niedrigem Level solange fortgeführt werden, wie das Transplantat im Körper verbleibt. Die Notwendigkeit der Explantation ergibt sich dann, wenn aus dem Vorhandensein der Niere oder aus der immunsuppressiven Therapie Probleme entstehen. Möglich wären hier z.B.

- Infektionen, die ihren Herd in der Transplantatniere haben
- Infektionen, die aufgrund der Immunsuppressiva schwer beherrschbar sind
- Tumore (erhöhtes Krebsrisiko!)
- weitere Nebenwirkungen der Immunsuppressiva

U. U. kann zu einem vorhandenen Nierentransplantat auf der einen Bauchseite ein neue auf der anderen Seite eingepflanzt werden.

Prä- und Postoperative Pflege nach Nierentransplantation auf der Intensivstation des Universitätsklinikum Aachen

Anna Schall
Aachen

Es ist Nacht – meistens ist es Nacht

Das „rote" Telefon klingelt und an der anderen Seite ist eine freundliche Stimme „Sie sprechen mit Eurotransplant Leiden", wir erhalten Informationen über ein Nierenangebot und den Namen des potentiellen Empfängers.
Bei uns wird damit eine gut geplante Maschinerie in Gang gesetzt.
Der diensthabende Arzt unserer Station benachrichtigt nach dem Telefonat den Bereitschaftsarzt der Transplantation. Dieser wiederum hat die Liste der in Aachen und Umgebung zur Transplantation gemeldeten Menschen, und noch wichtiger, deren Telefonnummern und Adressen. Während der Transplantationsbeauftragte den von Eurotransplant ermittelten Kandidaten telefonisch, manchmal auch durch die Polizei, benachrichtigt, wird auf unserer Station schon einmal ein freies Bett geschaffen. Ein Patient wird auf Normalstation verlegt oder von einer anderen Intensivstation/Intermediate Care übernommen, manchmal müssen wir auch innerhalb der Station Patienten verlegen, um den zu Transplantierenden nicht neben einen schwer septischen Patienten aufnehmen zu müssen.
Der Transplantationsbeauftragte ruft uns wieder zurück und gibt die Daten des potentiellen Empfängers bekannt, ebenfalls wie lange er braucht, um in die Klinik zu kommen, und wie lange es dauert, bis die Spenderniere bei uns anlangt.
Das OP-Team wird schon benachrichtigt.

Von diesen Vorbereitungen bekommt der Empfänger nicht viel mit, er steht dann vor unserer Tür, hat seine Begleitperson und sein Gepäck dabei und ist in der Regel ziemlich aufgeregt.
Die Aufregung läßt erst einmal auch nicht nach, denn es kommt die Aufnahmeprozedur.

Aufnahme/präoperative Pflege:
- Körperliche Untersuchung durch den AvD, Ausschluß von Kontraindikationen
- Anlage eines mehrlumigen ZVK durch den AvD, anschließend Röntgenkontrolle
- Blutentnahme (Harnstoff, Kreatinin, CRP, Hb, Kalium, Kreuzblut, und Weitere)
- ZVD-Kontrolle
- Patient wird gewogen
- Festlegen durch den AvD und Transplantationsarzt, ob er präoperativ noch dialysiert werden muss
- Vorstellung Anästhesie/ Festlegen der Prämedikation
- Rasur des OP-Gebietes
- Antithrombosestrümpfe anpassen und anziehen
- Shuntarm mit Watte umwickeln und beschriften oder bei CAPD-Patienten einen sogenannten „Ablauf" durchführen nach ärztlicher Anordnung
- Medikamente richten, welche intraoperativ verabreicht werden sollen (Solu-Decortin®, Antibiotikum, Antikoagulans)
- eventuell ZVD anheben nach ärztlicher Anordnung
- eventuell Kalium senken mittels Einlauf (Resonum®) und/oder Glukose/Insulin Zufuhr
- Prämedikation verabreichen
- Pat zum OP transportieren

Der begleitende Angehörige ist, bis auf wenige Ausnahmen, immer bei dem Patienten. Für diesen ist die Ansprache in diesem Zeitraum sehr wichtig, er ist ja manchmal noch unsicher, ob er denn für die Transplantation tatsächlich geeignet ist. Diese Zeit ist sehr aufregend. Wir reden gerne mit den Patienten, aber für ein langes Gespräch ist oft leider die Zeit nicht vorhanden.

Abholen des Patienten aus dem OP geschieht immer durch einen Arzt und eine Pflegekraft, mit Bett, Notfallkoffer, Ambubeutel, transportablem Beatmungsgerät (Sauerstoffinsufflation) und Kreislaufmonitoring.

In der Regel sind die Empfänger nach der OP extubiert und nur noch etwas schläfrig.

Sollte doch noch nachbeatmet werden, dauert dies meistens nur wenige Stunden.

Auch nach der OP werden die Empfänger bei uns nicht isoliert, wir achten aber darauf, dass sie auch jetzt nach Beginn der Immunsuppression nicht zu einem „infektiösen" Patienten ins Zimmer kommen.

Postoperative Pflege in den ersten 12 Stunden:
- Kontrolle von Urinkatheter, Drainagen, Wundverband
- stündliche Kontrolle der BGA (Kalium, Hb vor allem)
- eventuell Substitution von Erykonzentraten, Kalium, Flüssigkeit nach ärztlicher Anordnung
- stündliche Kontrolle der Vitalparameter
- stündliche Kontrolle der Urinausscheidung
- stündliche Kontrolle der Einfuhr
- erste Immunsuppressiva verabreichen nach ärztlicher Anordnung
- Pat darf trinken

Weitere postoperative Pflege:
- bei Schmerzen ausreichende Analgesie
- Wundverband inspizieren
- Atemtherapie
- Mundpflege zur Soorprophylaxe
- Pat zum Lagewechsel anhalten, Hilfestellung geben
- BGA-Kontrollen strecken auf 2-stündlich
- Blutentnahme nach Anordnung (Medikamentenspiegel falls angeordnet)
- Mobilisation an die Bettkante durch die Pflege oder Krankengymnastik, eventuell Mobilisation in den Sessel am 1. Tag postop (ist patientenabhängig)
- Patient darf, nachdem er abgeführt hat, essen

Der erste Verbandwechsel wird durch die Urologen (Operateur) am 1. postop-Tag durchgeführt. Danach übernimmt die Pflege den Verbandwechsel.

Die Patienten werden mittlerweile so schnell wie möglich wieder auf die Normalstation verlegt, so daß spätestens am 2. Postoptag die Verlegung angestrebt wird, sofern es nicht zu Komplikationen gekommen ist.

Für uns ist die Kreislaufüberwachung, Flüssigkeitsbilanz, Elektrolytkontrolle, Pneumonie- und Soorprophylaxe und Analgesie eine der wichtigsten Aufgaben nach der OP.

Ebenfalls ist das Reden mit dem Empfänger sehr wichtig. Die wechselnden Empfindungen von großer Freude über die geglückte Operation und die Befürchtungen, dass die neue Niere nicht gut funktioniert, liegen dicht beieinander.

Nun werden in der letzten Zeit an unserem Haus auch vermehrt Lebendspenden durchgeführt. Da ist die Aufnahme des Empfängers auf unserer Station lange vorher geplant. Am Vorabend der Transplantation wird er aufgenommen, das weitere Procedere ist wie oben beschrieben.

Kreislaufüberwachung, Flüssigkeitsbilanz, Elektrolytkontrolle, Pneumonie- und Soorprophylaxe und Analgesie die wichtigsten Aufgaben nach der OP

Der Spender kommt nach der OP nicht zu uns, sondern wird über eine Zeit im Aufwachraum wieder auf seine Station verlegt. Da ist die erste Frage des Empfängers sehr oft nach der Befindlichkeit seines Angehörigen. Daher informieren wir uns und können diese Information sofort bei der OP-Übernahme an den Empfänger weitergeben; ebenfalls ermöglichen wir den Besuch des Spenders so früh wie es ihm möglich ist, ansonsten kann wenigstens ein telefonischer Kontakt hergestellt werden.

Die pflegerische Betreuung nach Pankreas- und Nieren-/Pankreastransplantation

Barbara Gnatz & Helmut Arbogast
München

Indikation

In Deutschland leiden rund 2 Millionen Menschen an Typ I Diabetes mit deren Spätfolgen wie z.B. Blindheit, Arteriosklerose, Amputationen, Polineuropathie und Nephropathie.
Die Pankreastransplantation dient der Verbesserung der Lebensqualität des Patienten und der Verhinderung von weiteren Langzeitkomplikationen. Die alleinige Pankreastransplantation wird nur unter besonderen Bedingungen durchgeführt, wie z.B. bei einem instabilen Diabetes mellitus mit mehrmaligen lebensbedrohlichen Blutzuckerentgleisungen. Als Standardverfahren wird die kombinierte Nieren- und Pankreastransplantation bei Typ I Diabetikern mit einer Nephropathie durchgeführt. Oder die Pankreastransplantation erfolgt nach einer Nierentransplantation.

Kontraindikationen

Zu den Kontraindikationen gehören schwere Infektionen, maligne Erkrankungen, fortgeschrittene kardiopulmonale Erkrankungen und HIV sowie eine ausgeprägte Adipositas und nicht sanierungsfähige Arteriosklerose, insbesondere an den Extremitäten und/oder an den Koronarien.

Präoperatives Management

Der erste Schritt zu einer Transplantation besteht darin, dass der ausgewählte Patient, für den ein Organ zur Verfügung steht, vom Transplantationszentrum über seinen Dialysearzt oder direkt telefonisch darüber informiert wird. Er wird aufgefordert, sich eiligst auf den Weg zur vorgesehenen Klinik zu begeben, nüchtern zu bleiben (auch nichts zu trinken) und nicht zu rauchen. Nach der Erledigung der Formalien kommt er dann auf die Station, wo ihn meist die Pflegekräfte als erste Kontaktpersonen erwarten. Dann beginnen die üblichen OP Vorbereitungen: Blutentnahme, Röntgen Thorax, EKG, die Vitalzeichen werden kontrolliert, das aktuelle Gewicht wird festgehalten und das Anamnesegespräch findet statt. Bei diesem Gespräch ist von besonderer Wichtigkeit, Kenntnis von vorliegenden Einschränkungen und von seinen aktuellen Medikamenteneinnahmen zu erhalten. So zum Beispiel, ob der Patient offene Stellen am Bein hat, wie es um sein Sehvermögen steht und ob er Probleme an der Dialyse oder mit dem Shunt hat. Wenn der Patient eine Dialyse benötigt, so erhält er diese auf Station durch das Pflegepersonal. Diese Zeit kann auf beiden Seiten zum besseren Kennenlernen genutzt werden. Der Patient wird internistisch untersucht, chirurgisch aufgeklärt und von der Anästhesie prämediziert. Vieles strömt auf ihn in kürzester Zeit ein, dazu kommt die Anspannung, ob die Transplantation auch durchgeführt werden kann. Und dann kommt noch das oft recht lange Warten auf die Kreuzprobe. Das Pflegepersonal ist während dieser Zeit der wichtigste Ansprechpartner. Wenn schließlich alle Voruntersuchungen in Ordnung sind, wird der Patient für die OP vorbereitet. Er wird von der Mammillarlinie bis zur Hälfte der Oberschenkel rasiert, dann muss er noch unter die Dusche. Anschließend wird die Haut des Patienten in Augenschein genommen, und der Messpunkt für den ZVD (zentraler Venen Druck) wird markiert. Die Fußpulse sollten kontrolliert werden. Sofern der Patient einen Dialyseshunt hat, wird dieser mit Watte eingepackt, um so für die OP geschützt zu werden. Danach gibt es die erste Verabreichung von Immunsuppressiva. Mit einem weiteren Paket von Medikamenten wird der Patient sodann in den OP gebracht.

Operationstechnik

Optimale Lösung ist, Niere und Pankreas vom gleichen Spender zu entnehmen. Dies kann eine erfolgreiche Therapie gleichzeitig für Diabetes und Niereninsuffizienz bedeuten - inclusive der Folgeschäden. Die transplantierte Niere bietet auch Möglichkeiten, frühzeitig Abstoßungsreaktionen des Pankreas zu erkennen und zu behandeln. In München hat sich die enterale Drainage (Darmdrainage) als Hauptoperationsverfahren durchgesetzt. Hierbei wird die Bauchspeicheldrüse als ganzes Organ mit anhängendem Duodenalsegment Seit-zu-Seit an eine Dünndarmschlinge des Empfängers genäht, wodurch der Verdauungssaft – physiologisch – in den Darm fließt (s. Abb.). Diese Technik wurde in unserem Zentrum fast 300fach angewandt.

Die Bauchspeicheldrüse wird als ganzes Organ mit anhängendem Duodenalsegment Seit-zu-Seit an eine Dünndarmschlinge des Empfängers genäht

Pankreastransplantation in enteraler Drainagetechnik (Darmdrainage). Das Spenderduodenum wird Seit-zu-Seit mit dem Empfängerjejunum anastomosiert.

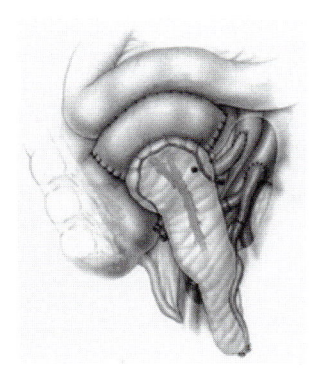

Die Verbesserung der Immunsuppression hat dazu beigetragen, dass die immunologischen Vorteile der Blasendrainage durch Messung der exokrinen Aktivität im Urin keine wesentliche Rolle mehr spielen.

Postoperative Überwachung

Sofern es bei der Operation keine Komplikationen gegeben hat, kommt der Patient sofort nach der Extubation auf die Überwachungsstation, wo er an einen Überwachungsmonitor angeschlossen wird. Es werden EKG, Herzfrequenz und die Sauerstoffsättigung überwacht; die Temperatur wird (z. B. über einen Blasenverweilkatheter mit Temperatursonde) kontinuierlich gemessen. Zumindest in den ersten Stunden nach der Transplantation erhält der Patient über eine Maske Sauerstoff zugeführt. Hat der Patient einen arteriellen Zugang, wird eine invasive Blutdruckmessung angeschlossen, sonst wird je nach Druck alle 10 - 15 Minuten gemessen. Die erste postoperative Blutentnahme erfolgt sogleich, dabei liegt der Schwerpunkt auf Hb, Kalium und Blutzucker. An den ZVK (zentraler Venenkatheter) wird die Infusion (NaCl 0,9%) angeschlossen. Je nach Anordnung werden über Spritzenpumpen kontinuierlich Medikamente wie z. B. Heparin, Lasix und bei Bedarf auch Katecholamine verabreicht. Sodann gilt das Hauptinteresse den Wunddrainagen, der Verband wird kontrolliert. Ebenso wichtig ist die Kontrolle der Fußpulse, auf einen Temperaturunterschied an den Beinen sollte geachtet werden. Die Gefäße des Diabetikers sind durch die Erkrankung oft sehr in Mitleidenschaft gezogen, und ein Gefäßverschluss ist eine gefürchtete Komplikation.

Für den Patienten stehen die Schmerzbekämpfung an erster Stelle und die Frage, ob die Organe funktionieren. Oft quält den Patienten Übelkeit und Erbrechen, die Magensonde sollte daher in den ersten Tagen offen liegen bleiben und nur zur Medikamentengabe abgeklemmt werden. Häufig muss aber die durch die diabetische Gastropathie hervorgerufene Übelkeit medikamentös behandelt werden.

Zumindest in den ersten Stunden nach der Transplantation erhält der Patient über eine Maske Sauerstoff

Ein Gefäßverschluss ist eine gefürchtete Komplikation

Ernährung/ Kostaufbau

Ab dem ersten postoperativen Tag erhält der Operierte eine parenterale Ernährung. Dabei ist auf die Blutzuckerwerte zu achten. Tee gibt es nur schluckweise. In den nächsten Tagen wird die Trinkmenge langsam erhöht, sofern der Gastrointestinaltrakt das toleriert. Am dritten Tag sollte der Patient medikamentös abgeführt werden. Ein Klysma oder Einlauf darf nur auf ärztliche Anordnung und sehr vorsichtig durchgeführt werden. Bei guter Peristaltik wird ab dem 4. Post OP Tag mit Tee und Suppe der Kostaufbau begonnen. Verträgt der Patient die Suppe, kann langsam die Nahrungszufuhr gesteigert werden. In den ersten Wochen nach der TX soll der Patient sich normal ernähren, dabei aber extreme Zuckerbelastung meiden.

Am dritten Tag sollte der Patient medikamentös abgeführt werden. Ein Klysma oder Einlauf darf nur auf ärztliche Anordnung durchgeführt werden

Frühkomplikationen

Zu den frühen Komplikationen gehört unter anderem der venöse oder arterielle Gefäßverschluss am Pankreastransplantat. Bei einem plötzlichen Blutzuckeranstieg sollte daher umgehend der Arzt informiert werden. Eine akute Nachblutung zeigt sich durch große Mengen blutigen Sekretes in den Wunddrainagen, Kreislaufinstabilität und einem Hb Abfall. Ein Hinweis auf eine Anastomoseninsuffizienz kann ein plötzlicher Farbumschlag in den Wunddrainagen sein. Häufig kommt es zu einer Darmparalyse, die meist konservativ behandelt werden kann. Eine Transplantatpankreatitis zeigt sich durch Lipase und Amylasenachweis in der Drainageflüssigkeit und einem Anstieg dieser Werte im Serum.

Gefäßverschluss am Pankreastransplantat

Prophylaxen

Frühzeitige Mobilisation und Atemgymnastik sollen eine Pneumonie verhindern, und regelmäßige Hautinspektionen und Hautpflege sind hilfreich, um einem Dekubitus vorzubeugen. Auch Mundpflege und Soorprophylaxe beginnen unmittelbar nach der Transplantation. Eine besonders häufig auftretendes Problem bei Frauen sind Harnwegsinfekte. Im Klinikum Großhadern in München und in manchen anderen Häusern hat sich dafür das Kamillendampf-Sitzbad als sehr geeignete Maßnahme bewährt. Sobald die Patientinnen gut sitzen können, erhalten sie dort zur Prophylaxe täglich einmal und bei bestehendem Infekt zweimal ein Kamillendampf-Sitzbad. Dazu werden in einem Toilettenstuhl-Steckbecken 50g Kamillenblüten mit 1 l kochendem Wasser übergossen und zur Wärmezurückhaltung abgedeckt. Nach

Harnwegsinfekte

Kamillendampf-Sitzbad

10 minütigem Ziehen setzt sich die Patientin für 15 - 20 min darauf und wird mit einer Decke oder Moltontuch zugedeckt. Den Erfolg dieser Behandlungsmethode haben Pflegekräfte des Klinikums Großhadern im Jahr 2000 im Rahmen einer Studie nachgewiesen.

Normalstation

Nach 7-10 Tagen kann der Patient den Intensivbereich verlassen. Eine weitere stationäre Behandlung ist aber erforderlich. Die Wundheilung sollte vor einer Entlassung abgeschlossen sein. Häufig werden die Klammern bzw. Fäden am 14. post OP Tag entfernt. Die immunsuppressive Therapie muss für jeden einzelnen Patienten angepasst werden. Der Patient wird jetzt auf das Leben mit einem fremden Organ vorbereitet.

Die Wundheilung sollte vor einer Entlassung abgeschlossen sein

Patientenschulung

Bereits wenige Tage nach der Transplantation beginnt die Schulung der Patienten. Sie dokumentieren ihre Trinkmenge selber und nehmen eigenverantwortlich Magenschutzmedikamente und Antimykotika ein. Sobald der Patient sich etwas erholt hat, wird er in den Umgang mit seiner Immunsuppression eingeführt. Er bekommt ein Paket mit Medikamenten und einen Verordnungsbogen ins Zimmer gestellt. Die Medikamente werden vom Patienten für die Einnahme vorbereitet und durch die Pflegekraft kontrolliert. Der Patient erlernt das korrekte Einnehmen der aktuellen Dosis und zwar immer zum selben Zeitpunkt. In vielen Gesprächen erhält der Patient Informationen über die Nebenwirkungen und Wechselwirkungen und die Bedeutung des Medikamentenspiegels. Eine wesentliche Folge der Immunsuppression ist das Herabsetzen der eigenen Abwehrkräfte. Daher sind einige Hinweise nötig. So ist auch zuhause auf eine gründliche Körper- Mund- und Zahnhygiene zu achten.

In vielen Gesprächen erhält der Patient Informationen über die Nebenwirkungen und Wechselwirkungen und die Bedeutung des Medikamentenspiegels

Für den Patienten sollten auch nach der Entlassung täglich Gewichtskontrollen erfolgen und das Erstellen einer 24-Stundenbilanz sowie die Blutdruck-Puls-und Temperaturmessung sollten selbstverständlich sein.

Komplikationen

Zu den chirurgischen Komplikationen nach der Transplantation gehören die Lymphocelen und Wundheilungsstörungen.

Abstoßungsbehandlung

Für den Transplantierten ist von Anfang an die Angst vor einer Abstoßung da. Eine Abstoßung an der Niere zeigt sich durch eine Funktionsverschlechterung, die Retentionswerte steigen, die Wasserausscheidung geht zurück, der Blutdruck verändert sich. Eine histologische Bestätigung dieser Verdachtsdiagnose erfolgt durch eine Nierenbiopsie. Hat die transplantierte Niere die Funktion noch nicht aufgenommen, so wird zum Ausschluss einer Abstoßung biopsiert. Am Pankreas zeigt sich eine Abstoßung durch einen Anstieg der Blutzuckerwerte und Lipase und Amylase. Meist betrifft die Abstoßung beide Organe. Allerdings erfolgen nur selten Pankreasbiopsien. Nach der Nierenbiopsie muss der Patient eine 24-stündige Bettruhe einhalten. Regelmäßige Kreislaufkontrollen sind selbstverständlich. Der Urin wird auf Blut kontrolliert und nach vier und acht Stunden erfolgt eine Hb Kontrolle. Die Zeit, bis das Ergebnis vorliegt, bringt für den Patienten eine große Anspannung mit sich. Wenn eine Abstoßung nachgewiesen wird, erfolgt sofort eine Behandlung. Zunächst erhält der Patient über 3 Tage eine Kortison-Bolustherapie. Üblicherweise wird erst bei einer Steroidresistenz mit einer Antikörperbehandlung begonnen. Das Pflegepersonal sollte sich in besonderer Weise dieser Patienten annehmen. Während dieser Zeit sind sie extrem infektgefährdet, sie sollen daher die Station keinesfalls verlassen. Für diagnostische Untersuchungen innerhalb des Hauses ist unbedingt ein Mundschutz zu tragen.

Meist betrifft die Abstoßung beide Organe

Extrem infektgefährdet

Entlassung

Wenn alle Schwierigkeiten der Frühphase überwunden sind, steht der Entlassung nichts mehr im Wege. Dem Patienten sollte allerdings eine Anschlussheilbehandlung (AHB) in einer Rehaklinik für transplantierte Patienten dringend nahe gelegt werden. Sofern er damit einverstanden ist, kann er über den Sozialdienst der Klinik noch während seines stationären Aufenthalts die AHB beantragen. In der Regel kann er sie bereits kurze Zeit später antreten.

Während der ersten Wochen nach der Transplantation wird der Patient mindestens einmal pro Woche zur ambulanten Kontrolle in die Klinik bestellt. Für die Verlaufskontrolle der diabetischen Folgeerkrankungen sollte der Patient nach ca. 3 Monaten einen Termin bei seinem Diabetologen vereinbaren und einige Untersuchungen wie z.B. Glukosetoleranztest, Augenhintergrund und Status der Neuropathie vornehmen lassen. Er wird auch darauf hingewiesen, dass er sich einmal jährlich einem Dermatologen wegen der Gefahr eines Hauttumors vorstellen soll.

Das Klinikum Großhadern hat für seine Patienten eine kleine Informatiosbroschüre zusammengestellt, in welcher die wichtigsten Verhaltensempfehlungen zum Nachlesen nochmals festgehalten sind. Dazu gehören:

- Meiden von Menschenansammlungen in den ersten drei Monaten
- Ebensolange kein Besuch in öffentlichen Schwimmbädern
- Bei Durchfall und Erbrechen einen Arzt aufsuchen
- Keine Medikamente selbständig einnehmen oder Dosierungen ändern
- Viel in frischer Luft bewegen
- Sport in Maßen mit „angezogener Handbremse"
- Reisen nur in Länder mit Transplantationserfahrung
- Rauchen schadet dem Organ
- Haustiere sind nach Rücksprache erlaubt
- Keine Impfungen mit Lebendimpfstoffen

Mit der Aufforderung, sich im Notfall zu jeder Tages- und Nachtzeit auf der Transplantationsstation zu melden, und einem Termin für die erste Nachuntersuchung, wird der Patient dann in die „Freiheit" geschickt.

Zusammenfassung

Die simultane Nieren und Pankreastransplantation ist heute ein Standardverfahren des Organersatzes. Auch die Typ I Diabetiker mit einer vorausgegangenen, erfolgreichen Nierentransplantation profitieren von einer späteren Pankreastransplantation. Die alleinige Pankreastransplantation bleibt weiterhin für Ausnahmeindikationen vorbehalten. Die erfolgreiche Transplantation verbessert die Lebensqualität, stabilisiert die sekundären Organkomplikationen und verlängert damit die Lebenserwartung der Betroffenen. Die pflegerische Betreuung dieser Patienten fordert professionelles Handeln und umsichtiges Schulen, um dem Schwerkranken auf seinem Weg zu einer hoffentlich erfolgreichen Transplantation zu begleiten.

Ambulante Nachsorge nach Nieren- und Pankreastransplantation

Dorothee Lamann
Münster

Zur Transplantationsnachsorge gehören:
- medizinische Betreuung
- Immunsuppression und Compliance
- Diabetes- und Blutdruckeinstellung
- Ernährungsberatung
- „soziale" Betreuung
- Schulung, Beratung und Information
- psychologische Betreuung
- Einbindung der Angehörigen

Der erste Termin

3-4 Tage nach der Entlassung findet der erste Nachsorgetermin statt

3-4 Tage nach der Entlassung findet der erste Nachsorgetermin statt. Der Patient ist auf diesen Termin vorbereitet:
Er weiß, wo sich die Ambulanz befindet, kennt die Sprechzeiten und hat einen Termin zur Erstvorstellung von der Station mitgeteilt bekommen.
Er ist darüber informiert, dass er die Immunsuppression mitbringen soll und sie erst nach der Blutentnahme einnehmen darf.
Er sollte nicht alleine kommen, sondern in Begleitung eines Angehörigen oder Freundes.
Patienten, die der deutschen Sprache nicht oder nur teilweise mächtig sind, müssen einen Übersetzer mitbringen.
Die Aufnahme ist darüber informiert, dass ein neuer Patient in die Nachsorge kommt.
Der Termin ist im Terminkalender als Erstvorstellung markiert, die erforderliche Zeit ist eingeplant.
Zwischen Entlassung und Erstvorstellung hat der Patient die ersten „Gehversuche im Alltag" hinter sich und bringt den ersten Eindruck von zu Hause mit. Häufig ist diese kurze Spanne durch große Unsi-

cherheit geprägt: Zum ersten Mal ist der Patient alleine verantwortlich nach der Transplantation und es steht kein Pflegepersonal zum sofortigen Beantworten seiner Fragen zur Verfügung.
Das Wichtigste ist also, sich beim ersten Termin Zeit zu nehmen, um den Patienten kennen zu lernen, ihn Fragen stellen zu lassen und seinem Sicherheitsbedürfnis gerecht zu werden.
Gleiches gilt für die Angehörigen.
Der Patient wird in die Ambulanzabläufe eingewiesen, die Ambulanztermine laufen nach einem klinikspezifischen Schema ab, diese Routine wird dem Patienten und seinen Angehörigen erklärt.
Die Telefonnummer der Ambulanz mit den Sprechzeiten und dem Namen mindestens eines Ansprechpartners erhält er zusammen mit dem nächsten Wiedervorstellungstermin.
Es hat sich bewährt, nochmals eine kurze Anamnese zu erfragen, um selbst einen Einblick in die aktuelle Situation des Patienten zu bekommen. Erfahrungsgemäß werden dem Pflegepersonal persönlichere Details als dem Arzt mitgeteilt.
Was war/ist Grundleiden? Diabetiker? Allergien? Gerinnungshemmer? Hochdruck?
Welche Dialyseart? Wie lange? Wie gut vertragen? Tag- oder Nachtdialyse?
Diese Fragen geben Aufschluss darüber, wie lange der Patient chronisch krank gewesen ist und nicht mehr den „normalen Alltag" leben konnte und wie es im Groben um seine sozialen Kontakte bestellt ist.
Die wichtigste Frage anschließend heißt WIE GEHT ES IHNEN? Dies beinhaltet neben der Frage nach Infekten und dem physischen Befinden immer auch die Frage nach dem psychischen Zustand.
Denn eine realistische Selbsteinschätzung kommt erst mit der Zeit, anfangs herrscht häufig Euphorie über die geglückte Transplantation vor; in dieser emphatischen Phase wird das eigene Befinden unterbewertet.

Medizinische Betreuung

Beim ersten Ambulanztermin bekommt der Patient ein Buch ausgehändigt, in dem er Blutdruck, Temperatur, Gewicht und Trinkbilanz zu Hause – die ersten 3-4 Monate täglich – dokumentiert und das er bei jedem Ambulanztermin vorlegt.
Dort notiert er auch seine Medikamente sowie alle Fragen, die sich zu Hause ergeben, damit er sie bis zum Ambulanztermin nicht vergisst.
Gewicht wird bei jeder Wiedervorstellung abgefragt.

Grobe Schwankungen lassen auf Flüssigkeitseinlagerung schließen. Der Patient muss lernen, vom ehemaligen Trockengewicht auf Normalgewicht (Gewicht incl. Flüssigkeit in Körper und Blase) umzudenken. Gewichtzunahme ist bei kachektischen, mangelernährten Patienten erwünscht, ansonsten streng zu vermeiden (möglichst kein Übergewicht).

Die Bilanz gibt Aufschluss darüber, wie gut die neue Niere ausscheidet. Ein- und Ausfuhr sollten sich in etwa in der Waage halten – Ausfuhr: ca. 500 ml Abzug durch Flüssigkeitsverlust über die Haut. Im Sommer und bei Infekten Flüssigkeitsverlust durch Schwitzen mit einrechnen, ebenso bei körperlicher Aktivität (besonders Sport).

„Trinken üben" steht schon während des stationären Aufenthaltes auf dem Plan

„Trinken üben" steht schon während des stationären Aufenthaltes auf dem Plan, es dauert aber erfahrungsgemäß lange, bis der Patient seine Trinkmenge von 2-3 l täglich auch zu Hause einhält.

Temperatur: Durch die Immunsuppression bedingt ist „Fieber" wesentlich früher als gewohnt anzusiedeln.

Schon eine Temperatur von 37.6° Celsius ist als Fieber anzusehen, und ein Infektionsherd muss gesucht werden

Schon eine Temperatur von 37.6° Celsius ist als Fieber anzusehen, und ein Infektionsherd muss gesucht werden.

Rö-Thorax, Wundkontrolle, Blutwerte (Infektionsparameter und Virensuche), Duplex, Sonografie und Urinkontrolle sind die ersten Maßnahmen; ggf. stationäre Aufnahme.

Blutentnahme, Urinuntersuchung

Die Blutentnahme geschieht nüchtern (Kaliumwerte, Blutzucker, Blutfette) und OHNE Einnahme der Immunsuppression.

Nieren-, Leber-, Bauchspeicheldrüsenwerte, Entzündungsparameter (CRP, Leukozyten), Blutfette, Blutzucker, Differentialblutbild und Wirkstoffspiegel der Immunsuppression werden bei jeder Wiedervorstellung kontrolliert, ebenso erfolgt eine Blutgasanalyse. Virus-Nebenschilddrüsen- und Tumormarker werden in entsprechenden Abständen nachverfolgt. Bei Bedarf erfolgt eine Blutfettanalyse (Lipidstatus). Bei Pankreastransplantierten wird die Funktion der neuen Bauchspeicheldrüse zusätzlich durch die Bestimmung von C-Peptid und HbA1C überwacht.

Die Urinkontrolle erfolgt durch Abgabe von Spontanurin oder/und 24-Stunden Sammelurin.

Der Patient wird angeleitet, den Spontanurin als *Mittelstrahlurin* in einen sterilen Becher abzugeben, um Verunreinigungen möglichst gering zu halten.

Es wird jedes Mal ein Urinstatus erhoben und zur Sicherheit in der Mikrobiologie ein Resistogramm (eine Bestimmung auf Keime und

Antibiotikaresistenzen) erstellt. Im Falle eines Harnwegsinfektes ist so sichergestellt, dass ein wirksames Antibiotikum gegeben wird.
24 Stunden Sammelurin wird in den 24 Stunden vor Abfahrt zur ambulanten Kontrolle in vorher ausgehändigten Gefäßen gesammelt. Zur Nierenfunktionsprüfung wird der Urin auf Eiweißausscheidung (Proteinurie) untersucht. Ebenso gibt die Kreatininclearance Aufschluss darüber.
Im Anschluss an die Blutabnahme ist darauf zu achten, dass der Patient seine Immunsuppression und ggf. andere Medikamente einnimmt; sollte er sie zu Hause vergessen haben, liegt in der Ambulanz für Notfälle immer etwas bereit. Bitte regelmäßig das Haltbarkeitsdatum überprüfen!

Wundkontrolle

Bis zur kompletten Heilung erfolgt die Kontrolle der Naht bei jeder Wiedervorstellung, um eine Infektion der Naht und eine sekundäre Wundheilung auszuschließen.
Klammern oder Fäden werden 14 Tage nach der Operation gezogen. Drainageaustrittsstellen werden gereinigt, desinfiziert und verbunden, solange sie noch nässen.
Im Falle einer Nahtdehiszenz (Auseinanderklaffen der Naht) wird entweder die Naht durch Aufbringen von so genannten Steristrips zusammengehalten oder die sekundär heilende Wunde wird nach Anweisung des Arztes und/oder der Wundambulanz versorgt.

Kontrolle der Naht bei jeder Wiedervorstellung

Duplex/Ultraschall

Dieses nichtinvasive Verfahren gibt präzise Auskunft über die arterielle und venöse Blutversorgung von Niere und Bauchspeicheldrüse und den Zustand des Organs (Ausschluss von Nierenarterienstenose [Verschluss], Ausschluss von Thrombosen der abführenden Gefäße, Aussage über die Qualität der Organdurchblutung).
Diese wichtige Untersuchung findet anfänglich bei jeder Wiedervorstellung statt.
Im Verlauf (ab ca. 6-8 Monate nach Transplantation) wird sie vom niedergelassenen Nephrologen übernommen.

Arztgespräch

Den Abschluss der Nachsorge bildet das Arztgespräch. Vorher findet eine Besprechung zwischen der zuständigen Krankenschwester und dem Ambulanzarzt über den Patienten statt, so ist gewährleistet, dass alle Informationen weitergegeben werden. Außerdem sollten die meisten Untersuchungsergebnisse bereits vorliegen, so dass eine gute Beurteilung der Situation möglich ist.

Der Arzt trägt auch Sorge dafür, dass der Patient sich regelmäßig bei folgenden Fachärzten vorstellt: halbjährlich beim Dermatologen zum Hautkrebsscreening, halbjährlich beim Gynäkologen oder Urologen zur Vorsorge, jährlich beim Augenarzt, Gastroenterologen und beim Herzspezialisten.

Immunsuppression

Die Dosis der Immunsuppression richtet sich bei Tacrolimus, Cyclosporin, Rapamycin und Everolimus nach dem jeweiligen Talspiegel, der bei jeder Vorstellung in der Ambulanz aus EDTA- Blut ermittelt wird. Gegebenenfalls wird die Dosis durch den Arzt angepasst.

Es ist darauf zu achten, dass der Patient die Dosierung der jeweiligen Immunsuppression rezeptiert bekommt, damit er sie auch korrekt einnehmen kann. Mycophenolsäure wird gewichtsabhängig ohne Talspiegelermittlung gegeben. Cortison wird ebenfalls ohne Spiegelbestimmung gegeben.

Anfangs und bei Abstoßung ist die Dosis sehr hoch, wird aber schrittweise auf 20 mg reduziert. So wird sie belassen bis Monat 3, dann wird in 5 mg Schritten auf 5 bzw. 2,5 mg reduziert. Da Cortison starke Nebenwirkungen hat, wird es nach 1 Jahr möglichst ganz abgesetzt. Die häufigsten Nebenwirkungen sind Vollmondgesicht und Gewichtszunahme durch teilweise enorme Appetitsteigerung, Steroidakne und manifester Diabetes. Bei niedriger Dosierung verschwinden Vollmondgesicht und Akne in der Regel von selbst, das Gewicht sinkt und der Diabetes verbessert sich, muss aber behandelt werden.

Als Langzeitnebenwirkung sind die irreversible Osteoporose und Pergamenthaut zu nennen.

Compliance

In der Ambulanz wird die auf der Station begonnene Schulung im Umgang mit der Immunsuppression fortgesetzt. Der Patient wird, soweit er es wünscht und es notwendig ist, mit der Wirkung und den Nebenwirkungen seiner Immunsuppressiva vertraut gemacht. Das Wichtigste hierbei ist eine gewissenhafte Einnahme der verordneten Medikamente.

Zu Beginn liegt die Compliance erst einmal jedem Patienten am Herzen, die Situation ist neu und ungewohnt, also werden Anweisungen der Ambulanz konsequent befolgt. Im Laufe der Zeit kann sich das Verhalten allerdings ändern: sei es durch Vergesslichkeit, nachlässige Grundeinstellung oder bewusste Überlegung, die Dosis selbständig zu verändern.

Zu Beginn liegt die Compliance jedem Patienten am Herzen. Im Laufe der Zeit kann sich das Verhalten ändern

Nimmt der Patient seine Medikamente einmal nicht oder in reduzierter Dosis oder nicht zeitgerecht ein, wird er zunächst nichts bemerken – dies leistet Herumprobieren, wieviel von „dem Zeug" wirklich erforderlich ist, und Fehleinschätzung der Nichteinnahme Vorschub. Dem Patienten ist oft nicht bewusst, dass der Prozess des Organverlustes schleichend vonstatten geht und ohne Schmerzen.

Disziplin und Compliance sind also auf lange Sicht absolut erforderlich und müssen immer wieder überprüft werden.
Aussage darüber geben
- der Talspiegel der Medikamente – trotz Dosisanpassung dauerhaft zu niedrig
- Nachfragen nach der Einnahme: Was tun Sie, wenn Sie das Medikament vergessen haben?
- Wie sorgen Sie für die pünktliche Einnahme? Was machen Sie im Urlaub/unterwegs?

Diabetes- und Blutdruckeinstellung

Patienten, die einen Diabetes als Grunderkrankung mitbringen, sind in der Regel mit ihrer Krankheit vertraut, befinden sich in regelmäßiger Kontrolle bei einem Diabetologen und brauchen nicht mehr extra eingewiesen zu werden.

Für durch Immunsuppression hervorgerufenen Diabetes gilt: Es handelt sich um eine neue Erkrankung, die mit einer völlig neuen Situation für den Patienten einher geht, auf die er sich bald nach der für ihn ebenfalls neuen Situation als Frischtransplantierter einstellen muss.

De novo Diabetes: völlig neue Situation für den Patienten

Die relevanten Laborparameter sind die Nüchternblutzuckerkontrollen, die über den aktuellen Blutzuckergehalt Auskunft geben, und die Kontrolle des HbA1c, der Aufschluss über den Langzeitzuckerverlauf gibt. Ist dieser Wert < als 6,5%, gilt der Diabetes als gut eingestellt.

Der Patient sollte in der Diabetesambulanz vorgestellt oder heimatnah bei einem Diabetologen betreut werden, so sind eine optimale Insulintherapie und die dazugehörige Diätberatung gewährleistet.

Trotzdem ist es sehr wichtig, den Patienten über die Folgen eines unzureichend behandelten Diabetes aufzuklären (schlecht heilende Wunden, Durchblutungsstörungen, Nierenschaden bis hin zur Niereninsuffizienz, Augenschäden).

Immunsuppressionsinduzerter Diabetes wird in der Regel mit Absenken der hohen Cortisondosis und/oder Wechsel der Basisimmunsuppression deutlich besser oder verschwindet ganz.

Von Hypertonie spricht man bei einem *mittleren* systolischen Wert von > 140 mmHg und einer Diastole von *im Mittel* > 85 mmHg. Zusätzlich zu den bekannten Nebenwirkungen schädigt Hochdruck die Nierengefäße und kann so zum Verlust des Transplantates beitragen. Dies müssen die Patienten wissen.

Vielfach entwickeln Patienten an der Hämodialyse bereits einen Hochdruck, der mit Betablockern, Calciumantagonisten, Alpha-Rezeptorenblockern und/oder ACE-Hemmern meist gut eingestellt ist. Daher ist die Blutdruckmedikation schon vor der Transplantation festgelegt.

Allerdings verbessert sich die Hypertonie durch die Transplantation oft oder verschwindet ganz. Andererseits kann sich eine Hypertonie auch erst nach der Transplantation entwickeln.

Daher ist es wichtig, Buch über den Blutdruck im Langzeitverlauf zu führen und die Messung auch zu Hause vorzunehmen. Gegebenenfalls wird ein Blutdruckmessgerät für die Selbstmessung verordnet.

Soziale Betreuung

Wir veranlassen die Anbindung des Patienten an das Zentrum, beginnend mit 1-2 Terminen pro Woche als frisch Transplantierte, mit dem Ziel von 1-2 Vorstellungen pro Jahr.

Wir knüpfen den Kontakt zu Krankenkassen und Versicherungen, sofern es gewünscht wird oder notwendig ist, z.B. bei Problemen mit der Genehmigung der Vorstellung im Zentrum durch die jeweilige Kasse.

Durch die gestiegenen Kosten im Gesundheitswesen ist die Kostenübernahme für Taxifahrten z. Z. nur bis 3 Monate nach der Transplantation gewährleistet.

Die häufig großen Entfernungen zwischen Wohnort des Patienten und Zentrum gestalten die Termine oft problematisch, vor allem bei älteren Patienten, die sich den Weg mit dem Auto nicht mehr zutrauen.

Wir vermitteln Kur und Anschlussrehabilitation.

Dünndarm- und Multiviszeraltransplantation

Andreas Pascher
Berlin

Die Dünndarmtransplantation, d.h. der Ersatz des körpereigenen Dünndarmes durch einen Spenderdünndarm eines verstorbenen Spenders oder eines Lebendspenders, ist die einzige kausale Therapie des Kurzdarmsyndromes. Sie stellt ein Komplementärverfahren zur total parenteralen Ernährung (TPE) dar, wenn Komplikationen der TPE, d.h. eine schwerwiegende Leberfunktionsstörung und Katheter-bedingte Infektionen bzw. Verlust der venösen Zugangsmöglichkeiten eingetreten sind. Beim Ultrakurzdarmsyndrom des Erwachsenen (<40cm Restdünndarm) ist auch eine frühere Indikationsstellung indiziert.

Entscheidung zur Dünndarmtransplantation vor Eintritt einer Leberzirrhose

Die Entscheidung zur Dünndarmtransplantation sollte günstigerweise vor Eintritt einer Leberzirrhose erfolgen.

Die Klinik für Allgemein-, Viszeral- und Transplantationschirurgie begann im Jahre 2000 mit dem Aufbau eines Dünndarmtransplantationsprogrammes. Seitdem wurden 15 Patienten transplantiert, davon zwei im Rahmen einer Multiviszeraltransplantation. Das Dünndarmtransplantationsprogramm der Charité, Campus Virchow, stellt damit das größte Dünndarmtransplantationsprogramm in Deutschland und eines der größten in Europa dar.

Im November 2003 erfolgte europaweit die erste, weltweit die zweite Multiviszeraltransplantation von acht viszeralen Organen einschließlich Leber, Magen, Duodenum, Pankreas, Dünndarm, Niere, Colon ascendens und Nebenniere.

Entwicklung

Die erste erfolgreiche DTx wurde im Rahmen einer Multiviszeraltransplantation im November 1987 in Pittsburgh, USA, bei einem Kind durchgeführt, das eine Cyclosporin A basierte Immunsuppression erhielt. Das Kind starb nach sechs Monaten an einem B-Zell-Lymphom. Im August 1988 führten schließlich Deltz und Mitarbeiter an der Universität Kiel die erste Lebendspende-DTx durch. Die Patientin überlebte 56 Monate mit einem über lange Zeit gut funktionierenden Transplantat. In der Folgezeit führten Grant et al. (London, Canada), Margreiter et al. (Innsbruck, Österreich), Williams et al. (Chicago, USA) und Goulet (Paris, Frankreich) mehrere DTx durch, allerdings meist im Rahmen von MVTx. Im weiteren nahm die Zahl der DTx kontinuierlich auf mittlerweile über 1000 Transplantationen zu. Jährlich werden derzeit ca. 100-120 Transplantationen durchgeführt. Während das 1- und 3-Jahres-Transplantatüberleben vor 1991, d.h. vor der klinischen Einführung von Tacrolimus, bei ca. 30% bzw. 20% lag, wurden zwischen 1995 und 1997 bereits 1- und 3-Jahres-Überlebensraten von 60% und ca. 50% erreicht. Mittlerweile werden 1-Jahres Patienten- und Transplantatüberlebensraten von annähernd 70 - 80% berichtet. Die derzeitige Entwicklung erinnert an die rasche klinische Etablierung der Lebertransplantation nach der Einführung von Cyclosporin A.

Indikation

Die Dünndarmtransplantation stellt die einzige kurative Therapie für Patienten mit Kurzdarmsyndrom dar. Die Notwendigkeit einer lebenslangen (totalen) parenteralen Ernährung (TPN) muss sichergestellt sein. Verschiedene Erkrankungen können zum TPN-bedürftigen Kurzdarmsyndrom führen und stellen eine Indikation zur Dünndarmtransplantation dar:

Dünndarmtransplantation einzige kurative Therapie für Patienten mit Kurzdarmsyndrom

Kinder
- Volvulus
- Nekrotisierende Enterocolitis
- Gastrochisis
- Atresie des Dünndarmes

Erwachsene
- Ischämie (z.B. Mesenterialinfarkt der A. oder V. mesenterica superior)
- Volvulus
- Trauma
- Morbus Crohn
- Desmoid Tumor
- Morbus Gardner

Weitere Indikationen stellen funktionelle Störungen des Dünndarmes dar (ca. 15% aller Dünndarmtransplantationen). Diese müssen ebenfalls TPN-bedürftig sein und zum „intestinalen Versagen" geführt haben:

Kinder
- Pseudoobstruktion
- Aganglionose
- Mikrovillus Inclusion Disease

Erwachsene
- Pseudoobstruktion
- Malabsorptionssyndrome unklarer Ätiologie
- Myogene oder neurogene Funktionsstörungen

Prinzipiell werden nur Patienten mit benignen Erkrankungen transplantiert. Bei ca. 10% der bisher transplantierten Patienten lag jedoch eine maligne Grunderkrankung vor. Dies sollte im Einzelfall sorgfältig abgewogen werden und ist beispielsweise bei Patienten mit Kurzdarmsyndrom wegen Strahlenenteritis nach langem rezidivfreien Intervall sinnvoll.

Indikationsstellung

Da bei erhaltenem Restdarm von mehr als 40 cm die Lebensqualität unter TPN durchaus akzeptabel sein kann, wird der Zeitpunkt für die Indikation zur Dünndarmtransplantation derzeit so gewählt, dass die Transplantation vor Ausbildung einer schweren Leberdysfunktion wie Leberzirrhose und bei Vorliegen von Katheter-bedingten Komplikationen wie Kathetersepsis oder Thrombose erfolgt. Die Ausbildung einer cholestatischen Leberdysfunktion unter TPN wird bei einem Restdünndarm von weniger als 40 cm häufig beobachtet und kann sich schnell entwickeln. Ferner wird bei diesen Patienten aufgrund des fehlenden Dünndarmes eine signifikante Immunkompromittierung beobachtet, die mit derzeitigen Diagnostika schwer nachzuweisen ist. Dies sollte bei der Auswahl des Indikationszeitpunktes bedacht werden.

Kriterien zur Indikationsstellung zur Dünndarmtransplantation gemäß Konsensussitzung auf dem VIII. International Small Bowel Transplant Symposium, Miami 2003

A. Prinzipielle Kriterien zur Dünndarmtransplantation

- Irreversibles intestinales Versagen mit wesentlichen Komplikationen

- Verlust von 2 oder mehr zentralvenösen Zugangswegen
- Rezidivierende und nicht beherrschbare Störungen des Flüssigkeitshaushaltes
- Versagen der Ernährungstherapie
- Gewichtsverlust, Hypoalbuminämie < 3mg/dl
- Schwere oder rezidivierende Kathetersepsis
- Schwere Leberfunktionsstörung
- Bilirubin >3 mg/dl (50 µmol/L)
- Portale Hypertension
- TPN-Abhängigkeit > 6 Monate

B. Kriterien zur isolierten oder in Kombination durchgeführten Dünndarmtransplantation

- Isolierte Dünndarmtransplantation
- Keine oder reversible Leberdysfunktion
- Milde oder keine portale Hypertension
- Kombinierte Leber- und Dünndarmtransplantation
- Progressive moderate bis schwere Lebererkrankung
- Intestinales Versagen mit Hyperkoagulabilitätssyndrom
- Multiviszeraltransplantation
- Kombinierte Organversagen
- Frozen abdomen (stark vernarbter Bauchraum)
- Gardner-Syndrom (Desmoidtumor und familiäre adenomatöse Polyposis)

Kontraindikation

Die Kontraindikationen sind identisch mit denen anderer Organtransplantationen.

Absolute Kontraindikationen:
- schwere Infektion, Pneumonie, Sepsis, Multiorganversagen
- metastasierende maligne Erkrankungen
- fortgeschrittene kardiopulmonale Erkrankungen
- HIV, AIDS
- manifeste Alkoholkrankheit

Relative Kontraindikation:
- Intestinale maligne Tumoren
- CMV-positiver Spender - CMV-negativer Empfänger
- positives Crossmatch (hier sollte nicht transplantiert werden!)

Die CMV (Cytomegalie Virus)-Erkrankung und insbesondere die CMV-Enteritis stellt eine der meist gefürchteten Komplikationen nach Dünndarmtransplantation dar. Daher sollten CMV-negative Empfänger, häufig Kinder, immer CMV-negative Organe erhalten. Ein negatives Crossmatch ist immunologisch günstiger, da bei positivem Crossmatch der Reperfusionsschaden durch die Präsenz zytotoxischer Antikörper größer ist und in diesem Fall eine höhere Immunsuppression durchgeführt werden muss.

Evaluierung des Empfängers

Die Evaluierung von Patienten zur Dünndarmtransplantation beinhaltet laborchemische, mikrobiologische, apparative und konsiliarische Untersuchungen zum Ausschluß von Kontraindikationen. Totale parenterale Nutrition (TPN) kann zum Auftreten eines Diabetes mellitus führen. Ferner werden häufig erhöhte Gastrinspiegel aufgrund fehlender inhibierender Peptide beobachtet. Weiteres Augenmerk gilt der Leber; Zeichen einer Fettleber sind nach erfolgreicher Dünndarmtransplantation reversibel, ein bereits begonnener zirrhotischer Umbau der Leber jedoch muß mittels Leberbiopsie und histologischer Untersuchung ausgeschlossen werden. Bei manifester Zirrhose liegt die Indikation zur kombinierten Leber-Dünndarmtransplantation vor. Zentralvenöse Zugänge stellen bei TPN-Patienten eine bedeutende Infektionsquelle dar und sollten in die präoperativen mikrobiologischen Untersuchungen eingeschlossen werden.

Zu den spezifischen Darmuntersuchungen gehören:
- Ösophagogastroskopie
- Intestinoskopie
- Kolonoskopie
- Magendarmpassage nach Sellink
- Angio-MRT bzw. Angiographie
- Weitere Untersuchungen je nach Grunderkrankung

Diese Untersuchungen dienen der präzisen Operationsplanung, d.h. der Planung der enteralen Anastomosen sowie auch der Gefäßanschlüsse (Pfortaderrekonstruktion!)
Des Weiteren werden Funktionsuntersuchungen des Restdünndarmes durchgeführt, die bereits in der Betreuung von Kurzdarmpatienten Anwendung finden.

Operationstechnik

Andreas Pascher

Dünndarmtransplantation

- Innerhalb von 6 h (maximal 10 h)
- Modifikation des operativen Vorgehens bei Voroperationen
- Arterienrekonstruktion auf die infrarenale Aorta
- Anastomosierung der V. mesenterica superior auf die Pfortader bzw. V. mesenterica sup./inf. (portale Drainage) oder Vena vaca
- End-zu-End-Anastomosierung von Spender- und Empfänger-Jejunum
- Ileostoma und End-zu-Seit-Anastomosierung von Ileum und Empfänger-Kolon zur Herstellung der intestinalen Kontinuität

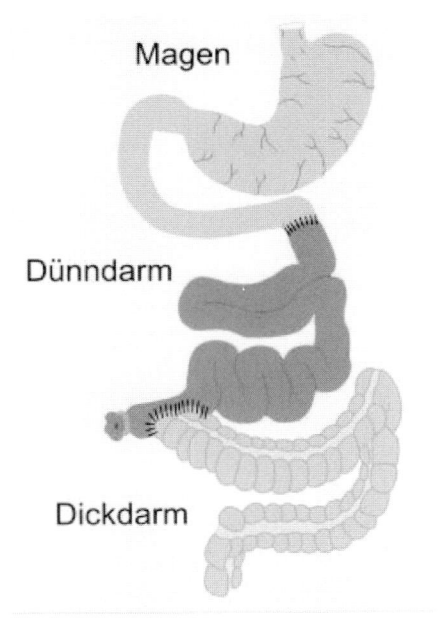

Abb. 1: Situs nach Dünndarmtransplantation (A. Pascher)

Multiviszeraltransplantation

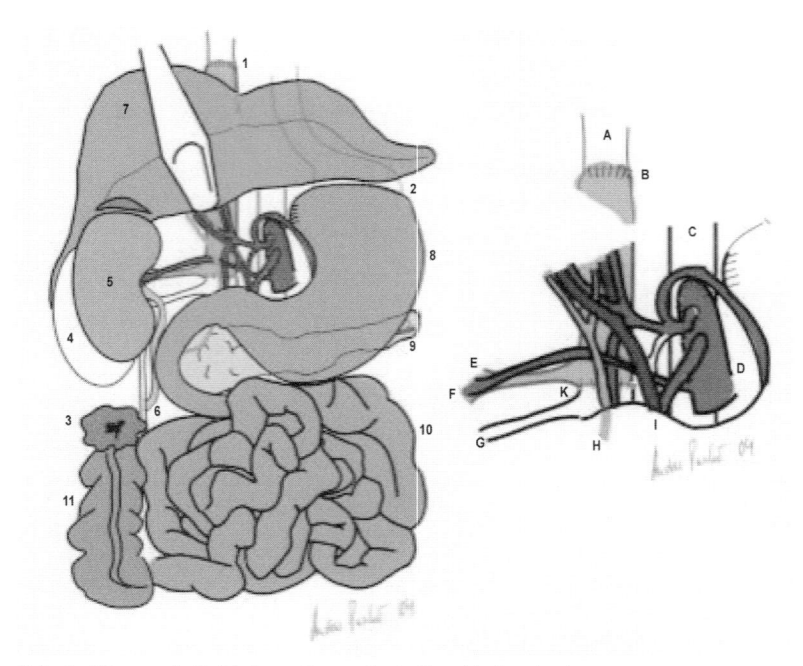

Abb. 2: Situs nach Multiviszeraltransplantation (A. Pascher)

A	Spender-Vena cava inferior/rechter Vorhof	1	Suprahepatische cavo-cavale Anastomose
B	Empfänger-Vena cava inferior (suprahepatisch)	2	End-zu-Seit Gastro-Gastrostomie (Cardio-Funostomie)
C	Empfänger-Aorta abdominalis	3	Terminales Ascenostoma des Kolontransplantates
D	Spenderaorta		
E	Rechte Nierenvene (Transplantat)	4	Rechte Empfängerniere
F	Rechte Nierenarterie (Transplantat)	5	Spenderniere
G	Rechte Nierenvene (originäre Niere)	6	End-zu-Seit Uretero-Ureterostomie
H	Ductus choledochus	7	Lebertransplantat
I	Pfortader	8	Magentransplantat
K	End-zu-End Cavo-Cavostomie	9	Pankreastransplantat
		10	Dünndarmtransplantat
		11	Kolontransplantat

Vorbereitung des Patienten zur Dünndarm-/Multiviszeraltransplantatio – siehe Vorbereitung Lebertransplantation Berlin Charite.

Postoperative Überwachung und Komplikationen

Silke Göldnitz
Berlin

Nach ca. 6-10h Operationsdauer wird der Patient direkt auf die Intensivstation begleitet. Ein umfangreiches Monitoring und regelmäßige Blutgasanalysen sind in den ersten Tagen von enormer Wichtigkeit. Ein striktes Volumenmanagement soll den intraoperativen Flüssigkeitsverlust ausgleichen und für ein erwünschtes hohes Herzzeitvolumen sorgen. Aufgrund der Reperfusion und dem damit verbundenen Flüssigkeitsbedarf kann es postoperativ zu Flüssigkeitsverschiebungen kommen, die auch eine zusätzliche Albumin- und FFP-Substitution erfordern. Zusätzlich sollte regelmäßig eine KOD-Bestimmung (siehe auch bei LTX) vorgenommen werden. Die enterale Ernährung wird frühzeitig begonnen, um den Reperfusionsschaden zu beheben und die Mucosabarriere wiederherzustellen.

Die Immunsuppression nimmt in der Dünndarm- und Multiorgantransplantation einen hohen Stellenwert ein. Um einer Dysfunktion des Transplantats vorzubeugen, ist es nötig, hochdosierte und hochpotente Immunsuppressiva zu verabreichen. Die meist verordneten Medikamente, neben Prednisolon und Tacrolimus, sind ATG®, Simulect®, Cellcept® und Thymoglobulin®. Die Menge und Art wird jedem Patienten individuell nach dem täglichen Körpergewicht und Medikamentenspiegel angepasst. Nach 5 Tagen erfolgt eine Magendarmpassage nach Sellink. Nach entsprechendem Befund kann der Kostaufbau für den Patienten beginnen.

Komplikationen bei der Transplantatfunktion

Die Aufnahme und klinisch-medizinische Überwachung eines DDTX/Multiviszeral-Patienten aus dem OP erfolgt nach dem gleichen Schema wie bei einem Lebertransplantierten. Jedoch muss das Pflegepersonal bei der Betreuung des DDTX-Multiviszeral-Patienten noch gezielt auf andere Komplikationen bzw. Komplikationszeichen achten.

Die meisten Patienten leiden postoperativ an starker Übelkeit, wässrigen Durchfällen und abdominellen Schmerzen. Diese Symptome können aber auch ein Hinweis auf eine Abstoßung sein. Deshalb besteht die wichtige Aufgabe des Pflegepersonals unserer Station darin, das Stoma regelmäßig und gründlich zu überwachen und zu beurteilen. Eine dunklere Färbung des Stomas könnte eine Minderperfusion des Dünndarms darstellen und muss weiter untersucht

Die meisten Patienten leiden postoperativ an starker Übelkeit, wässrigen Durchfällen und abdominellen Schmerzen. Diese Symptome können aber auch ein Hinweis auf eine Abstoßung sein. Deshalb besteht die wichtige Aufgabe des Pflegepersonals darin, das Stoma regelmäßig und gründlich zu überwachen

werden, da es unbehandelt zu einer Peritonitis inklusive Darmperforation oder Nekrose kommen kann. Prophylaktisch werden postoperativ alle 2 Tage Dünndarmbiopsien durchgeführt. Sollte eine Abstoßung vorhanden sein, wird die Immunsuppressionsdosis erhöht und zusätzlich Urbason® und bei Steroidresistenz OKT 3® verabreicht. Bei einigen Patienten kann es nach einiger Zeit zum B-Zell-Lymphom kommen, das mit Zytostatika behandelt wird. Eine gezielte antibakterielle und antimykotische Therapie durch Ambisome®, Ancotil® oder Fluconazol® können eine Verbesserung herbeiführen.

Ursachen für eine Infektion stellen meist ein Reperfusionsschaden, ein postoperativ entwickelter paralytischer Ileus und die aggressive Immunsuppressionstherapie dar. Erschwerend für den weiteren Verlauf ist das Auftreten einer CMV – Enteritis.

Besonderheiten bei der postoperativen intensivmedizinischen Pflege eines DDTX/Multiviszeralpatienten

Waltraud Nehaider
Berlin

Pflege des Stomas

Bei den Multiviszeral/Dünndarmtransplantierten steht die Pflege und Beurteilung des Anus praeter im Vordergrund.
Das Stoma wird entweder endständig als diagnostisches Ileostoma oder doppelläufig angelegt, dadurch kann die Anlage wieder zurückverlegt werden. Eine eröffnete Darmschlinge wird über dem Hautniveau fixiert, das Stoma hat somit zwei Öffnungen.
Beim Dünndarmstoma ist die Ausscheidung flüssig und aggressiv. Um die Haut bei der Ileostomie vor den aggressiven Ausscheidungen zu schützen, wird diese Stomaanlage prominent angelegt.
Eine gute Vorbereitung der benötigten Materialien ist bei der Stomaversorgung besonders wichtig, da die Stuhlentleerung während des Wechsels einsetzen könnte und der Versorgungswechsel dann rasch beendet werden muss. Wir benutzen eine Basisplatte und einen Beutel, an den man einen Ablaufbeutel anschließen kann. Der Beutel ist aus transparentem Material, so dass man den Darm regelmäßig optisch beurteilen kann bzw. man nimmt den Beutel ab und kann ihn ohne großen Aufwand wieder an die Basisplatte anschließen; dies

erleichtert die Inspektion und das Verabreichen von Klistieren. Bei einem geschlossenen Beutel mit integrierter Platte wäre dies nicht möglich.

Die Reinigung des Anus Praeter (AP) muss mit hautschonenden Mitteln und Einwegmaterialien erfolgen. Deswegen benutzen wir nur Wasser mit einer milden Waschlotion. Diese muss unparfümiert, ph-hautneutral und nicht rückfettend sein. Die Wischrichtung erfolgt von außen nach innen. Im Anschluss an die Reinigung wird die umgebende Haut vorsichtig trocken gewischt. Bei Bedarf werden zur Vermeidung einer Haarbalgentzündung Haare im parastomalen Bereich mit einem Elektrorasierer entfernt. Die Öffnungsgröße des AP wird mittels einer Schablone ermittelt. Es ist zwingend notwendig die exakte Größe festzustellen, damit die Haut vor Irritationen und Schäden durch das Dünndarmsekret geschützt wird. Danach wird die Schablone auf die Basisplatte aufgelegt, übertragen und ausgeschnitten. Wenn es nötig ist, wird eine Hautschutzpaste am inneren Rand der Platte aufgetragen. Damit können wir sicherstellen, dass die Haut rund um das Stoma abgedeckt ist. Danach wird der Beutel angebracht und auf einen korrekten Sitz kontrolliert.

Das Stoma wird grundsätzlich dann versorgt, wenn entweder Undichtigkeiten vorhanden sind oder die Haftfläche von der Ausscheidung unterwandert wurde. Ansonsten wird ein Wechsel alle 3 Tage vorgenommen. Bei der Pflege des Stomas werden die Haut, der AP und dessen Umgebung auf Rötungen, Schwellungen, Hämatome, Hautirritationen und Mykosen inspiziert. Das Stoma selbst beobachten und dokumentieren wir auf Farbe, Durchblutung, Ödeme und den Wundheilungsstatus. Weiterhin kontrollieren und dokumentieren wir zweistündlich die Fördermenge des AP Beutels auf Menge, Konsistenz und Auffälligkeiten. Oft muss der Darm stimuliert werden; dies geschieht mit einem MCP/Neostigmin Perfusor oder einem Einlauf.

Oft muss der Darm stimuliert werden

Biopsien

Ein DDTX/Multiviszeral-Patienten bekommen regelmäßig eine Dünndarmbiopsie. In den ersten Tagen nach der Operation findet diese bei uns auf der Intensivstation statt, nach Besserung des Allgemeinzustandes und stabilen Vitalwerten wird der Patient in die Endoskopie gebracht, um die Entnahme vorzunehmen.

Die Biopsien finden in der 1. bis 2. Woche 3x wöchentlich und bis zum 3.Monat 1x wöchentlich statt. Es ist wichtig, um die Blutungsgefahr zu reduzieren, auf die Gerinnungswerte zu achten. Heparin wird 2 Stunden vor der Entnahme pausiert, bei niedermolekularem Heparin wird auf die Gabe verzichtet. Die Patienten werden vor dem

Eingriff informiert und aufgeklärt. Während der endoskopischen Entnahme wird die Darmschleimhaut vom durchführenden Arzt inspiziert und danach dokumentiert. Nach der Untersuchung ist für uns als Pflegepersonal wichtig, den Stomabeutel zu kontrollieren und gegebenenfalls zu wechseln. Regelmäßig muss nach der Untersuchung das Stoma beobachtet werden, um zu sehen, ob es zu Nachblutungen gekommen ist.

Ernährung bei DDTX/Multiviszeraltransplantationen

Luc Brank

Berlin

> **Nach der Transplantation wird je nach Standard sofort postoperativ mit der enteralen Zufuhr von Nahrung begonnen**

Ein Patient mit einer DDTX/Multiviszeraltransplantation benötigt in der Regel schon vor der Transplantation eine bedarfsgerechte parenterale Ernährung. Nach der Transplantation wird je nach Standard sofort postoperativ mit der enteralen Zufuhr von Nahrung begonnen. Dies erfolgt entweder über die weiter oben bereits vorgestellte Trilumensonde oder eine intraoperativ gelegte Ernährungsfistel. Letztere sichert vorwiegend die Zottenernährung und unterstützt somit den Erhalt der natürlichen Darmstruktur des transplantierten Organs. Der Dünndarm braucht hochkalorische Nahrung, um seine Funktion aufzunehmen.

Ein DDTX/Multiviszeralpatient erhält an unserem Zentrum das milcheiweißreduzierte und glutenfreie Nutrison Soya, um einer eventuellen unentdeckten Laktoseintoleranz oder einer glutensensitiven Enteropathie vorzubeugen. Die Nahrung läuft zunächst niedrig dosiert (10-20 ml/h), um die Verträglichkeit zu testen. Um den tatsächlichen Kalorienbedarf zu decken, wird der Patient zusätzlich mit parenteraler Ernährung versorgt. Zusätzlich zu der Orientierung an Körpergewicht und Größe finden bei DDTX/Multiviszeral-Patienten spezielle Laboruntersuchungen zum Stoffwechselprozess statt, mit denen der Kalorienbedarf festgelegt wird.

> **So schnell wie möglich mit der oralen Kost beginnen**

Der orale Kostaufbau bei dieser Patientengruppe erfolgt erst, wenn gewährleistet ist, dass der Dünndarm für seine Funktion bereit und eine ausreichende Heilung der Anastomose erfolgt ist. In jedem Fall beginnt die enterale Ernährung ausschließlich nach ärztlicher Anordnung. Die Richtlinien der Hygiene sind bei der Verabreichung der enteralen und parenteralen Ernährung besonders zu beachten. Auch bei dieser Patientengruppe bleibt festzuhalten, dass versucht wird, so schnell wie möglich mit der oralen Kost zu beginnen, um eine Schädigung der eventuell ebenfalls transplantierten Leber zu vermeiden.

Zum Abschluss wollen wir darauf hinweisen, dass die enterale Ernährung durch die Zugabe von Prä- und Probiotika unter medizinischen Aspekten hilfreich ergänzt werden kann. Unter Präbiotika versteht man unverdauliche Nahrungsbestandteile, also Ballaststoffe; Probiotika wiederum sind spezielle Stämme von intestinalen Bakterien, wie Lactobazillen oder E. coli Nissle. Sowohl bei LTX als auch bei DDTX/Multiviszeralpatienten hat sich die frühe Gabe dieser Mittel als vorteilhaft erwiesen, denn sie tragen zum Erhalt der gesunden Darmflora bei. Damit verringert sich das Risiko einer Translokation oder Fehlbesiedlung von Bakterien und Hefen. Das Gleiche gilt für die Inzidenz von postoperativen Komplikationen, wie nosokomialen Pneumonien, Wundinfektionen und Anastomoseninsuffizienzen.

Zugabe von Prä- und Probiotika

Pflege nach Dünndarm-Multiviszeraltransplantation auf Normalstation

Petra Hecker & Esther Ziemann
Berlin

Nach meist mehrwöchigem Aufenthalt auf der Intensivstation gelangen die Patienten auf eine periphere, in unserem Fall allgemein - viszeralchirurgische Station. Sie werden in einem Einzelzimmer untergebracht und umkehrisoliert.

Die Umkehrisolation ist notwendig, da die Patienten hoch immunsupprimiert sind und daraus resultierend eine höhere Infektanfälligkeit aufweisen, auch virale und Pilzinfektionen treten häufiger auf. Die Immunsuppression sollte aufgrund der hohen Immunogenität des Dünndarmes potent sein bzw. höher liegen als nach anderen Organtransplantationen. Die von uns bevorzugte Immunsuppression umfasst:

1. Tacrolimus (Prograf®)
2. Sirolimus (Rapamune®)
3. Prednisolon Stufenschema
4. Induktionstherapie mit ATG/ Thymoglobulin®
5. Basiliximab (Simulect®) individuell dosiert

Die Immunsuppression sollte aufgrund der hohen Immunogenität des Dünndarmes potent sein

Problemstellung

- hoher enteraler Flüssigkeits - und Eiweißverlust
- oftmals kein direkter Verschluss des Abdomens möglich = KCI - Verband
- hohes Abstoßungsrisiko
- deutlich verminderter Allgemein - und Ernährungszustand

Der hohe enterale Flüssigkeitsverlust wird häufig noch parenteral ausgeglichen

Die Drainagen (T-Drain, Easy-Flow) und der zentralvenöse Zugang (ZVK oder Shaldon-Katheter) werden nach Standard versorgt. Der hohe enterale Flüssigkeitsverlust wird häufig noch parenteral ausgeglichen, auch die Kalorienaufnahme durch den langsamen Kostaufbau reicht meist noch nicht aus, deshalb ist ein gut gepflegter ZVK notwendig.

Die Dünndarm- wie auch die Mutiviszeraltransplantierten Patienten haben einen Anus Praeter gelegt bekommen, um Beschaffenheit, Menge und Konsistenz des Stuhlgangs besser beurteilen zu können und um relativ schonend Biopsien des Dünndarms daraus zu entnehmen.

Die Biopsien werden 1-2mal pro Woche mittels Endoskopie entnommen. So können rechtzeitig Abstoßungszeichen erkannt werden. Der AP wird ca. nach einem halben Jahr zurückverlegt. Die Stomaschwester wird vom Pflegepersonal hinzugezogen, um den AP optimal zu versorgen und um den Patienten in der Stomaversorgung zu schulen.

Bei einigen Patienten ist kein direkter Verschluss des Abdomens möglich oder sie haben auf Grund der hohen Immunsuppression Wundheilungsstörungen

Bei einigen Patienten ist kein direkter Verschluss des Abdomens möglich oder sie haben auf Grund der hohen Immunsuppression Wundheilungsstörungen. In beiden Fällen haben die Patienten einen KCI-Verband, der von den Ärzten im Op gewechselt wird. Das Pflegepersonal achtet auf die Dichtigkeit und auf das Wundsekret. Ansonsten werden die Wunden nach Pflegestandard versorgt.

Besonders wichtig auf der Normalstation ist die Patientenschulung. Das Konzept „Pflege durch Selbstpflege", welches schon über Jahre bei nierentransplantierten Patienten angewendet wird, ist Ausgangspunkt für die Schulung von DD- und MVTX-Patienten.

„Pflege durch Selbstpflege"

Im weiteren Verlauf des Patientenaufenthalts auf der Station übernimmt das Pflegepersonal beratende und Kontrollfunktion mit dem Ziel, die Compliance der Patienten zu steigern. Auch die Angehörigen werden in die Schulungen mit einbezogen.

Des Weiteren benötigen die Patienten eine gute psychische Betreuung. Durch den meist Jahre langen Krankheitsverlauf und den an die Transplantation anschließenden langen Klinikaufenthalt und die völlig neue Situation sind viele der Patienten stark verunsichert und sehr sensibel. Das Pflegepersonal bemüht sich nach Kräften, da es der nächste Ansprechpartner für die Patienten ist, und wird durch Psychologen und Seelsorger unterstützt.

Auf Grund des reduzierten allgemein Zustandes und der damit verbundenen körperlichen Schwäche ist eine konsequente Behandlung und Anleitung durch die Physiotherapeuten erforderlich.

Durch die Ernährungsberatung sollen die Patienten wieder lernen, sich ausgewogen enteral zu ernähren.

Die Pflegenden erhalten kontinuierlich einen Überblick über:

Vitalparameter
Blutdruck, Puls, Temperatur 3x tgl.

Blutentnahme
Standard: wöchentlich Parameter für Retention und Entzündung, Blutbild, Serumelektrolyte (Entgleisung der E-lyte Stoma), Urinstatus, Tacrolimusspiegel, Spezialanalytik; bei Bedarf häufiger

Medikamente
Die Medikamente zur Immunsuppression werden in üblicher Weise gegeben. Die Gabe von Tacrolimus erfolgt spiegelgesteuert.
Medikamente zur Prophylaxe werden 3 Monate in gleicher Dosierung (s.o.) gegeben:
- Pneumonieprophylxe
- Virus- und Pilzprophylaxe

Infektionsprophylaxe/Persönliche Hygiene/Genitalhygiene
Alle Bemühungen in diesem Bereich zielen darauf ab, durch Keimreduktion im Umfeld bzw. auf der Haut des Patienten Infektionen zu vermeiden. Der Patient soll diese Aufgabe selbst übernehmen, sobald es ihm möglich ist, muss aber angeleitet und kontrolliert werden.

Stomapflege/Beobachtung
- Chirurgische Komplikationen
    - Blutung, Hämatome
    - Nekrose
    - Akute Retraktion
    - Stenose
    - Fisteln, Abszesse
    - Stomafehllagen
    - Hernie
    - Prolaps

- Hautkomplikationen
  - Hautirritation
  - Mazeration
  - Dermatitis
  - Folliculitis
  - Mycose

Bilanzierung
- Gewicht 1x tgl. (Pat. verlieren schnell an Gewicht)
- Ein- und Ausfuhrkontrolle mind. 3 x tägl. hat besondere Bedeutung: Hoher Flüssigkeits- und Eiweißverlust über das Stoma ⇒ mindestens 2 l Elektrolytlösung i.v., sonst Verschlechterung der Nierenfunktion

Parenterale Ernährung
- Kalorienaufnahme durch enterale Ernährung noch nicht ausreichend
- Hochkalorische Infusion + Vitamine

Port-/ZVK-Pflege
- Vermeidung von Infektionen
- Erkennen von beginnenden Infektionen
- Erkennen und Verhindern von Lageveränderungen und Abknicken des Katheters
- Vermeidung von Hautschäden
- Besondere Sorgfalt, da die Patienten in ihrer Vorgeschichte meist multiple Katheterinfekte mit daraus resultierendem eingeschränkten Gefäßzugang haben.

Schulung/Anleitung/Beratung
- Schulung der Medikamente und Bedeutung der regelmäßigen Einnahmen
- Stoma – Pflege und Versorgung
- Parenterale Ernährung
- Vitalzeichen
- Abstoßungssymptome
- Gewicht/ Bilanzierung - ggf. Flüssigkeitszufuhr i.v

Ziel ist es: Pat ist bei der Entlassung sehr gut auf seine neue veränderte Lebenssituation vorbereitet, er meldet sich bei Bedarf rechtzeitig im Transplantationszentrum.

Die Transplantierten erhalten am Ende ihres stationären Aufenthalts ein Abschlußgespräch in der Transplantationsambulanz, in der sie sich nach Entlassung wöchentlich vorstellen müssen, um unter anderem die Kontrollbiopsien durchführen zu lassen. Aus diesem Grunde fahren die Patienten auch nicht zur Rehabilitation.

Einleitung zur Lebertransplantation

Sabine Wancura
Tübingen

Im Jahr 2009 wurden laut einer Grafik der DSO (deutsche Stiftung Organtransplantation) 1039 Lebern postmortal gespendet und kranken Menschen transplantiert.
Auf den Wartelisten standen bundesweit über 2100 Patienten.
In Tübingen wurden 2009 insgesamt 56 Lebern transplantiert, davon 2 Lebendspenden und 12 Splitlebern.

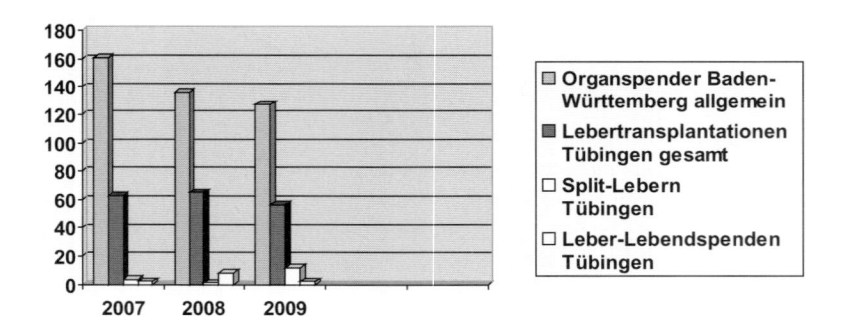

Die *Indikation zur Lebertransplantation* wird generell bei akutem oder chronischem Leberversagen gestellt (s. Abb. „Indikationen für eine Lebertransplantation").
Kreislaufinstabilität, bösartige Erkrankungen, erhöhte Leberwerte oder sonstige Leberveränderungen beim Spender sind *Ausschlusskriterien* für eine Organspende.
Ausschlusskriterien für eine Listung des Empfängers auf der Leber-Warteliste bei Eurotransplant sind:
- nicht kurativ behandelte, extrahepatische bösartige Erkrankungen
- klinisch manifeste extrahepatische Infektionserkrankungen
- Schwerwiegende Erkrankungen anderer Organe (z.B. ausgedehnte Pfortaderthrombosen ohne Aussicht auf eine adäquate Blutversorgung der neuen Leber, oder Herz- und Gefäßerkrankungen, Lungenerkrankungen etc.). *Ausschluss dieser Kontraindikationen mittels Doppler Sonografie, Kernspintomografie, Computertomografie und angiografischer Gefäßdarstellungen*

2008 DEUTSCHLAND
Indikationen für eine Lebertransplantation
DIE ZEHN HÄUFIGSTEN ICD-10 HAUPTDIAGNOSEN (BEI NEUANMELDUNG)

ICD-10	Diagnose	Anzahl
K70.2	Alkoholische Fibrose und Sklerose der Leber	520
C22.0	Leberzellkarzinom	266
K74.6	Sonstige und nicht näher bezeichnete Zirrhose der Leber	195
K74/B18.2	Fibrose und Zirrhose der Leber / Chronische Virushepatitis C	184
K83.0	Cholangitis	86
K76.8	Sonstige näher bezeichnete Krankheiten der Leber	53
Q44.2	Atresie der Gallengänge	44
K72.0	Akutes und subakutes Leberversagen	41
K74.3	Primäre biliäre Zirrhose	39
Q44.6	Zystische Leberkrankheit (Zystenleber)	33
		1.461

Bei einem Patienten sind mehrere Diagnosen möglich. Insgesamt: 67 Hauptdiagnosen bei 1.866 Fällen.

Quelle: Eurotransplant

- psychische und psychiatrische Erkrankungen, vor allem Suchterkrankungen und letztlich eine fehlende Motivation hinsichtlich der zuverlässigen Einnahme der lebenslang erforderlichen Immunsuppressiva und der regelmäßigen Vorstellung zu Kontrolluntersuchungen. Ausschluss erfolgt durch *psychiatrisches Konsil*.
- fortgeschrittene hepatische Enzephalopathie, Ausschluss erfolgt durch *neurologische Untersuchungen* und *Blutentnahme*.

Meistens werden die für eine Listung erforderlichen, sehr umfangreichen Untersuchungen während eines circa einwöchigen stationären Aufenthaltes durchgeführt.

Danach steht einer Listung bei Eurotransplant nichts mehr entgegen: lediglich bei einer Lebendspende werden Spender und Empfänger separat von einer Ethikkommission zu ihrer Motivation befragt.

Kriterien der Organvergabe durch Eurotransplant (ET)

Seit 2007 wird der *(lab)MELD score* (Model Endstage Liver Disease/ Modell der Lebererkrankungen im Endstadium) als Basis der Zuteilung von post mortalen Spenderlebern angewandt. Er basiert lediglich auf der *einfachen Addition von drei Parametern*, die als zuverlässigste Prädikatoren des Verlaufs einer schweren, transplantationspflichtigen Lebererkrankung und der daraus resultierenden zu erwartenden verbleibenden Lebensdauer gelten: *Bilirubin, Kreatinin* und die Blutgerin-

Das allgemeine Prinzip, dem MELD folgt, ist das sogenannte 'sickest first'-Prinzip, bei dem die Dauer der Wartezeit eine untergeordnete Rolle spielt und so das Risiko, auf der Warteliste zu versterben so gering wie möglich gehalten wird

nungszeit *INR*. Das allgemeine Prinzip, dem *MELD* folgt, ist das sogenannte *'sickest first'-Prinzip*, bei dem die Dauer der Wartezeit eine untergeordnete Rolle spielt und so das Risiko, auf der Warteliste zu versterben so gering wie möglich gehalten wird.

Neben dem *(lab) MELD* gibt es noch den *pediatric MELD*, der bei ET den Kindern bis 12 Jahren besondere Kriterien zumisst, und den *SE-MELD* (standard exceptions), dem eine Gruppe von 11 progredient verlaufenden Krankheiten wie u. a. das HCC (hepatozelluläres Karzinom), das-small-for-size Syndrom nach Lebertransplantation/ persistierende Dysfunktion, die Mukoviszidose und das Cholangiokarzinom zugeordnet wird. Jeder dieser Ausnahmen ist eine (nationale) Liste mit Kriterien zugeordnet, die ein Empfänger erfüllen muss, bevor er für jeweils 90 Tage den Status SE bekommt und dadurch höher eingestuft wird. Dies soll ermöglichen, rechtzeitig eine Transplantation zu erhalten, bevor zum Beispiel das Wachstum von Tumoren dies unmöglich machen würde.

Die *Wartezeit* auf eine Lebertransplantation misst sich also an der Höhe des MELD- scores. Zur Zeit (Jan 2010) wird man in der Regel erst mit einem Wert von 32 lab MELD oder mehr transplantiert. Längere Wartezeiten auf ein Organ sowie ortsnahe Weitergabe werden erst bei gleich hohem MELD score für zwei passende Empfänger als Kriterium für die Vergabe eingesetzt.

Operationen bei einer Lebertransplantation

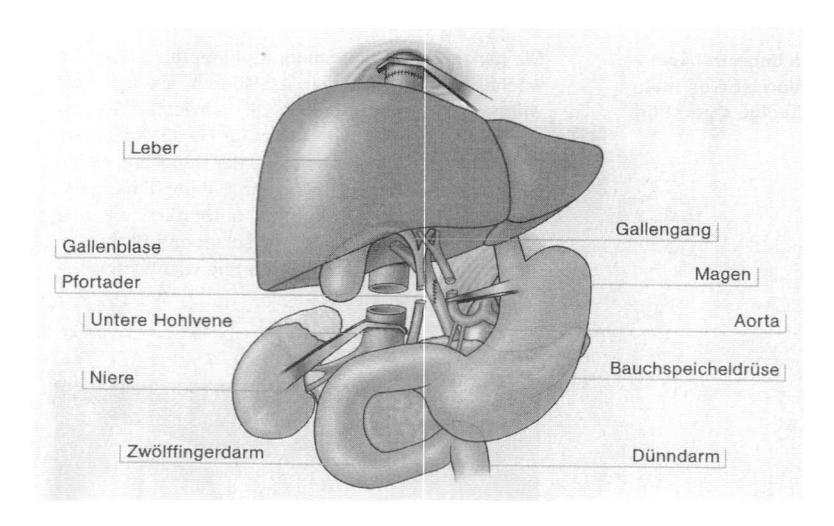

Bei einer allogenen (von Mensch zu Mensch), orthotopen (an den gleichen Ort) Lebertransplantation wird zunächst die kranke Leber entfernt und dann das Spenderorgan an die untere Hohlvene, Pfortader und Leberarterie/Aorta, sowie an den Gallengang angeschlossen. Neben der Entnahme der kranken Leber, die wegen zirrhotischer Veränderungen Komplikationen wie Gerinnungsstörungen und portale Hypertension impliziert, ist bei der Implantation der neuen Leber der Anschluss der Gallengänge der entscheidende Punkt, um den Galleabfluss und damit eine langfristige Funktion der neuen Leber zu erreichen.

Leber-Lebendspende

Seit Ende der achtziger Jahren wurden mehr und mehr Leber-Lebendspenden durchgeführt, um angesichts der begrenzten postmortalen Leberspenden und des zugleich stetig steigenden Bedarfs an Lebertransplantationen mehr Menschen versorgen zu können. Dabei wird einem Empfänger (Erwachsener oder Kind) ein Teil einer gesunden Leber eines Spenders eingesetzt. Sowohl der rechte als auch der linke Leberlappen besitzen einen eigenständigen arteriellen und portalvenösen Zufluss bzw. venösen Abstrom und einen unabhängigen Gallengangsabfluss. Hierdurch ist es möglich, sämtli-

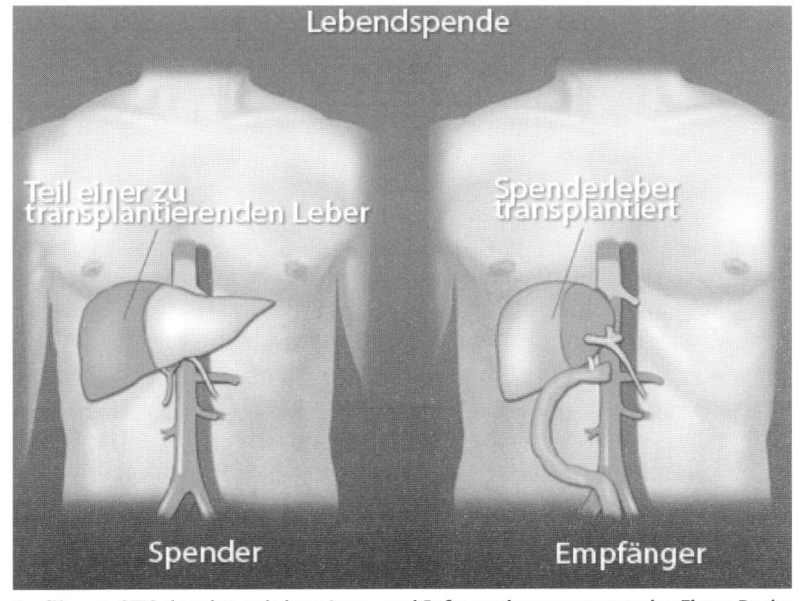

Grafik aus: OTIS dem interaktiven Lern- und Informationsprogramm der Firma Roche

che für eine Leberseite notwendigen Zu- und Abflussbahnen zu erhalten oder aber auch gezielt zu durchtrennen und später wieder anzuschließen.

Da für eine Leberlebendspende ein größerer chirurgischer Eingriff erforderlich ist, bleibt für den Spender ein nicht vollständig auszuschließendes Restrisiko bestehen, letztlich auch für tödliche Komplikationen. 2009 lag der Anteil der Leberlebendspenden an den gesamten Lebertransplantationen in Deutschland bei ca. 5%.

Laut DSO liegt die Fünf-Jahres-Funktionsrate nach einer Lebertransplantation von postmortal gespendeten Organen bei 58,6 Prozent, von Lebendspenden bei 58,9 Prozent.

Die Splitlebertransplantation

Die Grundlagen für die Übertragung eines Leberlappens auf einen Empfänger wurden in Hannover durch Prof. Rudolf Pichlmayr gelegt. Hierbei wird die Leber in zwei unterschiedlich große Transplantate geteilt und dann auf zwei Empfänger übertragen, z.B. einen Erwachsenen und ein Kind. Die Leberteile haben die Fähigkeit, innerhalb von einigen Wochen wieder auf ihre ursprüngliche Größe nachzuwachsen. Wenn Gefäße und Gallengänge unterschiedliche Größen haben, muss manchmal eine biliodigestive Anastomose den Galleabfluss regeln

Postoperative intensivmedizinische Überwachung und Pflege nach Lebertransplantation

Silke Göldnitz, Enrico Dähnert, Waltraud Nehaider, Norma Pankow & Luc Brank
Berlin

Einleitung

Die Lebertransplantation (LTX) ist für Patienten mit einer schweren akuten oder chronischen Lebererkrankung und einem einhergehenden Leberversagen die letzte therapeutische Möglichkeit. Zu den häufigsten Erkrankungen, die zu einer Lebertransplantation führen können, gehören Leberzirrhosen nach *chronischem Alkoholmissbrauch*, bei *HCV* und *HBV Infektionen*, einer *Primär Biliären Cholangitis* (PBC) oder *Primär Sklerosierenden Cholangitis* (PSC). Weiterhin können *Hepatozelluläre Karzinome* oder ein *Morbus Wilson* Lebertransplantationen nach sich ziehen.

Das Transplantationszentrum der Abdomen- und Multiviszeralchirurgie des *Rudolf Virchow Klinikum* Berlin führt Lebertransplantationen seit dem September 1988 durch. Eine Lebertransplantation ist äußerst kostenintensiv und kann laut den letzten veröffentlichten Daten des Statistischen Bundesamts bei einem langen Rekonvaleszenzverlauf ca. 180.000 Euro kosten.

Mit unserem Artikel wollen wir über die Arbeit der Pflege in unserem Zentrum berichten.

Vorbereitung

Nach der stationären Aufnahme muss der Patient rasch auf die Operation vorbereitet und in den OP Bereich gebracht werden.
Dazu gehören:
– Transplantationsakte und CT- sowie Röntgenbilder sichten
– Laborentnahme: Kreuzblut und Crossmatch; Nieren-, Leber- und Elektrolytwerte; Gerinnung und Blutbild; Pilz- und Hepatitisserologie; Virologie; MRSA-Abstriche

- Röntgen: Thorax
- EKG
- Schwenkeinlauf, sterile Ganzkörperwaschung und Rasur des OP-Gebietes
- Vitalparameter messen

Anästhesie und chirurgisches Verfahren

Die Lebertransplantation ist eine der komplexesten und schwierigsten Operationen der abdominellen Chirurgie, die zwischen 4-8 Stunden dauern kann. Alle Patienten mit großen Aszitismengen gelten als nicht nüchtern. Deshalb wird eine „Blitzintubation" vorgenommen. Zur Narkose wird Fentanyl®, Trapanal®, Pancuromium® und Desflorangas (nur 0,1 % Metabolisierungsrate, somit geringe Leberschädigung) benutzt. Es werden nur geringe Mengen an freier Flüssigkeit verabreicht und es erfolgt intraoperativ die initiale Antibiotikagabe. Der Patient erhält als Zugänge mehrere großlumige Braunülen, einen ZVK, einen Dialysekatheter und einen arteriellen Zugang. Dazu kommen noch Urindauerkatheter mit Temperatursonde und eine Magensonde. Seit einiger Zeit haben unsere Patienten auch Unterschenkelpumpen zur Thromboseprophylaxe.

Veno-venöser Bypass mit Biopumpe

LTX-Patienten im schlechten Allgemeinzustand und großen Mengen Aszites erhalten vorwiegend einen veno-venösen Bypass (femoro - porto - axillär) für die Biopumpe, um während des anhepatischen Zeitraumes – Phase nach der Entnahme der erkrankten Leber – beim Klemmen der Vena Cava eine stabile Kreislaufsituation sicherzustellen. Ohne die Biopumpe würde während der anhepatischen Phase kein Blut aus der mittleren Körperhälfte und dem Gastrointestinaltrakt in den rechten Vorhof zurückfließen. Die Biopumpe wird von den Chirurgen aufgebaut und während der OP betreut.

Operationsphasen

Die Operation beginnt (siehe Bild rechts unten) mit der winkelförmigen Eröffnung der Bauchhöhle, die manchmal zur besseren Übersicht nach links zu einem T-förmigen Schnitt erweitert wird (Mercedes-Stern-Schnitt). In der *Präoperationsphase* wird die zu entnehmende Leber inklusive der relevanten Gefäße frei präpariert. Dazu gehören die Vena Cava und Vena Portae, die Arteria Hepatica

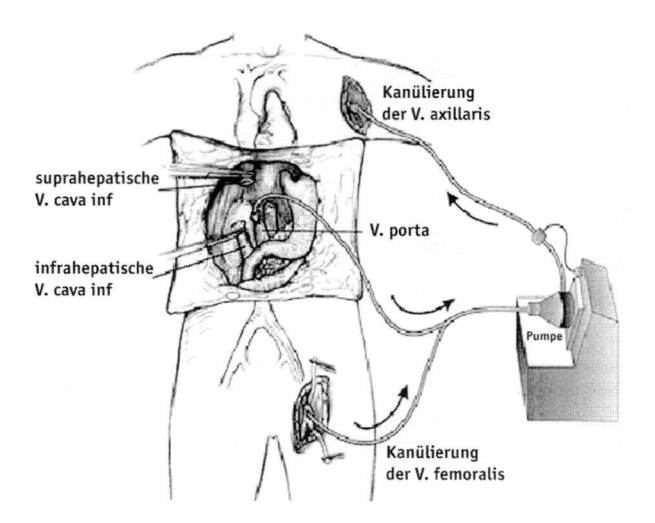

Abb. 1: OP-Schema der Lebertransplantation (Grafik: aus der Internetpräsentation der Firma Transplant-Medical-Development)

und der Ductus Choledochus. Aufgrund der Gerinnungsstörungen der Patienten sollten wegen der erhöhten Blutungsgefahr Erythrozytenkonzentrate und FFP's schon während der Präparationsphase aus der Blutbank bereitstehen. Als nächstes folgt die anhepatische Phase, in der die Leber des Empfängers entnommen wird. Das Team der Anästhesie stoppt die Fentanylgabe, denn es kann ohne Leber vom Körper nicht abgebaut werden. Das chirurgische Team beginnt anschließend mit der Implantation, d.h. mit der Anastomosierung der Gefäße. Beim Klemmen der Vena Cava ohne extrakorporalen Kreislauf kann es zu einem ZVD Anstieg kommen. Um die Füllungsdrücke zu senken, wird die Gabe von Nitroglycerin nötig. Bei der Transplantation mit Biopumpe ist ein hoher ZVD erwünscht, da ein hohes Herzzeitvolumen gewährleistet werden muss und Patienten mit viel Aszitesmengen präoperativ schon ein hohes HZV haben und daran adaptiert sind. Während der anhepatischen Phase erfolgt auch die intra-

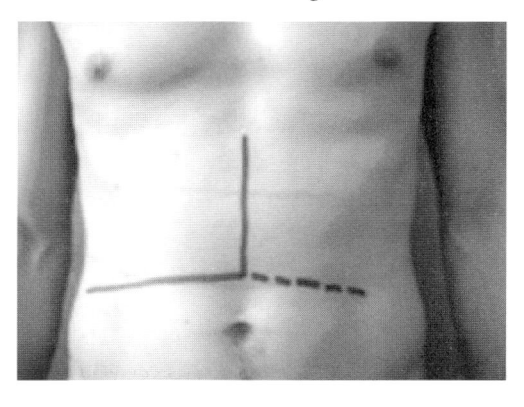

Abb. 2: Schnitt zur Lebertransplantation (Grafik: Charité Berlin)

venöse initiale Immunsuppression mit Urbason und ggf. einer Induktionsimmunsuppression durch Immunglobuline. Zusätzlich erhalten alle Patienten mit einer HBV-Zirrhose 10000 i.E. Hepatect. Sind alle Anastomosen angelegt, können die Klemmen geöffnet werden, und die *Reperfusionphase* beginnt. Jetzt wird der Blutstrom über die transplantierte Leber freigegeben. Zunächst wird gewichtsabhängig ca. 500 ml Blut über einen Foleykatheter aus der Vena Cava abgelassen. Das ist notwendig, um die Spüllösung und angestaute Metabolite wie Kalium, Lactat, Sauerstoffradikale usw. auszuschwemmen. In dieser Phase der Transplantationsoperation kann es zum Blutverlust kommen, deshalb sollte Noradrenalin schon vorbereitet sein. An dieser Stelle sei bemerkt, dass mit Noradrenalin erfahrungsgemäß die Oxygenierung der Leber und die Durchblutung des Splanchnicusgebietes stabil gehalten werden kann. Während der Reperfusion müssen engmaschig Blutgasanalysen durchgeführt werden, da es zu einem starken Kaliumanstieg und durch die Spüllösung ausgelösten pH-Schwankungen kommen könnte. Der Patient könnte unter diesen Bedingungen reanimations -und dialysepflichtig werden. Zuletzt wird der Gallengang anastomosiert und nötige Drainagen werden angelegt. Dazu gehören Easy Flow, eventuell Redondrainagen oder Foleykatheter und das T-Drain. Nachdem der Ductus Choledochus des Empfängers mit dem der Spenderleber in einer Seit- zu- Seit - Anastomose verbunden wurde, wird die T-Drainage eingelegt und durch die Bauchdecke nach außen abgeleitet. Die Bauchdecke wird in einer speziellen Nahttechnik – fortlaufende Donatinaht - verschlossen. Sie soll das Nachbluten verhindern und die Wundheilung fördern.

Postoperative Komplikationen

Der hohe Komplexitätsgrad der LTX bedingt eine Vielzahl an Komplikationen, die den weiteren Verlauf beeinflussen. Deswegen ist ein striktes Management für die Überwachung des Patienten wichtig. Der Allgemeinzustand und die Grunderkrankung des Patienten vor der Transplantation, die Qualität des Transplantats, die chirurgische Technik und die Operationsdauer haben einen Einfluss auf die postoperativen Komplikationen. Die häufigsten Komplikationen sind:

Nachbeatmung des Patienten
Ursachen für eine Nachbeatmung sind eine lange Operationsdauer oder intraoperative Komplikationen wie eine Reanimation oder ein großer Blutverlust. Ein schlechter Allgemeinzustand und schwerwiegende – insbesondere plumonale – Grunderkrankungen können eine

Nachbeatmung ebenfalls notwendig machen. Um das Pneumonierisiko zu minimieren, sollte jedoch eine schnelle Extubation angestrebt werden. PEEP und Beatmungsdrücke sollten niedrig gehalten werden, um das transplantierte Organ nicht zu gefährden. Nach erfolgtem Weaning und Extubation muss der Patient alle 2h MCPAP durchführen. Dadurch können Atelektasen wieder geöffnet werden

Niereninsuffizienz
Die postoperative Niereninsuffizienz nach der LTX ist in der Regel durch ein *Hepato-renales Syndrom* bedingt. Auslöser dafür sind Massentransfusionen, das intraoperative Abklemmen der Aorta, die Gabe von Antibiotika, Antimykotika und Immunsuppressiva und eine instabile Hämodynamik. Behandelt wird es durch Volumen- und Diuretikagaben oder durch Nierenersatztherapien wie die CVVH (Kontinuierliche veno-venöse Hämofiltration) und die Dialyse.

Nachblutung
Ursachen sind hier eine Verletzung der Spenderleber im Bereich des rechten Leberlappens, eine Anastomosenblutung der Vena Cava und Arteria Hepatica, Galleleck, zu hohe postoperative Heparinisierung, mangelnde Gerinnung. Die Behandlungsformen sind Transfusionen von Blutkonserven, FFP und Thrombozytenkonzentraten, Gabe von Gerinnungsfaktoren und letztlich auch eine operative Revision.

Thrombosen
Die häufigsten Thrombosen sind die Portalvenenthrombose und die Arteria Hepatica- Thrombose. Verantwortlich dafür sind die anatomischen Verhältnisse von Spender und Empfänger. Das Risiko einer Portalvenenthrombose steigt, wenn der Patient in der Vergangenheit einen portocavalen Shunt erhalten hat. Symptome der Arteria Hepatica Thrombose sind: das Ansteigen der Cholestasewerte, das akute Leberversagen mit Transplantatnekrose und Transplantatversagen und die Gallengangsnekrose mit Galleleck. Werden die Gallengangsveränderungen nicht umgehend endoskopisch versorgt, können intrahepatische Abszesse, septische Cholangitiden und ein Multiorganversagen die Folge sein. Symptome der Portalvenenthrombose sind das erneute Auftreten großer Aszitesmengen, instabile Hämodynamik und Varizenblutungen. Eine Angiographie sichert die Diagnosestellung ab, und eine Thrombektomie ist unumgänglich, um das Transplantat zu schützen.

Galleleck

Das Galleleck ist eine häufige Komplikation, die insbesondere nach einer intraoperativ angelegten biliodigestiven Anastomose z.B. bei primär sklerosierender Cholangitis auftritt. Aber auch Konservierungsschäden an der Spenderleber (deshalb sollte der Spender Ductus- Choledochus mit umgebenden Gewebe transplantiert werden) und die oben genannte Thrombose der Arteria hepatica sind zu nennen. Symptome sind starke Schmerzen, Fieberanstieg und andere Sepsiszeichen. Diagnostisch lässt sich Lipase im Easy Flowsekret nachweisen und in der T-Draindarstellung zeigt sich das Leck. Als Behandlung erfolgt die operative Revision mit Lavage und dem Einlegen von Foleykathetern zum Spülen des Bauchraumes. Bei einer bestehenden Nahtinsuffizienz erfolgt die Anlage eines KCI-Verbands. Bei einer Gallengangs- oder Papillenstenose erfolgt eine endoskopische Stenteinlage. Alle erwähnten Maßnahmen werden flankiert von einer spezifischen Antibiotikatherapie.

Intoxikationen durch Immunsuppressiva

LTX-Patienten benötigen lebenslang Medikamente zur Immunsuppression. In der postoperativen Phase muss der Patient auf eine optimale Dosis eingestellt werden. Insofern erfolgt die Gabe der Immunsuppressiva Tacrolimus oder Cyclosporin A aufgrund des täglich abgenommenen Laborspiegels. Häufig kann man an dem Patienten Symptome beobachten, die sich aus den signifikanten Nebenwirkungen dieser Medikamente oder einer Überdosierung ergeben. Je nach Schweregrad kann der Patient halluzinieren, Unruhe entwickeln oder bettflüchtig werden. Deshalb ist es sehr wichtig, die Vigilanz des Patienten zu prüfen, um rechtzeitig eingreifen zu können. Die wichtigsten Hinweise sind Anzeichen eines Delirs wie Unruhe, Verwirrtheit, Somnolenz, Tremor, Aggressivität und Bettflucht. In dieser Situation ist das Pflegepersonal unserer Station stark gefordert, denn es besteht die Gefahr, dass der Patient sich selbst gefährdet, indem er sich an seinen Zugängen und Drainagen zieht oder sogar bettflüchtig wird. Der veränderte Persönlichkeitszustand des Patienten macht es notwendig, mit viel Geduld und Einfühlungsvermögen den Patienten vor sich selbst zu schützen, um den weiteren Therapieverlauf fortsetzen zu können. Zum Selbstschutz muss der Patient ggf. nach den klinikweiten juristischen Bestimmungsrichtlinien fixiert werden und sedierende Medikamente erhalten. Sobald der Patient wieder adäquat reagiert, wird die Fixierung sofort gelöst. Sollte sich der Zustand trotz Dosisanpassung nicht verbessern, muss der Patient auf ein anderes Immunsuppressivum eingestellt werden.

> Anzeichen eines Delirs wie Unruhe, Verwirrtheit, Somnolenz, Tremor, Aggressivität und Bettflucht: Es besteht die Gefahr, dass der Patient sich selbst gefährdet, indem er sich an seinen Zugängen und Drainagen zieht

> Zum Selbstschutz muss der Patient ggf. nach den klinikweiten juristischen Bestimmungsrichtlinien fixiert werden und sedierende Medikamente erhalten

Abstoßung des Transplantats
Die Gründe des Transplantversagens liegen in der Qualität des Transplantats, den anatomischen Verhältnissen, Minderperfusion des Organs durch Abknicken der versorgenden Gefäße, der Pfortaderthrombose oder einem Gallestau durch Spasmus der Papilla Vateri oder Abknicken der Gallengänge. Wichtige Symptome sind das Ansteigen der Transaminasen und Cholestasewerte. Am Bett des Patienten zeigt sich eine rückläufige Galleproduktion und eine verminderte Viskosität. Die Gallenfarbe wird heller. Der Abstoßungsgrad kann durch eine Leberbiopsie klassifiziert werden. In Abhängigkeit von diesem wird entweder die bisherige Dosis der Immunsuppressiva erhöht oder es erfolgt eine 3-tägige Gabe von Urbason®. In schweren Fällen erfolgt die Gabe von Thymoglobulin® oder OKT3®. Bei letzterer Therapie kann es zu beträchtlichen Nebenwirkungen kommen, die von Schüttelfrost und Fieberschüben, Erbrechen und Diarrhöe, starken Blutzuckerschwankungen bis zum Blutdruckabfall und zur Asystolie reichen.

Die extremste Form der Abstoßung ist die GvHD. (Transplantat stösst den Körper ab). Symptome:
- Abfall von Leukozyten, Granulozyten und Thrombozyten (deshalb Umkehrisolation)
- petechiale Einblutungen, schuppendes Ganzkörperekzem
- Ulcerationen der Mundschleimhaut, Zahnfleischhyperplasie, Auflagerungen durch Candidaerreger
- Fieberschübe
- Verminderte Vigilanz
  - Appetitlosigkeit
  - Starke Unruhe
  - Verschlechterung der kardiopulmonalen Situation durch Infektionen
  - Starke Schmerzen
  - Erbrechen und Diarrhoe

Andere auftretende postoperative Komplikationen sind:
- Sepsis und bakterielle, virale und mykotische Infektionen
- Nahtinsuffizienzen
- Biliome
- Kardiopulmonale Komplikationen
- Lungenarterienembolie

Die Gründe des Transplantversagens liegen in der Qualität des Transplantats, den anatomischen Verhältnissen, Minderperfusion des Organs durch Abknicken der versorgenden Gefäße, der Pfortaderthrombose oder einem Gallestau durch Spasmus der Papilla Vateri oder Abknicken der Gallengänge

Intensivmedizinische postoperative Pflege und Versorgung nach einer Lebertransplantation am Transplantationszentrum der Charité/Campus Rudolf Virchow Klinikum

Initiale Pflege und Überwachung

Nach der erfolgreichen Transplantation wird der Patient direkt durch die Anästhesie mit Transportüberwachung auf unsere Intensivstation gebracht. Wir werden durch die Anästhesie darüber informiert, ob der Patient hämodynamisch instabil ist oder nachbeatmet werden muss, damit wir genügend Vorbereitungszeit haben, um einen Beatmungsplatz aufzurüsten und die Katecholaminperfusoren vorzubereiten. Nach der Ankunft des Patienten in seinem Zimmer wird er unmittelbar an den Monitor angeschlossen, und es erfolgt eine Übergabe des Patienten durch die Anästhesie. Der Patient wird überwacht auf:

- Herzfrequenz (Frequenzen über 130 bpm oder unter 60 bpm werden dem Arzt mitgeteilt.)
- Sauerstoffsättigung (Zielwert über 95%)
- Atemfrequenz (Fokus auf ruhige und tiefe Atemzüge)
- Blutdruck über einen arteriellen Katheter (Arzt Information, wenn die Systole 180 mmHg übersteigt oder unter 100 mmHg fällt, bzw. der mittlere arterielle Druck (MAP) unter 60 mmHg oder über 120 mmHg anzeigt
- Zentraler Venendruck (dieser sollte nach Möglichkeit zwischen 3 - 7 mmHg liegen)
- Temperatur über eine Sonde im Blasenkatheter (bei postoperativer Unterkühlung muss der Patient durch Decken oder durch ein Warmluftgebläse aufgewärmt werden, da eine normale Körpertemperatur für eine optimale Blutgerinnung notwendig ist. Bei einem Temperaturanstieg über 38.5 Grad soll der Arzt informiert werden. Daran anschließend erfolgt eine venöse Abnahme der Blutkulturen innerhalb von 30 Minuten während des Temperaturanstiegs.
- Überwachung der Lungenfunktion und des Gasaustausches
- Vigilanzeinschätzung
- Kontrolle der Verbände auf Blutungen

Im Anschluss daran werden die Drainagen am Bett angebracht und auf Menge, Farbe und Konsistenz überwacht. In der Regel erhält der Patient intraoperativ folgende Drainagen: Easy Flow, T-Drainage - diese muss unbedingt unter Leberniveau hängen, damit ein regelge-

rechter Abfluss des Gallensekrets erfolgen kann -, Redon, Urindauerkatheter, Thoraxdrainage und Magensonde. Die Menge der Drainagen wird zweistündlich in der Patientenkurve bilanziert. Bei normaler Farbe und Konsistenz wird dies einmal pro Schicht dokumentiert. Folgende Auffälligkeiten werden dem ärztlichen Personal unserer Intensivstation mitgeteilt:
- abfallende Urinausscheidung unter 30 ml die Stunde
- wenn aus den Wundsekretdrainagen mehr als 200 ml Blut pro Stunde fließen oder Hinweise auf Leckagen liefern
- wenn die Gallenproduktion plötzlich sistiert, blutig wird oder sich anderweitig verändert

Mitgelieferte Blutprodukte werden auf Station gelagert und die Anzahl dem ärztlichen Personal mitgeteilt. Bei Bedarf werden neue Blutprodukte in der Blutbank bestellt. Unmittelbar nach der stationären Aufnahme des transplantierten Patienten wird eine arterielle Blutgasanalyse (BGA) durchgeführt und es wird ein postoperatives Notfall-Labor abgenommen. Zu den untersuchten Parametern gehören: Kreatinin, Harnstoff, Bilirubin, Protein, AST, AP, Lipase, Quick, PTT und ein kleines Blutbild. Zusätzlich erfolgt standardisiert zweimal pro Schicht eine BGA Kontrolle, die jedoch bei Komplikationen wie Hb-Abfällen, Blutzucker- und Kaliumhaushaltentgleisungen und einem Laktatanstieg öfter erfolgen.
In den ersten Stunden auf der Intensivstation erhält der transplantierte Patient einen Röntgenthorax, um die Lage des Zentralvenenkatheters zu kontrollieren und pulmonale Komplikationen (z.B. Pneumothorax, Stauungszeichen) zu erkennen und ein Verlaufsbild zur präoperativen Aufnahme zu haben. Die Leber wird durch das ärztliche Personal mit einer Dopplersonographie auf Durchblutung ca. eine Stunde nach Aufnahme dargestellt.

Exkurs: T-Drainage
Zu den Besonderheiten der postoperativen Pflege und Versorgung der Lebertransplantation gehört die Überwachung und Pflege der T-Drainage. Sie wird während der Operation in den Gallengang (Ductus Choledochus) eingelegt. Die Aufgabe der T-Drainage besteht darin, den vorübergehenden Abfluss der Galle zu ermöglichen. Dies ist notwendig, da es aufgrund von postoperativen Schleimhautschwellungen an der Anastomose oder durch eine Papillendysfunktion zu Abflussbehinderungen der Galle und somit zu schweren postoperativen Komplikationen kommen könnte. Die operativ gelegte T-Drainage stellt den ungehinderten Abfluss der Galle sicher.
Der Gummischlauch der Drainage ist T-förmig gestaltet, und die Ausleitung der Galle erfolgt nach außen durch die Bauchdecke. Die

Leber produziert täglich etwa 1000 ml Galle, die in den ersten Tagen nach der Transplantation über die T-Drainage abfließt. Mit dem Abklingen der Ödeme fließt die Galle zunehmend physiologisch in das Duodenum ab. Die Fördermenge der T-Drainage verringert sich dementsprechend. Die Ableitung der Galle durch die T-Drainage führt auch zu einer farblichen Veränderung des Stuhlganges. Die Galle ist für die dunkle Farbe im Stuhl verantwortlich; weil diese über die Drainage nach außen

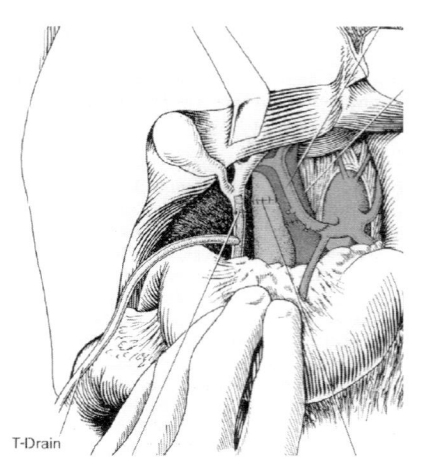

Abb. 3: T-Drainage (Abbildung bearbeitet aus Transplantationschirurgie Pichelmayr R., (1981) Spinger Verlag)

transportiert wird, ist der Stuhlgang des Patienten lehmfarben. Nach dem Rückgang der Schwellung, wenn die Galle wieder über das Duodenum abfließt, färbt sich auch der Stuhl dunkel. Dieser Verlauf muss ebenfalls genau dokumentiert werden.

Die T-Drainage wird nach 5 Tagen im Röntgen mit Kontrastmittel dargestellt. Ist der Abfluss frei, wird die Drainage abgeklemmt. Nach 6 Wochen kann sie dann gezogen werden. Das „Loch" im Gallengang verklebt nach Entfernung der T-Drainage innerhalb einiger Tage spontan.

Aspekte der postoperativen Pflege des transplantierten Patienten

Postoperativer Verbandswechsel nach LTX

Am ersten postoperativen Tag erfolgt ein erster Verbandswechsel der Wunde. Das Pflegeteam muss die OP-Wunde und das umliegende Wundgebiet auf folgende Kriterien überprüfen und beurteilen:
- Verhärtungen im Wundgebiet, um etwaige Flüssigkeitsansammlungen (z.B. Blutungen) früh zu erkennen
- Beobachtung des Wundsekretes (Galleleck, Blutungen, Infektionen)
- Kontrolle der Wunde und des Wundgebietes auf Infektionszeichen (Rötung, Erhabenheit und Erwärmung)
- Ausschließen einer Nahtinsuffizienz
- Hautläsionen

Patienten mit Lebererkrankungen zeigen häufig ein defektes Hautbild; daher erfolgen der Verbandwechsel und die Versorgung der Wunde mit hautschonenden Verfahren und Materialien. Es sei darauf hingewiesen, dass es bei einem Patienten mit einer Immunsuppression beim Verbandswechsel überaus wichtig ist, auf ein striktes Hygienemanagement zu achten. Sobald die Wunde ausreichend verschlossen ist, wird generell auf Pflaster verzichtet, um die Haut zu schonen.

Verbandwechsel und Versorgung der Wunde mit hautschonenden Verfahren und Materialien

Körper- und Hautpflege unter dem Aspekt der Infektionsprophylaxe

Im Laufe des Morgens/Vormittags wird am transplantierten Patienten eine Ganzkörperwaschung durchgeführt. Dabei verwendet unser Pflegepersonal eine antimikrobielle Waschlotion und Wasser, das mit einem Legionellenfilter gereinigt wird. Die dafür benutzten Waschschüsseln sind steril und werden nach einmaliger Benutzung in der Sterilisation aufbereitet. Bei der ersten Wäsche und bei gegebener Situation wird der Patient angeleitet, sich jedes Körperteil mit einem separaten Waschlappen zu säubern und diesen dann zu verwerfen, um Keimbesiedlungen zu vermeiden. Die antimikrobielle Waschlotion kann bei einigen Patienten zu unerwünschten Hautirritationen führen. Neben der Waschlotion haben aber auch andere Faktoren einen großen Einfluss auf die Hautbeschaffenheit des Patienten. Da aufgrund der Lebererkrankung das Bilirubin schlechter abgebaut wird und sich in der Haut, den Skleren und Schleimhäuten ablagert, ist die Haut trocken-pergamentartig und der Juckreiz hoch. Daher besteht eine starke Gefahr, Dekubiti zu entwickeln und äußerst sensibel auf Pflaster zu reagieren. So entstehen z.B. schnell Hautläsionen beim Entfernen eines Pflasters. Leichte Stoßverletzungen können zu schlecht heilenden Wunden werden, die ein großes Infektionsrisiko darstellen. Die genaue Beobachtung und gründliche Pflege der Haut, ist uns daher besonders wichtig. Deswegen muss die Haut gründlich und dabei vorsichtig zweimal am Tag mit Körpercreme - wir benutzen Dexpanthenol Lotion - gepflegt werden. Für den Schutz der Haut sind der Säureschutzmantel und ein ausgewogenes Hautmilieu wichtig. Bei uns wird in der Pflegeplanung genau festgelegt, welche Körperpartien mit welchem Pflegemittel behandelt werden. Dies stellt sicher, dass eine einheitliche Pflege erfolgt. Dies wiederum erleichtert die Beurteilung der Therapie und kann fortgeführt oder, wenn kein Erfolg sichtbar ist, im gegebenen Fall geändert werden. So werden z. B. die ödematös geschwollenen Unterschenkel des Patienten, dessen empfindliche Haut zusätzlich unter Spannung steht, dreimal täglich mit Fettsalbe eingecremt.

Die genaue Beobachtung und gründliche Pflege der Haut besonders wichtig

Die Mundpflege und Zahnprothesenpflege wird mit einer Einweg Zahnbürste durchgeführt. Nach sieben Tagen dürfen die Patienten eine eigene Zahnbürste benutzen, wenn diese noch in der Originalverpackung ist. Bei einem beatmeten Patienten werden die Zähne gesäubert und zwei- bis dreistündlich die Mundhöhle mit Mundpflegelösung ausgewischt. Hat der transplantierte Patient Gerinnungsstörungen, arbeiten wir nur mit Tupfern und lassen den Patienten den Mund regelmäßig ausspülen, wischen und bieten zusätzlich Watteträger mit Zitronengeschmack an. Die Mundhöhle wird bei der Pflege inspiziert und auf Beläge, Pilzbefall und Trockenheit kontrolliert. Wird ein Pilzbefall diagnostiziert, bekommt der Patient nach erfolgter Abstrichentnahme ein Antimykotikum oral verabreicht. In den ersten postoperativen Tagen werden die Männer nur trocken rasiert, zum einen um das Infektionsrisiko gering zu halten (Gefahr von oberflächigen Hautschnitten) und zum anderen aufgrund der eventuell gegebenen Gerinnungsstörungen.

Bei einem wachen Patient wird die Augenpflege mit Lappen und gefiltertem Wasser durchgeführt. Bei einem intubierten Patienten werden die geschlossenen Augen mit Kochsalzlösung und steriler Kompresse von außen nach innen gereinigt und zusätzlich Augensalbe nach der Kontrolle der Pupillen auf Lichtreaktion aufgetragen. Die Nase wird mit Watteträgern und NaCl 0,9% gereinigt. Beatmete Patienten erhalten einmal pro Schicht eine subglotische Spülung mit isotonischer Kochsalzlösung.

Infektprävention

Durch die notwendigen immunsuppressiven Maßnahmen kommt es zu einer erhöhten Infektionsanfälligkeit. Für die erste Zeit, also die unmittelbare postoperative Phase bis zum ersten Monat nach der Transplantation, ist in diesem Zusammenhang die Pflege des transplantierten Patienten auch auf die Prävention oder die Eindämmung von nosokomialen bakteriellen Infektionen ausgerichtet. Dazu gehören die Vorbeugung von Infektionen der Wunde, der oberen und unteren Atemwege, der Katheter und Drainagen.

Auf unserer Station werden frisch transplantierte Patienten unmittelbar postoperativ protektiv isoliert

Auf unserer Station werden frisch transplantierte Patienten unmittelbar postoperativ protektiv isoliert. Das bedeutet, im Zimmer Mundschutz und bei jedem Körperkontakt Handschuhe zu tragen. Auf die regelmäßige Händedesinfektion wird wie überall großer Wert gelegt. Verlässt der Patient zu Untersuchungen mit dem Patiententransport das Zimmer, erhält er einen Mundschutz und Baumwollhandschuhe sowie einen Kittel. Das Gleiche gilt bei der Mobilisation des Patienten auf der Station.

Besonders wichtig ist im Hinblick auf die Infektionsprophylaxe der sorgfältige und aseptische Umgang mit intravasalen Kathetern:
- vor Injektion eines Medikamentes oder Anschluss einer Infusion sorgfältige Sprühdesinfektion vornehmen
- Dokumentation in der Verlaufskurve über Aussehen der Einstichstellen
- Nicht benötigte periphere Zugänge werden sofort entfernt

Zur Infektprävention gehört auch ein postoperatives Atemtraining. Das reicht von einer intravenösen Schmerztherapie, mit der tiefe und ruhige Atemzüge durchgeführt werden können, bis hin zu einer nichtinvasiven Intervallbeatmung mit einer CPAP-Maske und parallelen Inhalation eines Bronchospasmolytikums.

In den ersten postoperativen sieben Tagen darf ein transplantierter Patient auf unserer Station keine eigenen mitgebrachten Pflegeartikel verwenden. Eigene Elektrorasierer sollten neu sein. Patienten werden angehalten, Stoffhandschuhe zu tragen, wenn sie Bücher oder Zeitschriften in die Hand nehmen.

Kann ein Patient selbständig zum WC, muss er Latexhandschuhe tragen und sich nach dem Toilettengang die Hände desinfizieren. Das Gleiche gilt für die Benutzung der Urinflasche am Bett.

Blumen und Topfpflanzen sind auf unserer Station nicht erlaubt. Darüber hinaus darf der transplantierte Patient bei uns keinen Besuch von Kindern unter 14 Jahre erhalten, um ihn vor Infektionskrankheiten zu schützen. Besucher müssen einen Kittel, Handschuhe und Mundschutz tragen

Lagerung und Mobilisation

Die erste Patientenlagerung erfolgt 12 Stunden nach der Operation, um den Zustand der Haut zu kontrollieren. Bei Hautschäden oder Rötungen wird mit einer Mikrolagerung begonnen, d.h. der Patient wird mit Hilfe kleiner Lagerungskissen leicht angelagert, so dass es zur Druckentlastung an dekubitusgefährdeten Stellen kommt. Patienten, die nicht mobilisiert werden können oder dürfen, lagern wir in regelmäßigen Intervallen um.

Für die Mobilisation haben wir einen festen Standard: Patienten, die mobilisiert werden können, sitzen nach 24 Stunden initial an der Bettkante. Der nächste Schritt ist dann die Mobilisation in den Stand und den Sessel. Einige Patienten können sich nach drei Tagen schon mit Hilfe im Bad waschen und sitzen zu den Mahlzeiten im Sessel. Patienten, die vor der Transplantation in einem sehr schlechten physischen Allgemeinzustand zu uns gekommen sind, bedürfen jedoch meist einer individuellen Ressourcenabstimmung bei der Mobilisati-

Alle Patienten erhalten während der Mobilisation zum Schutz vor Nahtinsuffizienzen ein Zingulum

on. Alle Patienten erhalten während der Mobilisation zum Schutz vor Nahtinsuffizienzen ein Zingulum (Stützverband). Es wird von unserem Pflegepersonal darauf geachtet, dass Drainagenablaufbeutel während der Mobilisation tief hängen, damit die Sekrete/Galle abfließen können.

Psychische Betreuung

Die Lebertransplantation ist nicht nur ein großer medizinischer Eingriff, sie verändert auch den Lebensalltag der Patienten. Sie haben meistens eine chronische Krankengeschichte, die eine gewisse psychische Belastung mit sich bringt. Deswegen versuchen wir, neben der medizinischen und pflegerischen Betreuung einen Schwerpunkt auf Vertrauen und Motivation zu legen. Das ist besonders bei den oftmals belastenden diagnostischen Interventionen auf der Intensivstation wichtig. Die Grundlage sind Gespräche und aktives Zuhören, durch das dem Patienten Vertrauen in den Erfolg der Transplantation vermittelt werden kann. Der Patient ist bei einem problemlosen postoperativen Verlauf in der Regel sehr optimistisch. Psychisch sehr belastend sind Komplikationen. Die akute Abstoßung wird meist nach wenigen Tagen überwunden, so dass sie auch psychisch leichter als eine chronische Abstoßung zu bewältigen ist. Diese kann lang anhalten und unter Umständen eine Retransplantation erfordern. In dieser schwierigen Situation, die auch mit einer Verschlechterung des Allgemeinzustands einhergeht, ist es unsere Aufgabe, den Patienten und seine Angehörigen durch einfühlsame Gespräche oder Zuhören zu unterstützen.

Die Ernährung von LTX-Patienten auf der Intensivstation

Die postoperative Ernährung ist ein wichtiger und herausfordernder Aspekt unserer Arbeit am LTX-Patienten. Eine adäquate Ernährung gehört zu den Bedingungen einer erfolgreichen medizinischen Behandlung. Zunächst gehen wir auf die postoperative Obstipation und Darmatonie und ihre Behandlung ein. Zum Schluss zeigen wir das Prozedere der oralen, enteralen und parenteralen Ernährung, ihre Besonderheiten, Störungen und deren Behandlung. Eine adäquate postoperative Ernährung verringert das Infektionsrisiko und beeinflusst die Organfunktion positiv. Dabei ist es wichtig, die Kostform der jeweiligen klinischen Situation anzupassen, um das Risiko von Komplikationen beim Kostaufbau zu reduzieren. Bei der Optimierung der Ernährung ist selbstredend ein funktionierendes Kommuni-

Eine adäquate postoperative Ernährung verringert das Infektionsrisiko und beeinflusst die Organfunktion positiv kationsverhältnis zwischen den behandelnden Ärzten und dem betreuenden Pflegepersonal von großer Bedeutung.

Die Ernährung auf unserer Intensivstation orientiert sich an folgenden Leitfragen: Ist beim Patienten Darmperistaltik vorhanden? Hat der Patient schon abgeführt? Wie hoch ist der Magenreflux? Hat der Patient Übelkeit oder Erbrechen? Bestehen Schluckbeschwerden, die eine Magensonde nötig machen? Kann der Patient selbst essen? Ist er beatmet? Gleichfalls müssen ernährungsrelevante Krankheitsbilder wie Diabetes mellitus, Niereninsuffizienz und Leberversagen oder Nahrungsmittelunverträglichkeiten berücksichtigt werden.

Die „Goldene Regel", nach der die Ernährung unserer transplantierten Patienten organisiert wird, lautet: oral geht vor enteral und enteral vor parenteral. Bei der oralen und enteralen Ernährung ist dabei eine vorhandene Darmperistaltik eine wichtige Vorbedingung. An dieser Stelle sei darauf hingewiesen, dass die Frühmobilisierung der Patienten, 24 Stunden nach der Transplantation, sich sehr positiv auf die Peristaltik und Verdauung auswirkt. Eine der häufigsten Kontraindikationen beim Kostaufbau unserer transplantierten Patienten ist eine schwache Darmperistaltik oder sogar eine Darmatonie, die mit einer fehlenden Defäkation einhergeht. Die Gründe für diese Einschränkungen liegen in der operativen Manipulation, den Narkosemitteln und den postoperativ applizierten Schmerzmitteln. Bei fehlender Peristaltik oder Darmatonie ist eine Darmstimulation notwendig. In einfachen Fällen stellt sich nach der oralen Gabe von Makrogolpräparaten der gewünschte Erfolg ein. Wenn dieser ausbleibt, ist die nächste Eskalationsstufe die Verabreichung von mechanischen Einläufen. Oft ist die Darmatonie aber so schwerwiegend, dass wir auf oral oder intravenös verabreichte Prokinetika zurückgreifen müssen. Wenn der Patient den initialen oralen oder enteralen Ernährungsimpuls toleriert bzw. die Darmperistaltik wiederhergestellt werden konnte, kann der Kostaufbau unter der Berücksichtigung der oben genannten Leitfragen weitergeführt werden.

Ein früher oraler Kostaufbau, der den Kalorienbedarf des Patienten deckt, ist ein wichtiges Ziel unserer Pflege. Am Beginn erhält der Patient Wasser oder Tee und eine hochkalorische und keimfreie Flüssigkeitsnahrung in verschiedenen Zusammensetzungen. Damit wird sichergestellt, dass der Darm nicht überlastet wird. Wenn der Patient dies ohne Komplikationen toleriert, beginnen wir mit fester und keimfreier Nahrung, um die Belastung des Patienten mit Hefepilzen und Keimen zu reduzieren. Dabei orientiert sich die Kost, wenn möglich, an den Wünschen des Patienten. Nach sieben Tagen kann die keimfreie Kost durch normale Kost ersetzt werden, vorausgesetzt der Kostaufbau verläuft ohne Komplikationen. Jetzt haben die Angehörigen auch die Möglichkeit, zusätzliches Essen mitzubrin-

Oral geht vor enteral und enteral vor parenteral

Bei fehlender Peristaltik oder Darmatonie ist eine Darmstimulation notwendig

gen, falls dieses den allgemeinen Hygienebedingungen entspricht. Verboten sind weiterhin rohe Fleischprodukte, Eier, rohe Milchprodukte wie Schimmelkäse oder Sahneeis, Nüsse, Schokolade, Speisepilze, rohes erdnahes Obst und Gemüse wie Erdbeeren oder Karotten. Alle diese Lebensmittel bergen ein hohes Infektrisiko in sich, da in ihnen z.b. Salmonellen und Aspergillen vorhanden sein können. Wenn Patienten an diesen Keimen erkranken, droht eine Infektion, die eine lebensgefährliche Abstoßung des transplantierten Organs zur Folge haben kann. Stattdessen müssen Patienten behandelte Fleisch- und Milchprodukte, mariniertes Obst und Gemüse zu sich nehmen.

Häufige Störungen des oralen Kostaufbaus sind die immer wieder einsetzenden Darmperistaltikeinschränkungen

Häufige Störungen des oralen Kostaufbaus sind die immer wieder einsetzenden Darmperistaltikeinschränkungen. Dies führt meistens zu einem starken Völlegefühl und Übelkeit bei den Patienten, die einen weiteren oralen Kostaufbau stark einschränken. Weiterhin sind aber auch anhaltende Diarrhöen bei gastrointestinalen Infekten, einer Antibiotikatherapie oder einer Milchallergie zu nennen. Insbesondere, wenn phasenweise eine Überlappung des oralen Kostaufbaus mit einer temporären hochkalorischen enteralen oder parenteralen Ernährung notwendig wird, lässt sich bei den Patienten häufig Appetitlosigkeit beobachten. Erwähnenswert ist, dass einige Patienten nach einer Lebertransplantation kein Hungergefühl haben, wobei keine der eben erwähnten Ursachen eine Rolle spielt. Bei dieser Gruppe hat sich die Gabe von THC-Tropfen (Dronabinol) als appetitsteigernd erwiesen. Auch das Eingehen auf persönliche Essgewohnheiten, soweit diese den hygienischen Aspekten entsprechen, ist hilfreich.

Anhaltende Diarrhöen bei gastrointestinalen Infekten, einer Antibiotikatherapie oder einer Milchallergie

Kein Hungergefühl

Kalorienbedarf eines postoperativen LTX-Patienten sehr hoch

Patienten, die beatmet werden müssen, Vigilanzeinschränkungen oder andere schwerwiegende postoperative Komplikationen haben und dadurch in ihren Ernährungsressourcen eingeschränkt sind, müssen temporär enteral ernährt werden. Die enterale Ernährung ist wie jede andere Nahrungszufuhr an das Krankheitsbild und den Kalorienbedarf des Transplantierten zu adaptieren. Der tatsächliche Bedarf richtet sich nach Größe und Körpergewicht und nach dem postoperativen Verlauf. Allgemein ist jedoch darauf zu verweisen, dass der Kalorienbedarf eines postoperativen LTX-Patienten sehr hoch ist. Die parenterale Ernährung ist auf vorhandene Vorerkrankungen abzustimmen. Bei allen unterschiedlichen enteralen Ernährungsmöglichkeiten gilt für uns generell, dass die Steigerung der Flussraten immer abhängig von Peristaltik, dem Reflux und dem Einsetzen des Stuhlganges zu machen ist. Bei der enteralen Ernährung ist es wichtig, dass das Pflegepersonal immer wieder den Patienten darauf hin beurteilt, inwiefern die momentan laufende enterale Ernährung gut vertragen wird. Bei starken Diarrhöen sollte die enterale Ernährung gewechselt werden, um Elektrolytentgleisungen vorzubeugen. Die Vorraussetzung für die enterale Ernährung ist die Platzierung einer Magensonde bzw. einer Trilumensonde. Für eine langfristige Ernährung ist die letztere besser geeignet. Zwei der drei Schenkel einer Trilumensonden liegen im Magen, damit das Magensekret ablaufen kann. Hier ist in der Handhabung der Sonde darauf zu achten, dass die Magensonde unter Magenniveau hängt. Der zweite Magenschenkel dient zur Entlüftung und muss offen sein. Der dritte Schenkel liegt im Jejunum. Über diesem findet der enterale Kostaufbau statt. Vor dem Start und während der enteralen Ernährung werden die Sonden durch Aspiration von Magensaft und Auskultation auf ihre richtige Lage hin überprüft. Während der Ernährungsphase müssen wir in regelmäßigen Abständen ebenfalls den Magenreflux kontrollieren. Die Medikamentenapplikation erfolgt über den distalen Schenkel der Trilumensonde, der nach Applikation großzügig durchgespült werden muss, damit der Schenkel nicht verstopft. Die Pflege der Trilumensonde bzw. Magensonde hat das Ziel der Infektionsprävention. Das schließt ein sauberes Arbeiten an der Sonde, ein regelmäßiges Durchspülen der Sonde und die Pflege der Nase mit ein. Ein besonderer Fokus muss dabei auf die Pflege der Nasennebenhöhlen gelegt werden. Durch die Sonden können Keime in die Nasennebenhöhlen aufsteigen und dort Infektionen verursachen. Zur Pflege der Sonden gehören ein täglicher Positionswechsel der Sondenfixierungen und häufige Behandlungen der Nasenschleimhaut mit Fettcremes und Nasenöl, um Ulzera und Keimbesiedelungen zu vermeiden.

Auf die parenterale intravenöse Ernährung müssen wir zurückgreifen, wenn entweder das Legen einer Magen- oder Trilumensonde aufgrund von Ösophagusvarizen kontraindiziert ist oder ein oraler Kostaufbau bzw. eine enterale Ernährung medizinisch noch nicht möglich ist. Die parenterale Ernährung sollte möglichst zeitlich begrenzt bleiben und wieder auf die enterale oder orale Ernährung umgestellt werden, da durch sie der Stoffwechsel der Leber negativ beeinträchtigt und dadurch die Leber geschädigt wird. Ähnlich wie bei der enteralen Ernährung, haben die Grunderkrankung und Nebenerkrankungen direkten Einfluss auf die parenterale Ernährung. Uns stehen für Patienten mit einer eingeschränkten Nieren- oder Leberfunktion Charité eigene Speziallösungen zur Verfügung. Zu den Besonderheiten der parenteralen Ernährung gehört, dass die meisten der erwähnten Lösungen nur über zentrale Venenzugänge infundiert werden dürfen, da die enthaltenen Fette bei peripheren Venen Nekrosen verursachen. Weiterhin macht es die parenterale Ernährung oft notwendig, regelmäßig Insulin zur Regulierung des Blutzuckerspiegels zu substituieren inclusive einer engmaschigen

Parenterale Ernährung sollte möglichst zeitlich begrenzt bleiben

Blutzuckerkontrolle. Ebenso ist während der parenteralen Ernährung engmaschig auf Elektrolytverschiebungen und auf einen Laktatanstieg zu achten. Natürlich gelten bei der Durchführung der parenteralen Ernährung dieselben hygienischen und aseptischen Regeln im Umgang mit dem Zentralen Venenkatheter wie bei allen anderen venösen Infusionen oder Medikamenten.

Pflege nach Lebertransplantation auf der Normalstation in der Allgemein-, Viszeral- und Transplantations-Chirurgie der Universitätsklinik Tübingen

Sabine Wancura
Tübingen

Fallbeschreibung

Am 15.12.2008, um 21.00 Uhr abends, kam Herr T., geboren am 18.01.1954, zur Vorbereitung auf eine Lebertransplantation auf unsere Station.

Die Hauptdiagnosen waren: eine chronische Hepatitis C mit Zirrhose Child B (Meld Score 22) mit portaler Hypertension, Ösophagusvarizen I° und Aszites, sowie ein Hyperspleniesyndrom mit Thrombopenie, eine Glomerulopathie bei Virushepatitis und ein Hepatozelluläres Carzinom in Segment VII und VIII (ED 07/2008) bei Zustand nach zweifacher TACE (transarterieller Chemoembolisation), die zweite erst Anfang des Monats.

Als Nebendiagnosen hatte Herr T. einen Hypertonus und eine Adipositas mit 92 kg bei einer Körpergröße von 168 cm.

Herr T. kam selbstständig in Begleitung seiner Angehörigen. Nachdem Herr T. vorbereitet und das Organ von den Operateuren als geeignet angenommen worden war, wurde transplantiert.

Präoperativ bekam Herr T. 2gr Mycophenolat mofetil oral, intraoperativ einmalig 500mg Cortison, 20mg Basiliximab und als Antibiose 4,5g Piperacillin/Tazobactam.

Postoperativ wurde Herr T. auf der Intensivstation überwacht und nach komplikationslosem Verlauf am 18.12., dem 3. postoperativen Tag, nach Entfernung von 2-Lumen-Sheldon Katheter, arterieller Zugang und Magensonde zu uns auf die Normalstation verlegt.

Der Transfer vom Intensivbett in das normale Bett war – trotz Rollbrett – umständlich und schmerzhaft für den Patienten, weil er praktisch noch nicht mobilisiert worden war.

Er war sauerstoffpflichtig bei einer Raumluftsättigung von 89-91%, hatte noch nicht abgeführt, aber reichlich Laxantien erhalten. Es fiel auf, dass Herr T. am liebsten den Tag möglichst regungslos im Bett verbringen würde, teils aus Angst vor Schmerzen, teils aus mangelndem Antrieb. Einen Periduralkatheter zur Schmerzsubstitution hatte er (leider) nicht bekommen.

Als Erstversorgung bekam der Patient nach einer Vitalzeichenkontrolle und einer O2- Gabe von 2-4l/h eine 1g Novaminsulfon-Kurzinfusion als Analgetikum über den 3-Lumen ZVK. Dann wurde ein Bilanz- und Überwachungsbogen angelegt, um den Stand der beiden Robinsondrainagen (Lage: retrohepatisch und im Leberhilus) sowie des liegenden Dauerkatheters zu dokumentieren.

Da die Vitalzeichen anfangs unauffällig waren, wurden sie am ersten Tag wegen des benötigten Sauerstoffs zweimal pro Schicht kontrolliert und zusätzlich vor und nach jeder Mobilisation die O2-Sättigung und der Puls überwacht.

Herr T. wurde am ersten Tag auf unserer Station nach einer Gabe von 7,5mg Piritramid als Kurzinfusion zweimal vor das Bett mobilisiert Obwohl er die Idee aufzustehen anfangs als gänzlich abwegig und schlichtweg unvorstellbar ablehnte, war er nach einer Begründung über den Sinn dieser Maßnahmen und einer Zusage über ausreichende Schmerzmittelgaben kooperativ.

Zusammen mit unserem Physiotherapeuten konnte Herr T. in den folgenden Tagen gute Fortschritte bei der Mobilisation erzielen.

Bei den von Intensiv mitgebrachten Medikamenten handelte es sich um eine dreifach- Immunsuppression, bestehend aus Mycophenolatmofetil 2x1g/d, Tacrolimus 2x/d, 8.00 Uhr und 20.00 Uhr, Zielspiegel 10 und Prednisolon in absteigender Dosierung bis zu einer Erhaltungsdosis von letztlich 1x5mg/d.

Am 4. postoperativen Tag wurden nochmals 20mg Basiliximab als Kurzinfusion gegeben.

Außer einem Magenschutz und Ursodesoxycholsäure bekam Herr T. anfangs etwas Torasemid zum Ausschwemmen, ab dem 19.12. dann eine orale, kontinuierliche Schmerzsubstitution mit Tramaldolor und eine Blutdruckmedikation mit Carvedilol und Ramipril. Die Gerinnung war inzwischen stabil, und so bekam Herr T. eine einfache Thromboseprophylaxe mit Nadroprarin Calcium und Antiemboliesstrümpfen.

Aufgrund der hohen Prednisolongabe und der Immunsuppression mit Tacrolimus wurde der Blutzucker anfangs 3x täglich kontrolliert. Vor Entlassung wurde routinemäßig ein oraler Glucosetoleranztest durchgeführt. Die Werte lagen bei Herrn T. immer im Normbereich. Schon am 4. postoperativen Tag lag die Raumluftsättigung bei 94%. Der Patient hatte abgeführt und bekam eine Fett- und Ballaststoffreduzierte Aufbaukost. Der Blasenkatheter wurde entfernt, und Herr T. lernte seine Urin-Mengen in der Urinflasche selbstständig abzumessen, auszuleeren und aufzuschreiben sowie sich täglich zu wiegen. Die Vitalzeichen blieben bis auf einen erhöhten Blutdruck stabil.

Am 20.12. konnte sich der Patient mit Hilfe am Waschbecken versorgen. Wegen seiner Adipositas bekam Herr T. eine Bauchbinde zur Mobilisation. Die täglichen Verbandswechsel waren unauffällig.

Eine Robinsondrainage wurde bald gezogen, weil sie nichts mehr förderte, und der zentrale Venenkatheter wurde entfernt. ZVK- und Drainagespitze wurden in die Mikrobiologie geschickt.

Tagsüber wurde Herr T. zusehends selbstständiger. Er führte seinen Bilanzbogen selbst und lernte seine Medikamente kennen. Er informierte sich in Gesprächen mit dem Pflegepersonal und mit einer stationseigenen Broschüre über sein zukünftiges Leben nach der Transplantation.

In nun zweitäglichen Laborkontrollen ging es hauptsächlich darum, den Tacrolimusspiegel konstant einzustellen in einem so genannten TX-Labor, das einmal wöchentlich erhoben wird, behielten wir die Transplantatfunktion und den Infekt- und Immunstatus im Blick.

Ab dem 22.12. war es nicht mehr nötig, dass Herr T. seine Urinmengen bilanzierte und dokumentierte. Es genügte, wenn er ausreichend Flüssigkeit zu sich nahm (2-3 L/d) und täglich sein Gewicht kontrollierte.

Allerdings klagte der Patient häufig über ein geblähtes Abdomen, Völlegefühl und einen Druck auf dem Bauch. Auf Wunsch erhielt er feucht-warme Wickel und Laxantien als Abführhilfen. Eine Kontrollsonografie am 25.12. war, ebenso wie die Vorherige vom 19.12., ohne Befund. Das Transplantat war gut durchblutet, die Gallenwege waren offen und nicht verdickt, Ascites war nur gering vorhanden.

Am 23.12. wurde eine Anschlussheilbehandlung angemeldet.

Am 24.12. hatte Herr T. Besuch und war deshalb guter Dinge. Zuvor hatte er pflegerische Hilfestellung beim Haarewaschen erhalten.

Eine weitere Sonografie am 25.12. war unauffällig. Die zweite Robinsondrainage wurde entfernt, die Spitze in die Hygiene geschickt. Die Verbände waren trocken.

Obwohl sein Appetit noch nicht wieder zurückgekehrt war seit der Transplantation, versuchte Herr T. doch jeden Tag ein wenig mehr zu essen. Auch in den nächsten Tagen gab er immer wieder Passagestörungen, Völlegefühl und ein geblähtes Abdomen an und bekam Abführhilfen in Form von Zäpfchen, Tropfen und feucht-warmen Wickeln.

Seine Frau brachte ihm auch Selbstgekochtes von zu Hause mit und so kehrten seine Kräfte zusehends zurück und er begann, sich auf seine Heimkehr in seine Familie und in seinen Alltag zu freuen.

Am 27.12. jedoch fühlte sich Herr T. irgendwie krank. Sein CRP war angestiegen, und die Mikrobiologie meldete einen sensiblen Staphylokokkus aureus in der letzten Urinprobe. Herr T. bekam daraufhin eine orale Antibiose mit Ciprofloxacin 2x500 mg.

Schon am 29.12. fühlte sich Herr T. deutlich besser. Der Sozialdienst kam, um die Anschlussheilbehandlung mit Herrn T. zu besprechen. Die Entlassung wurde für den 02.01.2009 geplant.

In den nächsten Tagen wurde in Vorbereitung auf die Entlassung ein oraler Glucosetoleranztest durchgeführt, und es wurde nochmals ein abschließendes, ausführliches Aufklärungsgespräch geführt. Im Anschluss daran richtete Herr T. sich selbstständig seine Medikamente für drei Tage, die dann auch auf ihre Richtigkeit überprüft wurden.

Bevor es jedoch soweit kam, klagte der Patient am 01.01.09 über ein Spannungsgefühl und wenig Schmerzen an der leicht geröteten Robinson-Drainagen Einstichstelle.

Der Stationsarzt spreizte diese um circa 2cm, und es entleerte sich von subcutan eitrige Abszessflüssigkeit. Die Wunde wurde nun in den folgenden Tagen morgens und abends gespült und mit einer feuchten NaCl Kompresse austamponiert, so dass Herr T. am 06.01.09 mit sauberen, trockenen Wundverhältnissen in die Anschlussheilbehandlung entlassen werden konnte.

Nach einigen Monaten, einem erfolgten Rehabilitationsaufenthalt und mehreren ambulanten Terminen, ist Herr T. nicht mehr wiederzuerkennen. Der Alltag in der Familie hat ihn aktiver und um mindestens zehn Kilo leichter werden lassen und das hat er auch unserer Kollegin in der Ambulanz mit Freude zum Ausdruck gebracht.

Pflege nach Lebertransplantation auf der Normalstation...

Klinik für Allgemeine, Viszeral- und Transplantationschirurgie	Lebertransplantation (LTX)	Version 2, März 2009

präoperativ	1. Sobald der Patient / die Patientin eingetroffen ist, den 2. ärztlichen Dienst informieren, CT, EKG abklären; Röntgen Thorax anmelden; 2. Labor nach Laurisvorlage abnehmen, Kreuzblut: 10 LAE's bestellen und Aufnahmegespräch führen; 3. Rasur von den Mamillen bis zu den Leisten einschl. Schambehaarung, Nabelreinigung mit Softasept gefärbt; 4. Medikamente: Urbason® 500 mg i.v., Tazobac® 4,5 g i.v., Pantozol® 40 mg i.v., Simulect® 20mg i.v. in den OP mitgeben; 4 Fl. Humatin® zur Darmdekontamination auf Station verabreichen;
postoperative Überwachung	Pat. kommt nach OP auf Intensivstation: Übernahme von Intensivstation: • Kontrolle von VZ, Bewusstseinslage, Wunde, Drainagen, Infusionen • Genaue Abklärung der Medikamente • Auf ausreichende Schmerztherapie achten • Tägliche Gewichtskontrolle und Flüssigkeitsbilanz • Labor postoperativ nach ärztlicher Anordnung
Verband	OP-Wunde und Drainagen: VW 1 mal täglich; ZVK: nach LL ZVKVW
Lagerung	Bauchdeckenentlastende Lagerung (Kopf- und Fußteil hochstellen) anbieten;
Mobilisation	Kontinuierliche, ressourcenorientierte Bewegung und Mobilisation nach dem Konzeptverständnis von MH Kinaesthetics; Physiotherapie und Atemtherapie anmelden.
Darmtätigkeit	Auf gute Darmtätigkeit achten und mit Laxans® Tropfen oder Suppositorium abführen;
Ernährung	Parenterale Ernährung in den ersten Tagen; Langsamer Kostaufbau je nach Darmtätigkeit; Bei Bedarf Diätberatung; Absolute Alkohol- und Nikotinkarenz.
Blasentätigkeit	Blasenverweilkatheter sobald wie möglich entfernen (erhöhte Infektionsgefahr!);
Spezielles	Laborkontrollen: • Bis zum 10. postoperativen Tag tägliche labordiagnostische Blutuntersuchungen (GL nach Laurisvorlage) mit Bestimmung des Immunsuppressionsspiegels (FK / CSA) nach dem 10. postoperativen Tag nach ärztlicher Anordnung; • Einmal wöchentlich (montags) TX - Laborkontrolle nach Standard Station 47; • Korrekte Einnahme der Immunsuppressiva (je nach Medikament im 12 oder 24 Stundenrhythmus); • Mögliche Infektionsquellen und hygienisches Verhalten mit Patient und Angehörige besprechen; • Unnötige i.v.-Zugänge entfernen (erhöhte Infektionsgefahr!); • ZVK-Spitze und Drainagenspitze nach Entfernung in die Mikrobiologie schicken; • 1 mal täglich morgens Gewichtskontrolle; • Sorgfältige Hautpflege und je nach Hautverhältnissen vorsichtiger Umgang mit Pflaster; • Je nach Wundverhältnissen ab dem 12. postoperativen Tag Nähte / Klammern entfernen; • Aushändigen der Informationsbroschüre „Patienteninformation nach Organtransplantation", Vorbereitung auf die Entlassung. • Beratungsgespräch, Medikamente erklären und vom Patienten für drei Tage richten lassen, Patientenpass und Transplantationsausweis aushändigen, Informationen für die ambulanten Nachkontrollen und einen sterilen Urinbecher für die ambulante Laboruntersuchung mitgeben; • Ein Händedesinfektionsmittel und Mundschutz für die nächsten Wochen aushändigen;

Die ambulante Betreuung nach erfolgreicher Lebertransplantation

Monika Brinkmann

Berlin

In unserer LTX-Ambulanz werden Menschen nach erfolgreicher Lebertransplantation behandelt. Darüber hinaus betreuen wir Patienten nach Mehrfachtransplantationen wie z.B. nach kombinierter Leber- und Nierentransplantation, Leber- und Pankreastransplantation, Patienten nach Dünndarmtransplantation sowie multiviszeraltransplantierte mit 6 – 8 Organen.

Außerdem kümmern wir uns um Leberlebendspender in der Evaluierungsphase und um deren Nachsorge.

In unserem Zentrum haben die Patienten die Möglichkeit, einige Tage vor ihrer Entlassung aus der Klinik in einem individuellen Abschlussgespräch letzte noch offene Fragen zu klären. Dabei wird über Themen, die das Leben mit einem fremden Organ im Alltag betreffen, gesprochen. Die Beantwortung der Fragen obliegt einer berufserfahrenen Krankenschwester.

Kontrolle der Laborparameter durch die Nachsorgeambulanz bzw. durch den Hausarzt

Folgende Laborparameter müssen regelmäßig kontrolliert werden: Leber- und Nierenwerte, Blutbild, Gerinnungsstatus, Medikamentenspiegel, sowie in größeren Abständen die Hepatitsserologie und bei Bedarf die Viruskonzentration.

< 3 Monaten   2 x wöchentlich
3 - 6 Monate   1 x wöchentlich
6 - 12 Monate   alle 2 Wochen
ab 12 Monate   alle 4 Wochen
ab 18 Monate   alle 6 Wochen

Bei stabiler Organfunktion können die Intervalle zwischen den Blutentnahmen zunehmend verlängert werden. Es sollten allerdings 6 – 8 Wochen-Abstände nicht überschritten werden.

Falls unsere Patienten bei ihren niedergelassenen Hausärzten betreut werden, dokumentieren wir die zugesandten Laborparameter. Ist eine Anpassung der Medikamentdosierung erforderlich, werden die Patienten zeitnah von unseren Ambulanzärzten informiert.

Zusätzlich zur ambulanten Routineuntersuchung kommen die Patienten in regelmäßigen Abständen zu Kontrolluntersuchungen in unser Zentrum – wie es das Transplantationsgesetz vorschreibt. Dafür ist es wichtig, über eine gut geführte Patientenstammdatenbank zu verfügen, damit der Überblick, wer wann transplantiert ist und zu welchem Zeitpunkt einbestellt werden muss, nicht verloren geht.

Bei diesen Kontrollen werden wesentlich mehr Laborparameter bestimmt. Außerdem werden bildgebende Diagnostiken durchgeführt (Rö-Thorax, Oberbauchsonographie mit Doppler der Lebergefäße bzw. Nierengefäße, Knochendichtemessung, EKG, die meisten Patienten bekommen eine Leberbiopsie). Bei Bedarf werden auch weitere Untersuchungen durchgeführt, wie z.B. Vorstellung in den Fachabteilungen für Dermatologie, Augenheilkunde, HNO, Neurologie, Neurochirurgie, Urologie, Gastroenterologie, Gynäkologie.

Durch die regelmäßigen Kontrollen können Abstoßungsreaktionen oder Infektionen sowie Nebenwirkung der Immunsuppressiva (u.a. eingeschränkte Nierenfunktion, Diabetes mellitus, Bluthochdruck) schnell erkannt und behandelt werden.

Die Patienten werden angehalten, ihre Medikamente zuverlässig und pünktlich einzunehmen. Dies gilt besonders für die Immunsuppressiva. Auch hier wird regelmäßig ein Talspiegel kontrolliert, um eine individuelle Dosisanpassung vornehmen zu können.

Die Patienten dürfen keine verordneten Medikamente eigenständig absetzen oder zusätzliche Medikamente ohne Absprache mit unserer Nachsorgeambulanz einnehmen.

Persönliche Hygiene, Haut- und Haarpflege

Um das Risiko einer Infektion zu vermeiden, ist eine sorgfältige Körperhygiene besonders wichtig. Vor dem Essen, nach dem Toilettengang, dem Müll heraustragen u.s.w. sollten die Hände gründlich gewaschen werden.

Tägliches Duschen mit regelmäßiger Haarwäsche sollte einem Vollbad vorgezogen werden. Wir empfehlen milde Seifen und Waschlotionen.

Da Warzen, Fuß-, Nagel- und Hautpilz bei immunsupprimierten Patienten vermehrt auftreten können, muss auch hier mit Sorgfalt gepflegt werden.

Cortisonhaltige Medikamente können zu Hautveränderungen und evtl. Akne führen. Daher sollte auf herkömmliche Kosmetika verzichtet werden. Die Patienten haben die Möglichkeit, mit einem Hautarzt über eine individuelle Hautpflege bzw. -behandlung zu sprechen.

Direkte Sonneneinstrahlung in Verbindung mit den Medikamenten begünstigt die Bildung von Hauttumoren. Daher empfehlen wir den Aufenthalt im Schatten mit entsprechender Kleidung und die Verwendung von Sonnenschutzprodukten mit einem LSF von mehr als 25.

Zur Pflege von Zähnen und Zahnfleisch empfehlen wir weiche Zahnbürsten, die häufiger gewechselt werden sollten. Es sollten regelmäßige zahnärztliche Kontrollen erfolgen.

Strümpfe und Unterwäsche sollten täglich gewechselt werden.

Belastungsfähigkeit der Laparatomienarbe

< 3 Monate nach TX < 5 kg
$3 - 6$ Monate nach TX < 10 kg
> 6 Monate nach TX z.B. keine schweren Möbelstücke

Sport- und Freizeit

Zu Beginn:
- Intensivieren der Krankengymnastischen Übungen
- Treppen auf- und absteigen
- Spaziergänge/Nordic Walking

Diese Aktivitäten sollten unsere Patienten konsequent als Training zur Leistungssteigerung durchführen, ohne sich allerdings zu viel anzustrengen.

Später können dann Wandern, Radfahren, Schwimmen, (nach Abschluss der Wundheilung) Tennis, Gymnastik u.a. ausgeübt werden. Mit diesen Sportarten wird die Kondition gesteigert und der Kreislauf trainiert.

Vorsicht ist bei allen Sportarten mit hohem Verletzungsrisiko geboten.

Wiedereinstieg in Schule und Beruf

Da die Lebertransplantation eine Rehabilitation zurück in den normalen Lebensalltag und somit auch in die Gesellschaft bedeutet, kann schon bald eine Eingliederung in den Schul- bzw. Arbeitsalltag stattfinden. Wir unterstützen nach Möglichkeit den Entschluss unserer Patienten, wieder einer geregelten Arbeit nachzugehen.

Der Wiedereinstieg ins Berufsleben kann z.B. über das Hamburger Modell oder als Teilarbeitszeit begonnen werden.
Bestimmte Arbeitsumgebungen, wie Kälte, Nässe oder Kontakte mit Lösungsmitteln sollten dabei vermieden werden.
Wer seine Erfahrungen an andere Menschen mit Organtransplantation weitergeben möchte, kann sich in verschiedenen Selbsthilfegruppen engagieren.
Besondere Berufspläne sollten mit unseren Ärzten abgesprochen werden.

Autofahren

Bevor unsere Patienten wieder selbst Auto fahren, sind sie gebeten folgendes zu überlegen:
- Wie ist das Wohlgefühl?
- Kann der Stress des Straßenverkehrs bewältigt werden oder ist er eine Überforderung?
- Ist das Reaktionsvermögen ausreichend?
- Gibt es Nebenwirkungen bedingt durch Medikamente?

Wenn unsere Patienten keine Probleme damit haben, hat das Team der LTX-Ambulanz auch keine.

Garten und Blumen

Erlaubt für unsere Patienten sind: Schnittblumen mit täglichem Wasserwechsel und Topfpflanzen auf Seramis® (Tongranulat).
Mit der Gartenarbeit sollten die Transplantierten ca. ein Jahr warten. Zum Schutz vor Verletzungen und Infektionen empfehlen wir bei der Pflanzenpflege gute Gartenhandschuhe.
Kontakt zu Komposthaufen sollte möglichst vermieden werden, da durch die Pilze eine Gefahr für immunsupprimierte Menschen besteht.

Haustiere

Haustiere aller Art stellen immer ein Infektionsrisiko dar.
Unser Zentrum toleriert die Haltung von Hunden; auch gegen Katzen, die als Stubentiger leben, ist nichts einzuwenden. Die Tiere müssen regelmäßig dem Tierarzt vorgestellt, geimpft und entwurmt werden. Die Pflege sollten möglichst andere Personen übernehmen. Bei Tierkontakt ist eine häufige Händedesinfektion nötig.
Wir empfehlen, Vögel aus dem Haushalt abzugeben.

Sexualität

Die Sexualfunktion kehrt in der Regel nach der Transplantation zurück.
Frauen bekommen z.B. oft noch während des Klinikaufenthaltes ihre möglicherweise lange ausgebliebene Periode.

Schwangerschaft

Eine Schwangerschaft sollte frühestens ca. 1 Jahr nach Transplantation geplant werden

Eine Schwangerschaft sollte frühestens ca. 1 Jahr nach Transplantation geplant werden. Da es sich um eine Risikoschwangerschaft handelt, ist eine intensive Verlaufskontrolle nötig. Die Leber- und Nierenwerte sollten stabil – und die Medikamentendosierung eher niedrig sein.

Reisen

Wir empfehlen, im ersten Jahr nach der Transplantation eher Kurzreisen innerhalb Deutschlands zu planen.
Bei stabiler Organfunktion und nach Rücksprache mit unseren Ärzten kann später eine Reise ins Ausland mit geringen Infektionsrisiken angetreten werden.
Vor Reiseantritt benötigen die Patienten einige Medikamente z.B. gegen Schmerzen, Fieber, Erbrechen oder Durchfall.
Des Weiteren müssen die Impfbestimmungen der jeweiligen Länder beachtet werden. Spezielle Fragen können mit dem Tropeninstitut geklärt werden.
Das Mitnehmen einer ausreichenden Menge der Immunsuppressiva ist Pflicht!!
Empfehlenswert sind Atteste über Diagnose und Medikamente sowie Auslandskranken- und Reiserücktrittsversicherung.
Bei gesundheitlichen Problemen können die Patienten und ihre behandelnden Ärzte jederzeit in unserem Zentrum um Rat fragen.

Leber-Lebend-Spende

Entscheidungshilfe

Angehörige entscheiden aufgrund der Gefühle und emotionalen Bindungen oft spontan. Sie haben die Möglichkeit, selbst aktiv zu werden, und möchten diese Chance nutzen. Sie dürfen, bzw. wollen, aber sie müssen nicht spenden.

Bei mehreren geeigneten Spendern sind sie erleichtert, wenn der Arzt aus medizinischen Gründen die Entscheidung nahelegt.

Beziehung zum Empfänger

In der Regel besteht ein konfliktfreies und enges Verhältnis zum Empfänger. Trotzdem beschreiben viele eine Verbesserung der Beziehung nach der Spende.

Beziehung in der Familie

Die gesamte Familie erhält eine Verbesserung ihrer Lebensqualität.
Es können wieder Termine wahrgenommen und Planungen in kleinen Schritten angestrebt werden.
Nach einer deutlichen Gesundheits-Verbesserung nach Spende von Eltern auf Kind bleibt endlich wieder mehr Zeit für Geschwister-Kinder.
Manchmal haben zwei konkurrierende Geschwister nach der Entscheidung eine innigere und festere Beziehung entwickelt.

Beziehung zu Ärzten

Einige Spender fühlen sich im postoperativen Verlauf vernachlässigt. Sie halten ihre eigenen Bedürfnisse und Wünsche zurück, wenn es z.B postoperative Komplikationen beim Empfänger gibt und dieser dann natürlich intensiver betreut werden muss.

Gefühle zum Zeitpunkt der Transplantation

Häufig findet eine grundsätzliche Veränderung der Lebenseinstellung statt (z.B. intensivere Gefühlswahrnehmung).
Die Spender wollen im Angehörigenkreis nicht lobend hervorgehoben werden (z.B. "tolle Leistung").

Narbe

Sie ist ein Symbol der bewältigten Lebenskrise. Sie wird akzeptiert oder abgelehnt je nach Zufriedenheit mit dem Transplantationsergebnis.

Leber-Spender

In den meisten Fällen können die Spender unsere Klinik nach ca. 8-10 Tagen verlassen.

Die Spender werden in der Nachsorge behandelt wie nach einer Leberteilresektionsoperation. Innerhalb eines Jahres wächst die Leber auf ~95% ihrer ursprünglichen Größe nach.

Ca. 6 - 8 Wochen nach der Spende ist eine Wiederaufnahme der Arbeit möglich. Die Bezahlung des Arbeitsausfalls wird durch die Spender-Krankenkasse übernommen.

In der gleichen Zeit ist eine normale sportliche sowie soziale Aktivität zu erwarten.

Nach sechs und zwölf Monaten stellen sich die Spender in unserem Zentrum für folgende Nachuntersuchungen vor: umfangreiche Blutentnahme, MRT-Abdomen mit Volumetrie der Leber, Sonographie-Abdomen und Doppler-Sonographie der Lebergefäße, Fibroscan, psychosomatisches Konsil.

Für das weitere Leben des Spenders ist nicht mit wesentlichen körperlichen Nachteilen, bis auf die äußerlich sichtbare Operationsnarbe, zu rechnen.

Pflege und Betreuung von Patienten vor und nach einer Herztransplantation am Herzzentrum Leipzig

Elke Scholz, Karsten Hochmuth & Christian Binner
Leipzig

Die Transplantation des Herzens stellt die letzte Möglichkeit dar, herzkranken Patienten nach Ausschöpfung aller medikamentösen und technischen Therapien (Kunstherzen, Schrittmacher) das Leben zu erhalten.

Evaluationsphase

Eine Indikation ist grundsätzlich bei einer irreversiblen Herzerkrankung im Endstadium und einer Lebenserwartung unter 12 Monaten ohne HTX gegeben. Die Indikationen für eine HTX sind:
- Kardiomyopathie, dilatative und ischämische (DCM/ICM)
- Linksventrikelfunktion < 35 %
- nicht behandelbare Arrhythmie nach Ausschöpfung aller anderen Optionen (Schrittmachertherapie, Klappenersatz, maximale medikamentöse Therapie)
- angeborene Herzfehler

Die Aufnahme eines Patienten auf die Warteliste bleibt immer eine individuelle ständig zu überprüfende Entscheidung.
Bevor Patienten zur Herztransplantation gelistet werden, ist eine gewissenhafte Erfassung von Begleiterkrankungen und Lebensumständen erforderlich.
Es bestehen folgende Kontraindikationen für HTX:
- pulmonale Hypertonie
- fortgeschrittene Organerkrankungen (z.B. Leberinsuffizienz)
- chronische Infektionen
- Tumorerkrankungen
- aktives Suchtverhalten

- mangelnde Compliance
- Lebensalter > 65

Patienten kommen zur stationären Aufnahme nach Vorstellung in der Herzinsuffizienz-Ambulanz. Dort fand in der Regel schon ein aufklärendes Gespräch mit dem Arzt statt, der die notwendigen Voruntersuchungen erklärt. Auf Station werden die Termine für die Konsile vereinbart, einige Konsile finden im Herzzentrum statt, andere in der nahegelegenen Universitätsklinik. Es wird eine Check-Liste angelegt (s. Abb. 1), auf welcher alle Termine und eventuelle Besonderheiten vermerkt werden.

Diagnostische Untersuchungen

Im Regelfall befindet sich der Patient etwa 1-2 Wochen stationär. Für Laboruntersuchungen steht uns ein HTX-Evaluationsprofil zur Verfügung, welches alle notwendigen Parameter beinhaltet. Zusätzlich wird Serum zur HLA-Diagnostik benötigt.

Funktionsdiagnostik:
- Rechts/Linksherzkatheter
- EKG/Langzeit EKG
- ICD/PM- Abfrage
- Spirometrie und Spiroergometrie
- Echo
- Carotis- Doppler und Doppler- Verschlußdrücke
- Endomyokardbiopsie
- Gastroskopie (ab 55 Jahre auch Koloskopie)

Bildgebende Diagnostik:
- CT (Cor und Ganzkörper)
- MRT-Cor
- Röntgen-Thorax

Konsile:
- Augen, HNO, Zahn, Haut, Urologe
- Gynäkologe
- Psychologe und Neurologe
- Rhythmologie

Die Evaluationsdiagnostik kann für den Patienten mit erhöhtem Risiko verbunden sein

Die Evaluationsdiagnostik kann für den Patienten mit terminaler Herzinsuffizienz mit erhöhtem Risiko verbunden sein. Belastungsuntersuchungen wie die Spiroergometrie oder die Vorbereitung zur

Checkliste - Evaluierung zur Transplantation

Patient: [redacted] *26.10.1989

1) x-match
=> bei PRA 14% (4/08)

Untersuchung	Termin	Bemerkung
Labor		
HLA-Typisierung	23.10.	11/07: PRA 0%
Serologie	21.10.	
Mikrobiologie	22.10.	
BG-AK	19.10.	
Evaluierungslabor	21.10.	
Funktionsdiagnostik		
Ruhe-EKG		
LZ-EKG		
Lungenfunktion	2.11.07	
Spiroergometrie		
Echo	19./23.10.	
Carotis-Doppler	2.11.07	
Doppler-Verschlußdrücke	2.11.07	
Rechtsherzkatheter	18.10.2007	PAM 19-27 mmHg
Linksherzkatheter	–	
Bronchoskopie	–	
Gastroskopie		
Coloskopie		
Hämoccult	03.11.07	
Bildgebung		
RÖ-Thorax		
Schädel-CT		
Thorax-CT	29.10.07	
Abdomen-CT	29.10.07	
RÖ-NNH		
MRT	19.10.07	
Konsile		
Zahn	25.10.07	
Augen		
HNO	25.10.07	
Haut	26.10.07	
Urologie		
Gynäkologie		
Neurologie	25.10.07	o.B.
Psychologie	09/2007	Abschätzung d. compliance etc.
Sonstiges		

Abb. 1: Checkliste Evaluation

Koloskopie, die eine Volumenbelastung von mehreren Litern notwendig macht, bedürfen einer besonderen Patientenbeobachtung. Die Gesamtsituation kann sich durch Dekompensation akut verschlechtern. Wichtig sind die tägliche Gewichtskontrolle und eine Flüssigkeitsbilanzierung, die durch den Patienten auch nach der Entlassung aus der Klinik zu Hause fortgeführt werden sollten.

Info- Material zur Transplantation

Am Herzzentrum ist vor einigen Jahren eine Broschüre entstanden, die zur Information für Patienten und Angehörige vor und nach einer Herz- oder Lungentransplantation dient. Diese Broschüre wird dem Patienten ausgehändigt und ihm behutsam vermittelt, dass er diese nicht sofort lesen muss, sondern sich Zeit lassen kann. Günstig wirkt sich oft aus, wenn Angehörige anwesend sind, welche nicht selten zuerst Interesse bekunden. Als sehr informativ und kompakt hat sich die Broschüre „Ein neues Herz ist wie ein neues Leben – Ein Ratgeber für Patienten und Angehörige vor und nach einer Herztransplantation" (Meiser, Überfuhr, Brauer, Reichart) erwiesen, welche wir zusätzlich den Patienten geben. Auch gibt es einige Broschüren von verschiedenen Pharma-Unternehmen zur Ernährung, Reisen nach TX oder Sport nach TX.

Psychologische Betreuung und Selbsthilfegruppe

Das psychologische Gespräch ist in der Regel der erste Kontakt zwischen Psychologen und Patienten, die sich im Prozess der Evaluation zur Listung befinden. Es dient zum einen dazu, psychologisch/psychiatrische Kontraindikationen zu identifizieren und zum anderen ein vertrauensvolles Verhältnis zum Patienten aufzubauen. Wenn ein Patient HU-gelistet wird, ist von psychologischer Seite eine enge Betreuung notwendig. Allerdings ist es auch vom Patienten abhängig, ob dieser die Betreuung wünscht und zulässt. Im HZL ist 2-mal wöchentlich ein Psychologe auf Station. Er steht im engen Kontakt mit HU-Wartepatienten, Evaluationspatienten und auch Angehörigen. Nicht selten vermittelt das Pflegepersonal Kontakte zwischen Angehörigen und dem Psychologen. Mit verstärkter Zuwendung muss Angehörigen gerade von HU-Wartepatienten und natürlich dem Patienten selbst begegnet werden. Diese befinden sich in einer physisch/ psychisch angespannten Belastungssituation.

Das Pflegepersonal muss mit den Ängsten der Patienten professionell umgehen; der begründeten Angst, die Wartezeit vielleicht nicht zu überleben, ist mit verantwortungsvoller Kommunikation zu begegnen. Es kann immer wieder zu unangemessenen Reaktionen von Seiten des Patienten kommen, solche müssen nicht nur verstanden sondern auch respektiert werden.

Als außerordentlich hilfreich hat sich die Einbeziehung von Mitgliedern der Selbsthilfegruppe (SHG) erwiesen, also ehemalige Patienten, die transplantiert sind. Wir bieten jedem Evaluations-Patienten ein Gespräch mit einem Betroffenen an. Auch hier ist Fingerspitzengefühl erforderlich! Einige Patienten nehmen das Angebot sofort an, einige brauchen noch etwas Zeit, nutzen es aber später. Andere wünschen erst nach der Transplantation Kontakt, auch das ist zu akzeptieren.

Wenn ein Patient HU-gelistet wird, ist von psychologischer Seite eine enge Betreuung notwendig

Pflege von HU-gelisteten Patienten

Patienten, die über mehrere Jahre an einer Herzinsuffizienz leiden und die Zeit bis zu einer möglichen Herztransplantation überbrücken, sind besonders von psychischen tief greifenden Veränderungen betroffen. Als erschwerender Faktor kommt hinzu, dass Patienten mit einer Herzinsuffizienz oft an ausgeprägten Durchblutungsstörungen des Gehirns und damit an einer verminderten Sauerstoffversorgung leiden. Daneben verursachen funktionelle Störungen einzelner Organe, wie z.B. Niere oder Leber, Entgleisungen endokriner Regulationskreisläufe, die mentale Defizite folgen lassen. Die Wartezeit auf ein Organ wird meist als sehr schwere Lebensphase in Erinnerung bleiben. Die völlige Abhängigkeit und Unselbstständigkeit werden als äußerst belastend empfunden. Die Abnahme des Gesundheitszustandes, die meist eine zunehmende Immobilität zur Folge hat und dadurch die Lebensqualität enorm einschränkt, wird zu einer ständig wachsenden psychischen Belastung. Hier ist das Team aller Pflegenden besonders gefordert, mit den Angehörigen und den Patienten einen würdevollen Umgang zu pflegen. Die Patienten, die infolge der Abnahme der Leistungsfähigkeit und durch Dekompensation gezwungen sind, die Zeit bis zur Transplantation im Krankenhaus zu verbringen, sind ständig durch Komplikationen gefährdet. Oftmals besteht auch eine Konkurrenz und Neid gegenüber anderen Patienten. Das betreuende Personal hat die Aufgabe, diesen Patienten

---

Dringlichkeitsstufen bei der Herztransplantation

1. Dringlichkeitsstufe **T** (transplantable) erfüllen die Kriterien zur Aufnahme auf die Warteliste, jedoch nicht die Kriterien für die höchste oder erhöhte Dringlichkeit, wie z.B. auch Patienten mit einem VAD (Ventrikulären Unterstützungssystem)

2. Dringlichkeitsstufe **U** (urgency) Patienten sind aufgrund ihrer Herzerkrankung lebensbedrohlich gefährdet und müssen stationär behandelt werden. Es besteht eine erhöhte Dringlichkeit zur Transplantation

3. Dringlichkeitsstufe **HU** (high urgency) besteht aufgrund einer akut lebensbedrohlichen Situation. Die Patienten werden vorrangig vor allen anderen transplantiert.

Die Zuordnung eines Patienten in die Dringlichkeitsstufe „HU" oder „U" muss besonders begründet werden. Über die Zuordnung zur Dringlichkeitsstufe „HU" entscheidet in jedem Einzelfall, zur Dringlichkeitsstufe „U" in Zweifelsfällen eine Auditgruppe bei der Vermittlungsstelle.

NT (not transplantable) Patienten können aus medizinischen Gründen nicht transplantiert werden.

Quelle: Richtlinien zur Organtransplantation gemäß § 16 Transplantationsgesetz Empfehlung der Ständige Kommission Organtransplantation der Ärztekammer Ärzteblatt , Jg. 102/Heft 22/3. Juni 2005

Trost, Hoffnung und Mut zuzusprechen. Der Patient muss aufgemuntert und beschäftigt werden. Eine professionelle psychische Betreuung ist während des Klinikaufenthaltes empfohlen und im Herzzentrum Leipzig vorhanden. Dabei sind ständige Weiterbildungsmaßnahmen für Ärzte und Pflegepersonal wichtig.

Werden Patienten HU-gelistet (HIGHT URGENT), müssen folgende Kriterien erfüllt sein:
- mittlerer oder hoher Katecholaminbedarf
- assistierte oder kontrollierte Beatmung
- ständig lebensbedrohliche Herzrhythmusstörungen
- Zeichen anderer Organversagen
- Infektion oder Ausfall eines Kunstherzsystems (VAD ventrikuläres Unterstützungssystem)

Der Mangel an Spenderorganen und der hohe Bedarf lassen den besonders dringlich gelisteten Patienten trotzdem noch sehr lange auf ein Spenderorgan warten. In dieser Zeit kommt es oftmals zu weiteren Komplikationen, Verschlechterung des Gesundheitszustandes oder die Notwendigkeit einer Implantation eines Kunstherzens und damit zur Entfernung von der HU-Liste

Diese Patienten befinden sich die gesamte Wartezeit im Intensiv- oder IMC-Bereich. Der Mangel an Spenderorganen und der hohe Bedarf lassen den besonders dringlich gelisteten Patienten trotzdem noch sehr lange auf ein Spenderorgan warten. In dieser Zeit kommt es oftmals zu weiteren Komplikationen, Verschlechterung des Gesundheitszustandes oder die Notwendigkeit einer Implantation eines Kunstherzens und damit zur Entfernung von der HU-Liste.

Um Komplikationen zu vermeiden, wird im Herzzentrum Leipzig der Patient auf einer speziell ausgerüsteten und geschulten Station untergebracht. Der Patient wird rund um die Uhr intensivmedizinisch überwacht. Besonders wichtig ist hier die genaue Kontrolle der Flüssigkeitsbilanzierung und eventuell notwendigen Trinkmengenbegrenzung. Die Hämodynamik wird mittels Swan-Ganz Katheter gemessen, hinzu kommt die Bewertung des kontinuierlich gemessenen ZVD. Obwohl auf vielen Intensivstationen kaum noch ein Augenmerk auf den ZVD gelegt wird, ist er hier ein wichtiger Parameter für die Bestimmung der Vorlast des Herzens und den Volumenhaushalt des Patienten.

Durch die Einschränkung der Nierenfunktion folgt häufig eine schwere Niereninsuffizienz und damit verbunden eine temporäre Dialysepflicht. Die Dialyse wird kontinuierlich und so schonend als möglich durchgeführt, um die Hämodynamik nicht weiter zu belasten.

Die physiotherapeutische Betreuung wird mindestens zweimal täglich durchgeführt. Hierbei wird darauf geachtet, den Patienten nicht zu überlasten und gleichzeitig mobil zu halten. Wichtig sind auch Massagen, Entspannungsübungen und Atemtherapien. Der Patient wird darauf hingewiesen, unabhängig von der täglichen Betreuung auch selbstständig die gelernten Übungen durchzuführen. Die Erfah-

rungen haben deutlich gezeigt, dass Patienten, die präoperativ mobil waren, weniger postoperative Komplikationen boten.
Insgesamt ist zu beobachten, dass Patienten mit langer HU-Wartezeit schlechte Voraussetzungen für ein gutes postoperatives Ergebnis haben.
Um gegenseitiges Konkurrenzdenken unter Patienten zu vermeiden, werden HU-gelistete Patienten immer in unterschiedlichen Zimmern untergebracht.

Um gegenseitiges Konkurrenzdenken unter Patienten zu vermeiden, werden HU-gelistete Patienten immer in unterschiedlichen Zimmern untergebracht

Vorbereitung zur Transplantation

Aufnahme

Heute bekommen nur noch relativ selten Herz- oder Lungenempfänger, die T-gelistet sind, ein Organangebot. Der überwiegende Teil an Patienten befindet sich im stationären Bereich, also hochdringlich (HU) auf der Warteliste. Wenn ein Patient jedoch von zu Hause einberufen wird, erfolgt die Meldung der Klinik an die zuständige Rettungsleitstelle, die den Patienten von zu Hause mit dem Krankentransport zur Klinik bringt. Dort erfolgt eine stationäre Aufnahme.

Vorbereitung des Patienten

Eine Herztransplantation ist ein Notfalleingriff.
Die Vorbereitung des Patienten zur TX erfolgt unter Zeitdruck. Die Stationsarbeit, ob nun pflegerisch oder ärztlich, ist abgesehen von Notfällen zweitrangig.
Beim Eintreffen des Patienten auf Station muss darauf geachtet werden, keine Hektik aufkommen zu lassen; Sicherheit und Professionalität auszustrahlen, ist unbedingt notwendig.
Es werden dem Patienten die notwendigen Maßnahmen erklärt, die sich anschließen.
Die Kommunikation des Pflegepersonals mit dem Entnahmeteam ermöglicht eine koordinierte Patientenvorbereitung.
In jedem Fall ist zügiges, jedoch kein hektisches Arbeiten, wenn möglich durch 2 Pflegekräfte notwendig. Klare verständliche Ausdrucksweise und unterstützende Gespräche während der Vorbereitung vermitteln dem Patienten und begleitenden Angehörigen Sicherheit.
Ein Transplantationsset (siehe Abb. 2) für die Vorbereitung steht zur Verfügung.
Darin befinden sich alle notwendigen Utensilien wie
– elektrischer Rasierer
– Handtücher, OP- Hemd

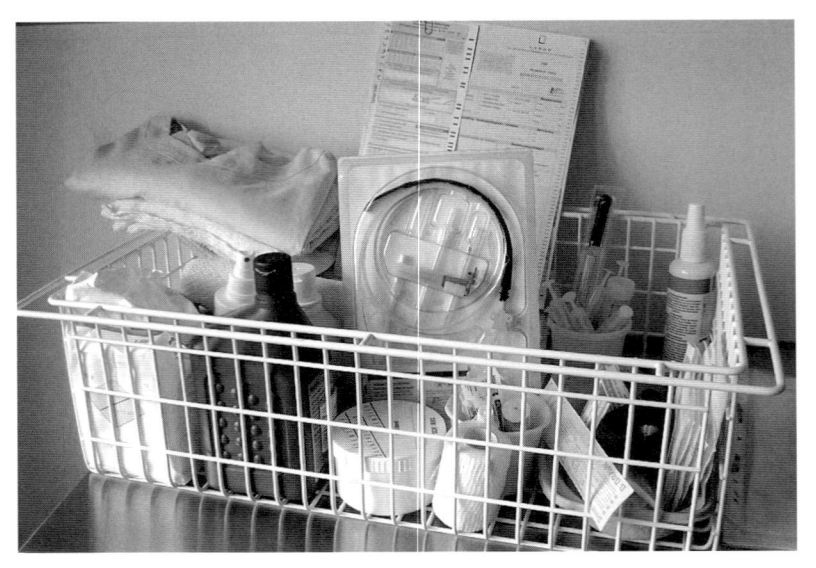

Abb. 2: TX-Set

- Monovetten zur Blutabnahme
- Flexülen (periphere Verweilkanülen)
- Desinfektions-Waschlösung
- Abstrichröhrchen für die Mikrobiologie
- Post-TX Akte
- 5-lumen ZVK (wird in den OP gegeben)

Es erfolgt zuerst eine Ganzkörperrasur, da Körperhaare Infektionsträger sind. Danach kann sich der Patient waschen oder duschen; ist er dazu nicht selbst in der Lage (z.B. HU-Patient), erfolgt dies durch das Pflegepersonal. Dazu wird eine antibakterielle Waschlösung verwendet.
Im Anschluss an die Vorbereitung und Aufklärung wird der Körper des Organempfängers mit antiseptischer Betaisodonalösung abgewaschen.

Weiteres Procedere

Es wird Blut abgenommen, Abstriche vom Rachen, Urinprobe und Sputum zur mikrobiologischen Untersuchung eingeschickt. Des Weiteren wird Kreuzblut für 6 Konserven bereitgestellt. Parallel zur Vorbereitung wird der Patient von einem Anästhesisten zur Narkose aufgeklärt. Eine chirurgische Aufklärung erfolgt nicht, da die Patienten zur Evaluation informiert wurden.

Über eine mögliche Ablehnung des Spenderorgans durch das Entnahmeteam wird der Patient im Laufe der Vorbereitung auch unterrichtet. Die endgültige Entscheidung über die Eignung des Herzens trifft in jedem Fall der Chirurg bei Organentnahme und benachrichtigt sofort das TX-Zentrum.

Abführende Maßnahmen wie normalerweise vor einer Herzoperation üblich, werden vor Transplantation nicht eingeleitet, da nicht genügend Zeit zur Verfügung steht.

Falls durch das Entnahmeteam entschieden wird, dass sich ein Organ nicht zur Transplantation eignet, wird der Patient hierüber, wenn möglich durch einen Arzt, schonend unterrichtet. In der Regel verbleibt der Patient zur Beobachtung für mehrere Stunden in der Klinik.

Wenn der Anruf mit der positiven Nachricht vom Entnahmeteam kommt, wird der Patient in den OP gefahren.

Die Operation

Der operative Zugang für eine Herztransplantation erfolgt über eine mediane, longitudinale Sternotomie. Bei bereits am Herzen voroperierten Patienten kann sich hierbei die Freilegung des Herzens aufgrund von teilweise erheblichen Verwachsungen des Herzbeutels (Perikard) mit dem umliegenden Gewebe wie zum Beispiel Brustbein (Sternum), Herz und Lunge als technisch schwierig und demzufolge zeitraubend gestalten. Dem damit verbundenen Risiko für eine Verletzung bzw. hämodynamische Instabilität Rechnung tragend wird deshalb in einigen Fällen der Anschluss für die Herz-Lungen-Maschine (HLM) peripher über Gefäße in der Leiste (Arteria femoralis, Vena femoralis) bereits vor der Sternotomie vorgenommen. Bei nicht voroperierten Patienten hingegen kann der Anschluss für die HLM (Herz–Lungen–Maschine) zentral erfolgen durch Kanülierung der Aorta ascendens sowie beider Hohlvenen (Vena cava superior und inferior). Durch den Einsatz der HLM ist einerseits die Aufrechterhaltung eines ausreichenden Kreislaufs während der Explantation des erkrankten und der Implantation des gesunden neuen Herzens möglich. Andererseits wird durch einen Oxygenator aus dem venösen Blut, welches einen hohen Anteil an Kohlendioxid (CO_2) enthält, dieses gegen Sauerstoff (O_2) ausgetauscht und so den Körperzellen zur Verfügung gestellt. Durch ein zusätzliches Thermoregulationssystem kann die Körpertemperatur des Patienten erhöht und erniedrigt werden, so dass die Operation in leichter Hypothermie durchgeführt wird.

Nach Anfahren der HLM und Erreichen eines ausreichenden Blutflusses kann die Blutzufuhr zum Herzen durch Setzen einer Klemme an die Aorta ascendens (1) sowie Umschlingung beider Hohlvenen (2) mit einem Stoffband unterbunden und das Herz herausgeschnitten werden. Abhängig von der Implantationstechnik wird entweder bei der sogenannten bi-atrialen Technik eine größere Manschette im Bereich des rechten Vorhofs (Atrium) belassen oder aber wie bei der bicavalen Technik notwendig die obere Hohlvene durchtrennt. Der hintere Anteil des linken Vorhofs wird zusammen mit dem Einmündungsbereich der im Normalfall vier Pulmonalvenen (3) belassen. Die Durchtrennung von Aorta ascendens sowie des Stamms der Pulmonalarterie stellt den letzten Schritt der Explantation dar.

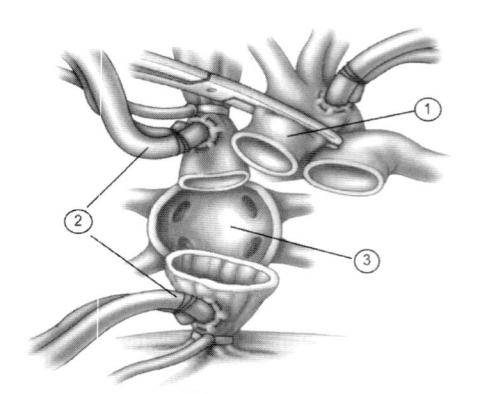

Abb. 3: Explantation

Es kann nun mit der Implantation des Spenderherzens begonnen werden. Üblicherweise beginnt man diese mit der Anastomosierung von linker Vorhofmanschette (4) des Empfängers mit linkem Vorhof des Spenders in fortlaufender Nahttechnik mit nicht resorbierbarem Nahtmaterial. Im Anschluss an die links atriale Anastomosierung werden untere Hohlvene (5), Arteria pulmonalis, Aorta ascendens und obere Hohlvene des Spenders mit dem jeweiligen korrespondierenden Teil des Empfängers anastomosiert. Die Reihenfolge der Anastomosierung unterliegt geringfügigen Abweichungen.

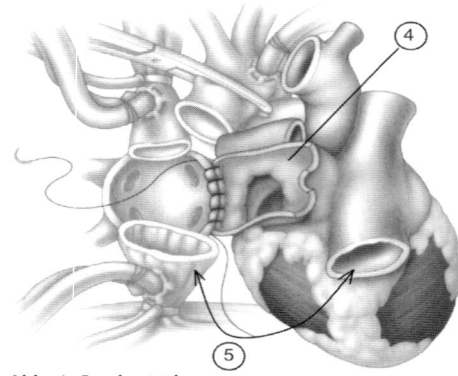

Abb. 4: Implantation

Durch Freigabe des Blutstroms zum Spenderherzen bzw. Abnahme der Aortenklemme kann die sogenannte Reperfusionsphase des Herzens beginnen. Hierbei ist jedoch darauf zu achten, dass gerade in der Anfangsphase eine Volumenüberladung des Spenderorgans vermieden wird. Abhängig von der Zeitspanne, während derer das Spenderorgan nicht durchblutet gewesen ist, also von Beginn der Explantation bis zum Beginn der Wiederdurchblutung, muss sich die Reperfusionsphase anschließen.

Mit Erreichen eines suffizienten Kreislaufs, unterstützt durch Medikamente, erfolgt schrittweise die Reduktion von der HLM.

Nach gründlicher Blutstillung und Platzierung von epimyokardialen passageren Herzschrittmacherdrähten werden Drainagen gelegt (Mediastinum, Perikard, evtl. Pleura), die beiden durchtrennten Hälften des Sternum mittels Drahtcerclagen aneinandergebracht und die Haut schichtweise verschlossen.

Intraoperative Komplikationen	Therapie
Rechtsherzversagen	verlängerte Reperfussion, temporärer RH-Ersatz
Linksherzversagen	verlängerte Reperfussion, ECMO, LH-Unterstützung
Diffuse Gerinnungsstörung infolge von vorbestehender Leberfunktionsstörung bei RH-Insuffizienz bzw. nach Einnahme gerinnungshemmender Medikamente	Substitution von Gerinnungsfaktoren
Hyperakute Abstoßung	Versuch der verlängerten Reperfussion
Trikuspidalklappeninsuffizienz bei biatrialer Implantationstechnik	Trikuspidalklappenrekonstruktion bzw. -ersatz

Postoperative Pflege auf ITS und Pflegestation

Nach der Verlegung aus dem OP-Bereich auf die Intensivstation erfolgt eine umfangreiche und ausführliche Übergabe von einem der Operateure und dem Anästhesisten an den zuständigen Arzt und an das Pflegepersonal der Intensivstation.

Auf der Intensivstation des Herzzentrums Leipzig betreuen durch Weiterbildung geschulte Pflegekräfte transplantierte Patienten.

Die Pflege ist durch intensives Monitoring, umfangreiche Überwachung und durch besondere hygienische Maßnahmen gekennzeichnet. Das erfordert in besondere Maße geschultes und eingewiesenes Personal.

Um die Möglichkeit einer Abstoßung zu minimieren, wird bereits direkt präoperativ mit der Gabe von immunsuppressiven Medikamenten begonnen, während der Operation und postoperativ fortgesetzt. Etwa sieben Tagen nach der Transplantation wird die erste

Herzmuskelbiopsie durchgeführt, um frühzeitig Abstoßungsreaktionen zu erkennen und gegebenenfalls zu behandeln.

Da bei dem Patienten häufig noch eine instabile Kreislaufsituation vorliegt und diese nur mit Katecholaminen oder temporären Kreislaufunterstützungssystemen aufrechterhalten werden kann, ist die Überwachung der Herz-Kreislauf-Funktion von größter Wichtigkeit.

Engmaschig überwacht werden
- Atmung
- Ausscheidung
- Hirnfunktion
- Säure-Basen-Haushalt
- Wasser-Elektrolyt-Haushalt Blutgerinnung.

Zur Kontrolle der Herz-Kreislauf-Funktion ist ein Überwachungsmonitor notwendig für: Herzfrequenz, Rhythmus, Blutdruck, ZVD, pulmonal-arter. Druck, HZV Temperatur, Pulsoxymetrie.

Die postoperative Beatmung erfolgt generell mit einem Servo- Beatmungsgerät, um die Möglichkeit einer Stickstoffbeatmung (NO) zu haben. Eine NO-Beatmung hat den Vorteil, pulmonale Widerstände zu senken. Diese Widerstände sind sehr oft erhöht bei Patienten mit einer globalen Herzschwäche und können postoperativ zu einem Rechtsherzversagen führen. Um eben dieses zu vermeiden, setzt man neben intravenösen Medikamenten auch diese besondere Form der Beatmung ein. Die Einstellung der Beatmung wird vom Arzt vorgenommen und verändert. Beim spontan atmenden Patienten muss auf eine ausreichende Oxygenierung geachtet werden.

Eine NO-Beatmung hat den Vorteil, pulmonale Widerstände zu senken

Die Ausscheidung wird mittels Blasendauerkatheter überwacht und stündlich abgelesen. Transplantierte Patienten erhalten immer einen Silikonkatheter mit Temperatursonde für eine kontinuierliche und genaue Temperaturkontrolle.

Eine Blutgasanalyse wird zweistündlich und bei Bedarf vorgenommen. Hier werden besonders die Parameter der Blutgase, Hämoglobin, Kalium, Natrium, Lactat, Blutzucker und Säure- Basen- Status beachtet. Zweimal täglich wird Labor zur Überwachung aller wichtigen Parameter, inklusive der Überwachung der Immunsuppression an das benachbarte Labor geschickt.

Bereits in der frühpostoperativen Phase wird der zuständige Kardiologe, der den Patienten bereits bis zur Herztransplantation betreut hat, zur Therapiebesprechung hinzugezogen.

Auch die Angehörigen werden nach Möglichkeit in das Pflegekonzept zeitnah mit einbezogen. So wird nach Absprache eine Flexibilität der Besuchszeiten angeboten oder etwa die Einbeziehung in Mobilisationsabläufe möglich gemacht. Angehörige können hilfreich in der Pflege des Patienten sein, so etwa bei der Informationssammlung über besondere Ess- oder Lebensgewohnheiten oder bei der mentalen Unterstützung.

Ebenso wichtig ist auch die Weitergabe von Informationen an die Angehörigen z.B. bei Veränderungen des Zustandes des Patienten oder bei Verlegungen.

Ein spezielles Merkmal der Pflege eines transplantierten Patienten ist die Einhaltung hygienischer Besonderheiten. Zusätzlich zu allen allgemein üblichen Hygienemaßnahmen muss auf die abgeschwächte Lage des Immunsystems, die psychische Belastung und den relativ langen Krankenhausaufenthalt besonders eingegangen werden.

Auf eine Isolierung des Patienten wird mittlerweile verzichtet, notwendig ist nur ein Mundschutz. Lediglich im Fall einer Leukopenie wird der Patient isoliert und das Anlegen von steriler Kleidung bei Betreten des Zimmers notwendig.

Dekubitusprophylaxe: Durch den Eingriff in Hypothermie und aufgrund der Katecholamingaben besteht ein erhöhtes Dekubitusrisiko. Deshalb wird der Patient generell auf einer Wechseldruckmatratze gelagert.

Pneumonieprophylaxe: Atemtraining, Einreibungen, Abklopfen wird mindestens zweimal täglich durch die physiotherapeutischen Abteilung durchgeführt.

Infektionsprophylaxe: Durch die zahlreichen Wunden und künstlich geschaffenen Kathetereintrittspforten sind die Patienten besonders gefährdet, an einer nosokomialen Infektion zu erkranken. Um dieses Risiko zu minimieren, stehen die Händedesinfektion und die Desinfektion aller am Patienten gebrauchter Materialien und Geräte an erster Stelle.

Zusätzlich werden beim Transplantationspatienten alle diskonnektierten Verbindungen, Dreiwegehähne und patientennahe Verbrauchsmaterialien mit einem alkoholischen Desinfektionsspray desinfiziert. Bei allen Tätigkeiten, die Patientenkontakt einschließen, sind Handschuhe zu tragen.

Alle Patienten erhalten silberbeschichtete zentrale Venenkatheter und Blasendauerkatheter aus Silikon. Einmal pro Woche wird ein Infektionsstatus anhand von verschiedenen Abstrichen und Labortechnischen Untersuchungen erstellt. Es werden generell nur Blutprodukte mit Anti-CMV-negativem Nachweis verwendet. Anzustreben ist eine aktive und selbstständige Mitarbeit des Patienten bei der Infektionsprophylaxe, wie beispielsweise die eigene Händedesinfektion vor dem Essen oder nach dem Toilettengang.

Parotis- und Soorprophylaxe: Bei der Mundpflege wird auf herkömmliche Lösungen verzichtet, sondern Hexoral® Mundspüllösung verwendet, da diese eine Verminderung der Keimzahl im Mund- und Rachenbereich bewirkt.

Nach Stabilisierung des Kreislaufes und Entfernung des Beatmungsschlauches wird der Patient von der Intensivstation auf unsere Transplantationsstation verlegt. Auch hier ist die Möglichkeit der intensiven Überwachung und Behandlung gegeben, intensivmedizinische Interventionen, wie eine Dialyse oder Punktionen können hier durchgeführt werden.

Nach der Überwachung stehen nun die Weiterführung der medizinischen Therapie und die Mobilisation im Vordergrund. Hier wird auch mit der Schulung des Patienten in den Themen Hygiene, Ernährung und vor allem Einnahme der Medikamente begonnen. Die psychologische Betreuung von Patient und Angehörigen wird ebenfalls fortgeführt.

Immunsupressiva

Die regelmäßige und pünktliche Einnahme der Immunsuppressiva ist die wichtigste Voraussetzung für die langfristige Funktion des Transplantats.

Eine wichtige Grundlage bildet die Schulung des Patienten, um dadurch sein Verständnis für die lebenswichtigen Medikamente zu fördern.

Sobald eine orale Medikamentenaufnahme möglich ist, wird morgens 8 Uhr mit der ersten Dosis der Immunsuppressiva begonnen. Wenn der Patient adäquat und aufnahmefähig ist, werden ihm die Medikamente gezeigt und darauf hingewiesen, dass die nächste Einnahme genau 12 Stunden später erfolgen muss. Beim Vorbereiten der Medikamente für Transplantierte sollte darauf geachtet werden, die Immunsuppressiva getrennt von allen anderen Tabletten zu setzen. Nur so kann der Patient seine Medikamente unterscheiden.

Eine zusätzliche Einweisung in die Immunsuppression findet kurz vor der stationären Entlassung statt.

Es muss sichergestellt sein, dass der Transplantierte die Bedeutung der lebenslangen Medikamenteneinnahme verstanden hat und mit den unterschiedlichen Präparaten und Packungen zurechtkommt. Nach Möglichkeit sollten bei der Medikamenteneinweisung Ehe- oder Lebenspartner anwesend sein.

Im HZL wurde ein INFO- Blatt mit allen Medikamenten gestaltet, die nach einer Transplantation zum Einsatz kommen. Darauf werden besonders die Immunsuppressiva hervorgehoben.

Die gängigen Handelsnamen der Präparate, deren Wirkung und die Dosierung werden mit verständlichen Worten erläutert. Anhand der aktuellen Dosierung des Patienten wird zur Einweisung auf jedes einzelne Medikament eingegangen, die Packung gezeigt, die tägliche Dosierung erklärt und auf Besonderheiten hingewiesen. Hier ist besonders zu erwähnen, dass transplantierte Patienten auf den Genuss von Grapefruitfrucht und -saft lebenslang verzichten sollten, da diese den Medikamentenspiegel von Tacrolimus und Sandimmun beeinflusst. Auch der Verzehr von Johanniskrautprodukten sollte vermieden werden. Prograf- Kapseln sollen bis kurz vor der Einnahme in der Folie belassen werden, da sie schnell Feuchtigkeit aufnehmen können.

Ein Transplantationsausweis wird ausgehändigt und eine regelmäßige Selbstkontrolle empfohlen, d.h. jeder Patient erhält einen Patientenpass, in den er täglich Gewicht, Blutdruck und eventuelle Besonderheiten eintragen soll.

Es ist auch sehr wichtig, dass jeder Patient darüber informiert wird, dass das erste Jahr nach Transplantation besonders kritisch ist. In dieser Zeit besteht ein hohes Risiko einer Infektion, die Immunsuppression ist am höchsten. Das Auftreten von Fieber oder Durchfall sollte sehr kritisch betrachtet werden und der behandelte Hausarzt oder das TX-Zentrum konsultiert werden.

Im Herzzentrum Leipzig besteht für unsere Transplantierten rund um die Uhr die Möglichkeit, sich Rat zu holen. Die Ambulanz ist täglich besetzt, außerhalb dieser Zeit kann die TX-Station immer angerufen werden. Eine gute Kooperation besteht mit den niederge-

Frühkomplikationen	Therapie
Hyperakute Abstoßung	Plasmapherese, hochdosierte Steroide
Nachblutung	Substitution von Gerinnungsfaktoren Re-Thorax zur Blutstillung
Rhythmusstörungen	Medikamentöse Therapie, Schrittmacherimplantation
Pneumonie	Intensive Mobilisation und Atemtraining, mikrobiologisches Screening, Röntgenkontrolle, kalkulierte Antibiotikatherapie
Infektionen	Hygiene, Mundschutz, prophylaktische Gabe von Antibiotika, Virostatika, Antimyokotika
Nierenversagen	Temporäre Dialyse, Diuretika, individuelle Anpassung der Immunsuppression
Neurologische Ausfälle bzw. Auffälligkeiten	Frührehabilitation, Krampfprophylaxe, DGS-Therapie, medikamentöse Abschirmung mit Antidepressiva
Unspezifische gastrointestinale Beschwerden	v.a. bei MMF

lassenen Hausärzten. Die Medikamentenspiegel der Immunsuppression werden im angeschlossenen Labor bestimmt, und Veränderungen der Dosierung nimmt nur der Oberarzt der Ambulanz vor.

Ernährungsberatung

Unsere transplantierten Patienten erhalten keimarm-abgepackte Nahrung. Außerdem besteht die Möglichkeit der Wunschkost.

Im Idealfall hat sich der Patient schon vor der Transplantation mit den neuen Ernährungsregeln beschäftigt, doch das sind leider die Wenigsten. Es wird eine keimarme, fett- und zuckerreduzierte Kost empfohlen. In Zusammenarbeit mit der Kurklinik, in die unsere Transplantierten zur AHB gehen, wurde eine Liste erarbeitet, auf der alle wichtigen Grundregeln zur Ernährung nach Transplantation stehen. In der 3-4 wöchigen AHB widmen sich Ernährungsberater ganz besonders diesem Thema.

Auch noch im stationären Aufenthalt werden die wichtigsten Regeln besprochen:
- wichtige Grundsätze der Küchenhygiene beachten
- Kunststoffschneidbretter statt Holz, Händedesinfektion, Geschirrspüler benutzen usw.
- nur schälbares Obst und Gemüse
- keine rohen tierischen Produkte
- Fleisch gut durchbraten
- aufgewärmte Speisen meiden
- angebrochene Packungen max. 1 Tag im Kühlschrank.

Im Allgemeinen gilt:
Alles, was man schälen, dünsten, kochen, braten kann, ist erlaubt !

Ambulante Nachbetreuung nach HTX

Im Herzzentrum Leipzig ist die Endomyokardbiopsie (EMB) Standard in der Abstoßungsdiagnostik.
Folgende Verlaufskontrollen werden durchgeführt:
- 1. EMB 2 Wochen nach TX
- bis 2 Monate alle 2 Wochen
- bis 3,5 Mo. alle 3 Wo.
- bis 5,5 Mo. alle 4 Wo.
- bis 8,5 Mo. alle 6 Wo.
- bis zum 12.Mo. alle 8 Wo.
- im 2. Jahr nach HTX alle 3 Monate
- danach 1 mal im Jahr

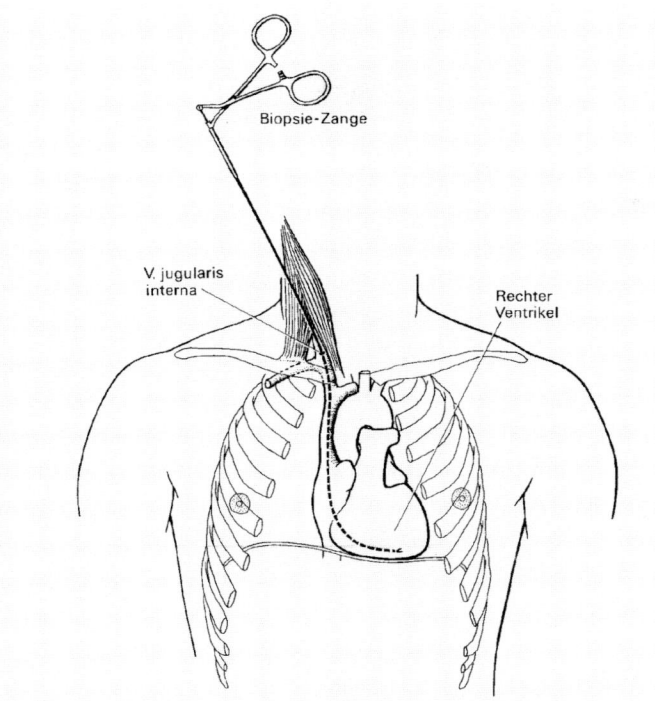

Technik der Myokardbiopsie. Nach der Seldinger-Technik wird die Myokardbiopsiezange über die Vena jugularis interna rechts in den rechten Ventrikel vorgeschoben. Dort kann von der Ventrikelspitze oder vom Ventrikelseptum eine Gewebsprobe entnommen werden

Abb. 5: Transplantationschirurgie, R. Pichlmayr, Springer Verlag 1981

Die erste Herzkatheteruntersuchung zum Ausschluss der Transplantatvasculopathie erfolgt 2 Jahre nach Transplantation.
Die EMB kann ambulant erfolgen, die Patienten kommen nüchtern am Untersuchungstag morgens in die Klinik. Die EMB wird normalerweise über die Vena jugularis interna dextra durchgeführt, deshalb wird die rechte Vena jug. Interna prä- und perioperativ geschont und nicht für Venenkatheter benutzt. Die EMB erfolgt in einem Interventionsraum unter sterilen Bedingungen und unter antibiotischer Prophylaxe. Zunächst wird der Patient auf dem Rücken liegend mit freiem Oberkörper auf dem Röntgentisch gelagert, die EKG, RR- und O2-Sättigungsüberwachung angeschlossen. Der Kopf des Patienten wird nach links gedreht, das Kopfende eventuell geneigt. Es erfolgt eine Lokalanästhesie mit Scandicain 1%, das Einführungsbesteck mit Schleuse wird plaziert und die Biopsiezange unter Bildwandlerkontrolle eingeführt. Nun werden ca. 4-6 Herzmuskelproben entnommen, sofort in eine Konservierungslösung eingelegt und in das pathologische Institut verschickt. Mit einem Ergebnis ist etwa

nach 4 Stunden zu rechnen. Anschließend erfolgt die Gabe von 2g Elzogram i.v., das Besteck einschließlich der Schleuse werden entfernt und ein Druckverband angelegt.

Der Patient kann nach Abschluss der Biopsie den Interventionsraum verlassen und etwas essen. Nach 2 Stunden muss zum Ausschluss eines Pneumothorax ein Thorax-Röntgen und zum Ausschluss eines Perikardergusses ein Echokardiogramm erfolgen. Weitere Routineuntersuchungen wie ein EKG und eine Schrittmacherabfrage (sofern nach TX ein PM implantiert wurde) schließen sich an. Nach Ablauf aller Untersuchungen und nach Erhalt des Biopsiebefundes findet ein abschließendes Gespräch mit dem Arzt der Ambulanz statt.

Ein Biopsieergebnis von Grad 0 und 1a ist nicht therapiebedürftig. Sollte eine Abstoßung ab Grad 1b vorliegen, schließt sich in der Regel eine Kortison-Stoßtherapie in Tablettenform oder als 3-malige intravenöse Gabe an, die einen stationären Aufenthalt notwendig macht. Die jeweilige Therapie wird vom Arzt individuell festgelegt und ist auch abhängig von der Zeit nach Transplantation. In allen Fällen erfolgt nach 2 Wochen eine Kontrollbiopsie.

Langzeitkomplikationen	Therapie
Transplantatvaskulopathie	Diltiazem, Certican, Stent, ACB, Re-TX
Hypertonie	Medikamente, Gewichtsoptimierung, Reduktion von Risikofaktoren, körperliche Aktivität
Nierenfunktionsstörung	Ggf. Umstellung der Immunsuppression, Dialyse
Opportunistische Infektionen	Mikrobiolog. Screening, Antibiotika
Tumorerkrankungen	Regelmäßige Nachsorge, Ultraschall Abdomen, Hautkonsil, Sonnenschutz

Arten von herzunterstützenden Systemen

Karsten Hochmuth

Leipzig

Vier verschiedene herzunterstützende Systeme sind in der Anwendung:
1. **LVAD – linksventrikuläres Unterstützungssystem z.B. Heartmate II®**
   http://www.texasheart.org/Research/Devices/thoratec_heart mateii.cfm
2. **RVAD – rechtsventrikuläres Unterstützungssystem z.B. ECMO**
   http://www.uniklinikum-regensburg.de/kliniken-institute/herz-thorax-chirurgie/Kardiotechnik/Extrakorporale_Lungenunterst_tzung/ECLA/index.php
3. **BVDA – biventrikuläres Unterstützungssystem z.b. bivent Berlin Heart, Thoratec Excor®**
   http://www.berlinheart.de
   http://www.iatricks.net/index.php?title=Patient_with_BiVAD
4. **THA – totaler Herzersatz z.B. Cardio West®**
   http://www.fda.gov

Indikationen zur Implantation eines herzunterstützendem Systems

Überbrückungstherapie bis zur Transplantation - Die Herzfunktion des Patienten während der Wartezeit auf ein passendes Spenderherz hat sich akut verschlechtert, und es ist zu erwarten, dass der Betroffene den Zeitraum bis zur Transplantation nicht überleben würde.

Alternativtherapie zur Herztransplantation - Der Patient kann aufgrund von Begleiterkrankungen oder seines hohen Alters kein Spenderherz erhalten. Das Unterstützungssystem kann dauerhaft verbleiben.

Überbrückungstherapie bis zur hämodynamischen Verbesserung - Es besteht die Möglichkeit, dass es durch eine vorübergehende Entlastung des Nativherzens zu einer Erholung des Herzmuskels und damit zur Heilung kommt. Dieses Verfahren hat sich besonders bei Patienten mit akuter Myocarditis bewährt.

Die frühpostoperative Pflege und Überwachung

Die frühpostoperative Pflege unterscheidet sich nicht umfangreich von der Pflege und Betreuung von anderen herzchirurgischen Patienten. Auch hier ist die Überwachung der Herz-Kreislauf-Funktion von größter Wichtigkeit. Dazu sind sämtliche relevanten Organsysteme wie Atmung, Ausscheidung, Hirnfunktion, Säure-Basen-Haushalt, Wasser-Elektrolyt-Haushalt und Blutgerinnung klinisch, apparativ und laborchemisch engmaschig zu überwachen.

Der Patient ist vollheparinisiert. Die Blutgerinnung wird anhand von PTT-Werten gesteuert, dieser wird vierstündlich kontrolliert. Es ist von besonderer Bedeutung, einen PTT-Wert im therapeutischen Bereich von 60 bis 80 Sekunden zu halten, um mögliche Blutungen oder Thromben zu vermeiden. Zusätzlich wird noch die ACT kontrolliert. Diese sollte zwischen 160 und 180 Sekunden liegen.

Einen PTT-Wert im therapeutischen Bereich von 60 bis 80 Sekunden halten, um mögliche Blutungen oder Thromben zu vermeiden

Da der Bewusstseinsgrad mit apparativen Überwachungsmaßnahmen nicht sicher erkannt werden kann, fällt diese Aufgabe vor allem dem Pflegepersonal zu. Bei Kunstherzpatienten besteht ein hohes Risiko, ein Durchgangssyndrom, Hirnblutungen oder Schlaganfälle zu erleiden.

Hohes Risiko, ein Durchgangssyndrom, Hirnblutungen oder Schlaganfälle zu erleiden

Um das Risiko des Wundliegens zu minimieren, wird der Patient generell auf einer Anti- Dekubitus- Matratze gelagert.

Täglich wird das Kunstherzsystem von einem Kardiotechniker überprüft, und bei adäquater Bewusstseinslage wird begonnen, die Handhabung des Gerätes mit dem Patienten zu üben.

Verbandwechsel

Jede Infektion kann die möglicherweise notwendige Herztransplantation in Frage stellen. Daher besteht die Notwendigkeit der äußerst umsichtigen und unbedingt aseptischen Vorgehensweise beim Verbandwechsel. Als Pflegeziele muss man hier eine Vermeidung von Infektionen und Ulcerationen, eine sichere Fixation der Driveline oder der Austrittskanülen sowie eine umfassende Beurteilung der Wundverhältnisse nennen.

Der erste Verbandwechsel soll nach 24 Stunden erfolgen. Anschließend ist ein einmaliger täglicher Wechsel des Verbandes ausreichend. Natürlich muss der Verband zusätzlich bei Bedarf gewechselt werden. Der Verband sollte im Tagdienst gewechselt werden, damit die Eintrittsstellen vom behandelten Arzt visitiert werden können.

Bei der Durchführung wird zunächst der alte Verband entfernt. Danach wird unter sterilen Bedingungen das Wundgebiet gereinigt, inspiziert und desinfiziert; die Wunde wird mit sterilen Kompressen abgedeckt und unterpolstert. Bei bereits geschädigter Haut oder besonderer Hautempfindlichkeit ist auf Pflaster zu verzichten Die Fixierung ist im erheblichen Maße für die Vermeidung von Hautirritationen oder Entzündungen von Bedeutung. Den richtigen Halt und den Verbandstatus muss die betreuende Pflegekraft mehrmals täglich kontrollieren.

Postoperative Intensivpflege nach Herztransplantation am Herzzentrum Hamburg

Christine Oelschner
Hamburg

Organangebote werden in der Regel abends bzw. nachts von Eurotransplant angemeldet. Da wir eine herzchirurgische Intensivstation sind, handelt es sich um Herz- oder Lungenangebote.
Die Entscheidung über die Annahme des angebotenen Organs obliegt dem jeweiligen Transplantoberarzt.
Wenn das Organ akzeptiert wird, haben wir auf der Intensivstation noch Zeit, bis der Patient aus dem OP zu uns verlegt wird. Diese nutzen wir, um den Aufnahmeplatz mit einer Beatmungsmaschine und der NO- Beatmung vorzubereiten. Außerdem überprüfen wir die vorrätigen Medikamente, die wir in den ersten Stunden, nachdem der Patient auf unsere Intensivstation aufgenommen wurde, brauchen.
Eine halbe Stunde vor Übernahme aus dem OP wird der Patient telefonisch von der Anästhesie angemeldet.
Unsere Intensivstation befindet sich auf der gleichen Etage wie der OP und wird nur durch eine Tür vom OP getrennt. Hier findet die Übergabe des Patienten vom OP-Team an das Team der Intensivstation statt: gemeinsam wird der Patient vom OP-Tisch in das Intensivbett umgelagert, welches mit einer Softcare-Matratze vorbereitet ist. Nach Eingriffen in Hypothermie und bei hochdoisierter Katecholamingabe besteht ein erhöhtes Dekubitusrisiko.
Unsere Patienten liegen in einem Zweibettzimmer. Eine Isolation transplantierter Patienten wird in unserer Klinik nicht durchgeführt.

Aufnahme aus dem OP

Die Aufnahme am Bett wird mit zwei Pflegekräften und einem Arzt durchgeführt. Der Arzt kümmert sich als erstes um die Einstellung der Beatmung und schließt den Patienten an das Gerät an.

Das Pflegepersonal teilt sich auf, einer übernimmt die „Kopfseite", der andere die „Fußseite".

Kopfseite: Hier wird als erstes der invasive Blutdruck, der über die Druckaufnehmer gemessen wird, an den Monitor angeschlossen. ZVD und PA- Drücke werden umgesteckt und können somit über unseren Monitor gemessen werden.

Das EKG wird umgeklebt, weil die Anästhesie die Elektroden immer auf den Rücken klebt, damit der Thoraxbereich während der OP frei bleibt.

Laufende Medikamente werden umgehangen. Katecholamine werden „überlappend" laufen gelassen, damit es nicht zu massiven Blutdruckschwankungen kommen kann. Wenn der Patient stabil ist, kann die Pflegekraft mit der Dokumentation beginnen. Wir haben eine elektronische Patientenakte. Damit werden die Daten sofort vom Monitor und von der Beatmung übernommen.

Fußseite: Die andere Pflegekraft schließt als erstes die Drainagen- perikard- retrosternal (PCRS)- an den Sog an. In der Regel liegt der Sog bei 20- 40 mmHg.

Zur Ableitung von Wundsekret werden intraoperativ PCRS- Drainagen eingelegt. Kontinuierlich sind die Durchgängigkeit der Drainagen, das Sekret auf Menge, Aussehen und Konsistenz und die Verbände auf Sezernierung zu überwachen.

Blasenkatheter, Redondrainage und Magensekretablaufbeutel werden am Bett befestigt.

Die Redondrainage befindet sich in der Defibrillatortasche und wird meistens am zweiten postoperativen Tag gezogen. Alle Patienten, welche bei uns zu Herztransplantation auf der Warteliste sind, haben einen Defibrillator. Dieser wird nach der Transplantation entfernt.

Nach der Aufnahme werden noch eine arterielle und eine gemischt-venöse Blutgasanalyse durchgeführt. Wenn unsere Patienten mit NO beatmet werden, bekommen sie zur Überwachung einen Pulmonaliskatheter. Aus diesem kann dann Blut für eine gemischt- venöse Blutgasanalyse entnommen werden.

Außerdem wird die Haut des Patienten, vor allem am Gesäß und Rücken, angeschaut und in der Dekubitusstatistik dokumentiert. Dies wird dann auch bei der Entlassung wieder beschrieben.

Es werden ein EKG und ein Röntgenbild angefordert, das Röntgenbild dient zur Beurteilung von Tubuslage, Katheterlage und Lungenbelüftung.

Instrumentierung und Überwachung

- Arterieller Zugang- Druckmessung und Blutentnahme
- Zentralvenenkatheter- ZVD- Messung und Blutentnahme
- Swan-Ganz-Katheter - PAP-, HZV- und Gemischt-venöse- Sättigungsmessung
- LA- Katheter- Messung linksatrialer Drücke
- Braunülen- periferer Zugang
- Tubus- Beatmung
- Magensonde
- Schrittmacherkabel, welche auf das Myokard genäht werden und mit einem Schrittmacher verbunden sind
- Redon in der Defibrillatortasche
- Perikard- retrosternale Drainagen
- Blasenkatheter mit Temperatursonde

Zur Überwachung zählen die engmaschige Kontrolle der Vitalzeichen, Blut- und Urinbilanz sowie zwei- bis vierstündliche Blutgasanalysen.
Auch ein frühzeitiges Erkennen einer möglichen Abstoßungsreaktion kann durch die intensive Überwachung des Patienten erkannt werden. Sie zeigt sich im Anstieg von Herzfrequenz und Zentralvenendruck, O2- Sättigungs-und HZV- Abfall, generalisierenden Ödemen und akuter Oberbauchsymptomatik.
Nach einer Blutgasanalyse kann der Respirator optimiert und gegebenenfalls der Säure-Basen- Haushalt ausgeglichen werden.

Beatmung

Unsere Patienten werden alle druckkontrolliert und mit Stickstoffmonoxid (NO) beatmet. Dabei beginnen wir mit einer Dosierung von 20 ppm (parts per milion) und reduzieren schrittweise.
NO reduziert den pulmonalen Widerstand und führt dadurch zu einer Rechtsherzentlastung.
Eine zügige Entwöhnung vom Beatmungsgerät und eine schnelle Extubation werden angestrebt.
Die Maßnahmen bei einer Extubation unterscheiden sich nicht von anderen Patienten.

Pflege

Zur Mundpflege können die Pflegemittel vom Patienten verwendet werden. In den ersten Tagen kann es durch hohe Kortisongaben zu Schleimhautödemen und damit zu einer Infektion kommen. Die Mundspülung sollte immer mit stillem Mineralwasser erfolgen, um eine Infektion zu vermeiden. Als Abschlussbehandlung wird die Mundhöhle mit einer antimykotischen Suspension behandelt.

Die postoperative Grundpflege erfolgt am nächsten Morgen. Es wird immer legionellengefiltertes Wasser (spezieller Filter am Wasserhahn) verwendet. Die Bartrasur geschieht nur mit einem Trockenrasierer, da eine Nassrasur die Infektionsgefahr durch Schnittverletzungen fördert.

OP- Wunde und Einstichstellen werden unter sterilen Bedingungen verbunden.

Am ersten postoperativen Tag werden die Patienten erst an die Bettkante und dann in den Stuhl mobilisiert. Dabei werden wir von Physiotherapeuten unterstützt. Im Sessel erfolgt dann die Atemtherapie mit dem Salviagerät. Durch die Beatmung während der OP und die Nachbeatmung auf der Intensivstation können sich Atelektasen (nicht belüfteter Lungenanteil) bilden, welche mit dem Salviagerät wieder eröffnet werden.

Ernährung

Nach erfolgreicher Transplantation steigt als Folge des besseren Allgemeinbefindens und des wiederkehrenden Appetits sowie der Gabe von Kortison das Körpergewicht an, daher wird das Gewicht täglich kontrolliert.

Am ersten Tag bekommen unsere Patienten eine Suppe zu essen, um den Darm wieder langsam an Nahrung zu gewöhnen. Danach wird ganz normale Diabeteskost für den Patienten bestellt. Durch die Gabe von Kortison kann ein vorübergehender Diabetes ausgelöst werden. Wir weisen aber unsere Patienten und deren Angehörige darauf hin, dass rohes Fleisch, rohe Eier und Softeis zu vermeiden sind. Eine Salmonelleninfektion führt bei immunsupprimierten Patienten zu einem schweren Genesungsverlauf.

Weiterhin wird am dritten Tag der Stuhlgang angeregt. Aufgrund der entstandenen Elektrolytverschiebungen während der Operation, der Katecholaminegabe und Analgosedierung besteht ein erhöhtes Obstipationsrisiko.

Labor

Einmal pro Woche wird bei den transplantierten Patienten großes Labor abgenommen. Dabei bestimmen wir ein Differenzialbild, das Infektionsmonitoring, die Medikamentenspiegel (wird täglich gemacht), das Serum auf CMV, Toxoplasmose, Bakterien und Pilze, und den Urin auf Legionellen.

Medikamente und Infusionen

Mit Ausnahme der lebenslang notwendigen Immunsuppressiva gibt es keine speziellen Medikamente für transplantierte Patienten. Die medikamentöse Immunsuppression dient der Vermeidung von Abstoßungsreaktion gegen das transplantierte Organ.
Die Immunsuppressiva werden bei uns in der ersten Zeit intravenös über den Zentralvenenkatheter gegeben und später auf orale Medikation umgestellt. Dabei sollte beachtet werden, dass Grapefruits aufgrund eines speziellen Inhaltsstoffes den Tacrolimus- bzw. Ciclosporin- Spiegel beeinflussen. Auf sie also sollte verzichtet werden.

Ciclosporin/Tacrolimus haben eine starke Affinität zu Plastik, daher sollten zur Infusion keine Plastikflaschen genommen werden und zur oralen Medikation keine Plastikbecher oder Strohhalme.
Antithymozytenglobolin (ATG®) kann entweder prophylaktisch unmittelbar nach der Transplantation oder therapeutisch bei Abstoßungsreaktionen gegeben werden. Da diese Antikörper tierischer Herkunft sind, kann es jedoch zu allergischen Reaktionen kommen. Daher werden vor Gabe von ATG ein Histamin- H2- Rezeptorenblocker (die Aktivierung der H2- Rezeptoren im Magen führt zur verstärkten Freisetzung von Magensäure) und ein Antihistaminikum (Verminderung des Andockens von Histamin an seine H1- Rezeptoren und somit Unterdrückung der anaphylaktische Reaktion) verabreicht.
Kortison wird als Basistherapie mit Ciclosporin/Tacrolimus und Mycophenolatmofetil und bei Abstoßungskrisen verwendet.
Medikamente zur Inhalation werden therapeutisch mit Amphotericin B, zur Aspergillenprophylaxe, Sultanol®/Atrovent® zur Bronchialdilatation angewandt.

Angehörige/Besucher

Aufgrund der langen Zeit und der Schwere der Krankheit werden bei den meisten Patienten die Angehörigen sehr eng mit eingebunden. Wir behalten das auf unserer Station auch nach der Transplantation bei. Die Angehörigen werden in die pflegerischen Tätigkeiten mit einbezogen, es wird mit ihnen über die Ernährung gesprochen und über alle medizinischen Erfolge des Patienten.
Es sind immer noch unsere „besonderen" Patienten.

Herztransplantation am Herz-Zentrum Bad Krozingen

Dorothea Theune
Bad Krozingen

1986 wurde in Baden-Württemberg die erste Herztransplantation durchgeführt – am Herz-Zentrum in Bad Krozingen!
1997 ist das Herz-Zentrum Bad Krozingen eine Kooperation mit der Universitätsklinik Freiburg in Bezug auf die Herztransplantationen eingegangen.
Patienten, die vom Herz-Zentrum Bad Krozingen zur Transplantation gelistet sind, werden dort auch präoperativ behandelt und zur Transplantation selbst – oder auch zur Implantation eines Assist-Device (Kunstherz) - nach Freiburg verlegt.
Ist die Behandlung auf der Intensivstation abgeschlossen, werden die Patienten wieder nach Bad Krozingen zurückverlegt.
Dort erfolgt die Weiterbehandlung auf der herz- und gefäßchirurgischen Station. Diese Station steht unter der Leitung des Chefarztes der Herzchirurgie, der Oberarzt ist Kardiologe. Die Patienten verbleiben auf dieser Station bis zur Entlassung nach Hause oder in die Anschlussheilbehandlung.
Die folgenden Kontrolluntersuchungen werden durch die kardiologische Ambulanz abgewickelt. Alle weiteren stationären Behandlungen finden auf der herz- und gefäßchirurgischen Station statt.

Präoperative Phase

Vor der Anmeldung zur Transplantation werden folgende Untersuchungen durchgeführt:
- Blutuntersuchungen einschließlich virologisches, bakteriologisches und mykologisches Screening, Blutgruppe, HLA Typisierung, HLA-AK-Screening
- Echokardiographie, Herzkatheter (Rechts-Links), Spiroergometrie, Lungenfunktion, Röntgen-Thorax, Carotisdoppler, Sonographie Abdomen, Computertomographie Thorax und Abdomen

- Konsile durch Zahnarzt, Neurologe/Psychiater, HNO-Arzt, Hautarzt

Kardioanästhesist und Herzchirurg klären für die Operation auf, der behandelnde Oberarzt klärt über das Prozedere nach der Transplantation auf.

Die meisten Patienten haben – auch schon vor der Listung zur Transplantation – einen ICD (Implantierbarer Cardioverter/Defibrillator) bzw. einen biventrikulären Schrittmacher mit ICD zur Behandlung von Kammerflimmern und ventrikulären Tachykardien implantiert bekommen.

Nach der Listung bei Eurotransplant kommen die Patienten in regelmäßigen Abständen zur Verlaufskontrolle ihres Krankheitszustands in die Ambulanz oder werden für wenige Tage stationär aufgenommen.

Ist der Zustand des Patienten nur noch mit einer kontinuierlichen i.v. Therapie stabil zu halten, wird die stationäre Behandlung notwendig. Die i.v. Therapie beinhaltet in der Regel eine kontinuierliche Gabe von Katecholaminen, Diuretika, Kalium und Heparin.

Schwerst herzinsuffizienten Patienten (Cardiac Index < 2,2 unter hoch dosierter Dobutamingabe) werden bei Eurotransplant als „high urgent" gelistet.

Die Unterstützung des Patienten richtet sich nach seiner Pflegebedürftigkeit.

Die speziellen Pflegeinterventionen umfassen neben der Messung und Überwachung von Puls, Blutdruck, Temperatur und Zentraler Venendruck auch die kontinuierliche Medikamentenverabreichung nach Anordnung, die Bilanzierung der Ein- und Ausfuhr, die Gewichtskontrolle und die angeordneten Blutentnahmen.

Einmal wöchentlich werden folgende Untersuchungen zur Prüfung und Bestätigung der HU-Listung gemacht:
- Echokardiographie
- Ekg
- Rechtsherzkatheter
- Blutentnahme

Schon in einer sehr frühen Phase der Entscheidung zur Herztransplantation wird die Psychologin, die sich auf diesem Gebiet spezialisiert hat, in die Behandlung und Betreuung des Patienten einbezogen.

Sie begleitet den Patienten und seine Angehörigen mit Gesprächen während der gesamten Wartezeit und natürlich in der Akutphase nach der Transplantation bis hin zu Terminen bei der ambulanten Nachsorge.

Sie ist intensiv mit den behandelnden Ärzten in Kontakt und berät zum Beispiel zum Thema der zu erwartenden Compliance.
Verschlechtert sich der Zustand des Patienten, kann ein Bridging (Überbrückung) zur Transplantation mit einem Assist-Device (Kunstherzen) notwendig werden. Dazu wird der Patient in die Universitätsklinik nach Freiburg verlegt.

Postoperative Phase

Nach Beendigung der intensivmedizinischen Behandlung auf der herzchirurgischen Intensivstation der Universitätsklinik in Freiburg kommt der Patient zurück ins Herz-Zentrum Bad Krozingen.
Der Transport erfolgt durch einen Krankentransportwagen in Begleitung eines Arztes.
Der Patient erhält, wenn möglich, ein Einzelzimmer. Die Wasserhähne und Duschköpfe werden mit Legionellen- und Pseudomonadefilter versehen.
Eine Isolierung wird sonst nicht vorgenommen.
Das Pflegpersonal braucht keine Schutzkleidung anzuziehen.
Auf die gründliche und häufige Händedesinfektion wird sehr geachtet. Die Patienten werden von Anfang an in die Händedesinfektion eingewiesen (z.B. nach dem Toilettengang, vor dem Richten der Medikamente etc.).
Eine noch bestehende Therapie mit Katecholaminen, Diuretikum, u.ä. wird am Herz-Zentrum unter engmaschiger Kontrolle und Messung von nicht invasivem Blutdruck, zentral-venösem Druck und der EKG-Überwachung weitergeführt.
Am Aufnahmetag werden noch eine Echokardiographie und ein Röntgenbild gemacht und ein EKG geschrieben.
Zur Aufnahmeroutine gehört auch eine Blutentnahme. Diese kann aber auch am nächsten Morgen abgenommen werden, dann einschließlich des Talspiegels von Cyclosporin.
Auch Patienten nach einem komplikationsreichen Verlauf mit zum Beispiel einem Critical-Illness-Syndrom werden am Herz-Zentrum Bad Krozingen behandelt und versorgt.
Die Immunsuppression besteht aus der Triple-Therapie Ciclosporin, Mycophenolat-Mofetil und Corticosteroid.
Die weitere Standardmedikation zur Prophylaxe von Infektionen beinhaltet
– Cotrimoxazol
– Amphotericin B zur Inhalation
– Amphotericin B oral

Anfänglich werden täglich folgende Blutuntersuchungen gemacht:
- Ciclosporinspiegel
- Elektrolyte
- Nierenwerte
- Gerinnung

Die Pflegemaßnahmen richten sich nach der Pflegebedürftigkeit des Patienten, die Überwachung und die Kontrollen nach dem medizinisch Notwendigen. Ziel ist, dass der Patient schnellstmöglich seine volle Selbständigkeit wiedererlangt.
Mit der Stabilisierung des Zustands des Patienten werden Medikation und Kontrollen angepasst.
Die psychologische Betreuung wird schnellstmöglich fortgesetzt.
Die Mitarbeiter der Physiotherapie behandeln den Patienten 2 mal täglich mit Atemtherapie und Mobilisationstraining bis hin zum Ergometertraining.
Der Patient darf, sobald er dazu in der Lage ist, sein Zimmer ohne weitere Hygienemaßnahmen verlassen, auf der Station Gehtraining machen, und auch die Cafeteria aufsuchen.
Schutzkleidung wird erst notwendig bei einer schweren Abstoßungsreaktion mit Behandlung durch hoch dosierte Corticosteroide oder z.B. OKT3 oder bei einer Leukozytenzahl unter 1500.
Einschränkungen bezüglich Nahrungsmittel gibt es am Herz-Zentrum nur noch wenige.
Abgeraten wird von rohem Fleisch und Fisch und Grapefruchtsaft.
Zum Beispiel können frischer Salat, Käse aus Rohmilch, Salami und Schinken durchaus verzehrt werden.
Der Patient wird baldmöglichst geschult, seine Medikamente selbständig zu richten und eigenverantwortlich nach festgesetzten Uhrzeiten einzunehmen.
Die Medikamente werden ihm in Wirkung und Nebenwirkung erklärt.
Die betreuende Pflegkraft passt den Medikamentenplan den aktuellen Anordnungen an.
Der Patient erhält ein Abschlussgespräch mit dem behandelnden Arzt und auch mit einer Pflegkraft.
Inhalt des Gesprächs mit der Pflegkraft sind unsere Empfehlungen für das Leben mit einem transplantierten Herz.
Dazu gehört
- die regelmäßige Medikamenteneinnahme
- das Führen eines Patiententagebuchs mit der Dokumentation von Blutdruck, Puls, Temperatur und Gewicht
- die normale, nicht übertriebene Hygiene zuhause

- der Umgang mit Haustieren (alle Tiere sind erlaubt, das Reinigen von Katzenklo (cave Toxoplasmose) oder Vogelkäfig wird nicht empfohlen)
- Pflanzen brauchen nicht auf Hydrokultur umgestellt zu werden
- Gartenarbeit ist erlaubt
- Der Umgang mit Kompost wird nicht empfohlen
- Die Vorbereitung bei Reisen
- Impfungen - einschließlich der jährlichen Grippeschutzimpfung - werden empfohlen

Leitfaden in allen Empfehlungen ist, dass der Patient ein möglichst „normales" Leben führen soll.

Extracorporale Membran Oxygenierung als Überbrückung zur Lungentransplantation

Mirko Fahlbusch
Hannover

Das Thema Lungentransplantation ist für Patienten, die rund um die Uhr auf Sauerstoff angewiesen sind, ständig gegenwärtig. Allerdings ist das Wissen über die Lungentransplantation im Gegensatz zur Transplantation anderer Organe, wie Herz, Nieren, Leber und Knochenmark, noch nicht sehr weit verbreitet. Dabei hat sich die Lungentransplantation dank enormer medizinischer und wissenschaftlicher Fortschritte in den vergangenen 15 bis 20 Jahren zu einer etablierten Therapie für Patienten mit Lungenerkrankungen im Endstadium entwickelt.

Oftmals geht es aber Patienten auf den Wartelisten zur Lungentransplantation so schlecht, dass auch eine lungenprotektive Beatmung nicht ausreicht, um einen adäquaten Gasaustausch zu erreichen. Hier ist derzeit die ECMO/ECLA-Anlage (Extrakorporale Membranoxygenierung) die letzte Therapiemöglichkeit, um die Gasaustauschfunktion der Lunge zu ersetzen. Diese erlaubt eine extrakorporale Oxygenierung und CO_2-Elimination sowie eine mechanische Kreislaufunterstützung.

Man unterscheidet zwischen dem Ersatz der Lungenfunktion/Aufrechterhaltung eines ausreichenden Gasaustausches (Pulmonale ECMO = veno - venös) und einer Entlastung des Herzen bei Myokardversagen (Kardiale ECMO = veno - arteriell).

Eine ECMO dient zur Übernahme der Herz und Lungenfunktion, aber auch optional zur reinen Übernahme der Lungenfunktion, zur Aufrechterhaltung eines ausreichenden Gasaustausches im Rahmen von lebensbedrohlichen Verschlechterungen eines Patienten. Hämodynamisch kommt es zu einer Entlastung des Herzen. Die Wandspannung der Ventrikel nimmt ab. Der O2 Verbrauch des Myokards wird reduziert.

Man unterscheidet zwischen einer pulmonalen und kardialen Indikationen zur ECMO. Die häufigsten Ursachen für eine pulmonale Indikation sind das ARDS (**A**dult **R**espiratory **D**istress **S**yndrom, oder auch Schocklunge oder akutes Lungenversagen genannt), die dekompensierte chronische obstruktive Lungenerkrankung (COPD), Pneumonien, die Restriktiven Lungenerkrankungen sowie bei Kindern bzw. Neugeborenen die Fruchtwasseraspiration bei Neugeborenen und die unreife Lunge sowie angeborene Zwerchfellhernie.

Indikation zur ECMO-Implantation können sein der akute Myokardinfarkt, die Lungenembolie, die akute Transplantatabstoßung bzw. Transplantatversagen nach Herztransplantation bzw. Lungentransplantation, die Überbrückung bis zu einer Transplantation, angeborene Herzfehler.

Bei der pulmonalen Indikation zum Ersatz der Lungenfunktion/Aufrechterhaltung eines ausreichenden Gasaustausches wird ein venovenöser Zugang gewählt (pulmonale ECMO). Bei der kardialen Indikation hingegen zur Entlastung des Herzen bei Myokardversagen wird ein veno - arterieller Zugang gelegt (kardiale ECMO).

ECMO entlastet das Herz bei Myokardversagen, das ganze System wird durch Fluss und drucküberwachte Drainagen des venösen Blutes durch eine Pumpe gesteuert. Die CO_2 - Eliminierung erfolgt mittels eines Oxygenators. Die Rückgabe des O_2 Angereicherten und des CO_2 gereinigten arteriellen Blutes erfolgt drucküberwacht zum Patienten. Beim veno – arteriellen Verfahren, das zur Übernahme der Herz und Lungenfunktion dient, erfolgt meistens die Punktion der femoral Gefäße, also der Vena femoralis und der Arteria femoralis mittels Seldinger Technik.

Anschlussmöglichkeit hat man allerdings auch beim offenen Thorax. Hier wird venös der rechte Vorhof oder Vena cava superior punktiert, arteriell erfolgt die Kanülierung in die Aorta. Eine andere Möglichkeit wäre für eine veno - arterielle Kanülierung die Vena jugularis sowie arteriell die Arteria carotis bzw. die Arteria subclavia.

Zu den relativen Kontraindikationen einer ECMO-Implantation gehören schwerste Begleiterkrankungen (z.B. Multiorganversagen), größere Gerinnungsstörungen, Hirnblutungen, Tumorerkrankungen usw. Bei immunsupprimierten sowie älteren Patienten (Altersgrenze etwa bei 70 Jahren) wird die Indikation zur ECMO sehr streng gestellt.

Zu den häufigsten Komplikationen der ECMO gehören vor allem die SIRS (systemic inflammatory response syndrom) sowie Infektionen und Sepsis. ECMO Patienten müssen vollheparinisiert werden, weshalb Blutungen bzw. Thrombosen bei entgleister Gerinnungssituation auch relativ häufig auftreten. Ein weiteres Problem ist die heparininduzierte Thrombozytopenie (HIT II). Weitere Komplikationen können sein: Neurologische Ereignisse, Hämolyse, Nierenversagen, Kompartmentsyndrom usw.

Als relativ häufiges technisches Problem ist das Ansaugen/Abknicken oder Dislokalisation der Kanülen zu nennen.

Pflegerische Schwerpunkte bei Patienten mit einem extracorporalen Lungenersatzverfahren sind:

Die Überwachung des ECMO Flusses sowie die Dokumentation von Gasfluss und FiO2 Rate, engmaschige Temperaturkontrollen, die visuelle Kontrolle von Schlauchsystem und Oxygenator auf Thromben, Luft oder Leckagen. Die Gefahr von Blutungen ist durch die i.V. Gabe von Heparin beachtlich; Kanülierungstellen, Drainagen aber auch der Hb Wert im Blut sollten engmaschig kontrolliert werden. Wichtig: Information über die noch vorhandenen Blutprodukte für jeden einzelnen ECMO Patienten. Die Kontrolle der Hämodynamik ist ein wichtiger Punkt in der Krankenbeobachtung, hier ist die Überwachung der arteriellen Druckkurve sowie der Zentrale Venendruck (ZD) für das Flüssigkeitsmanagment in erster Linie zu nennen. Es wird eine Euvolämie angestrebt, da es bei Hypovolämie zur Gefahr des Ansaugens der Kanülen kommen kann.

- ECMO und Lunge: Hier sollten Einstellungen und Veränderungen immer nur nach ärztlicher Rücksprache vorgenommen werden, die arterielle BGA sollte möglichst ECMO fern abgenommen werden, um einen realen Wert zu haben. Endotracheale Absaugung möglichst mit geschlossenem Absaugsystem, um einen Verlust des PEEPs zu minimieren.
- Die regelmäßige Feststellung des Neurologischen Status des Patienten durch Pupillenkontrolle sowie angepasstes Sedierungsmanagment sind als Standard anzusehen.
- Idealerweise sollten Patienten auf einer Antidekubitusmatraze gelagert werden. Regelmäßige Lagerungswechsel in 30° sind möglich, sollten aber in Anwesenheit eines Arztes vollzogen werden. Bei instabiler Hämodynamik werden Mikrolagerungen durchgeführt.
- Bei femoralen Kanülen sollte eine maximale Oberkörperhochlagerung von 30° eingestellt werden, um ein Abknicken der Kanülen zu verhindern. Das Schlauchsystem sollte möglichst sichtbar und spannungsfrei fixiert werden, der Pumpenkopf darf aus Gründen der Überhitzung niemals abgedeckt werden. Die Verbandswechsel der Einstichstellen sollten unter streng aseptischen Bedingungen durchgeführt werden. Zur Reinigung der ECMO Schläuche sollten keine alkoholischen Reinigungsmittel verwendet werden, da sie unter Umständen das Schlauchsystem porös machen können. Zum Thema Ausscheidung empfehlen wir, dass hier großzügig mit Darmmanagmentsystemen (z.B. FlexiSeal) gearbeitet werden sollte, da das Drehen nach dem Stuhlgang eine Gefahr für den Patienten darstellt.

- Die Ernährung erfolgt zu Beginn parenteral über einen zentralen Venenkathter, ein zügiger Wechsel auf enterale Ernährung z.B. über eine Duoedenalsonde sollte schnellstmöglich eingeleitet werden. CAVE: Fettemulsionen und längere Gaben von fetthaltigen Sedierungen können den Oxygenator nachteilig beinflussen.

Fazit: Die ECMO-Therapie bedarf eines gut funktionierenden Teams aus Kardiochirurgen, Kardiologen, Kardiotechnikern, Pflegepersonal, Physiotherapeuten und MTAs, die mit einem solchen extrakorporalen Verfahren Erfahrungen haben. Um eine optimale Versorgung eines Patienten zu gewährleisten, ist es unbedingt nötig, die Aufgaben gut zu koordinieren und zu kooperieren, wodurch Gefahren, die nicht von dem Patienten ausgehen, minimiert werden. Die Initiierung des ECMO-Verfahrens erfordert ein Höchstmaß an personellem und technischem Aufwand und ist eine intensivpflegerische Herausforderung und Besonderheit gegenüber anderen kardiochirurgischen Patienten.

Pflegerelevante Aspekte der Lungentransplantationen

Britta Meeder
Hannover

An der Medizinischen Hochschule (MMH) in Hannover werden Jährlich etwa 100 Lungentransplantationen durchgeführt. Die Langzeitergebnisse sind günstiger als im statistischen Mittel anderer Zentren.

Indikationen zur Lungentransplantation

- Fibrose
- Emphysem
  z.B. Alpha-1- Antitrypsin-Mangel, COPD
- CF (Zystische Fibrose/Mukoviszidose)
- pulmonale Hypertonie primär/sekundär
- sonstige Indikationen z.B. ARDS

Listung der Patienten

Die Listung bei Eurotransplant erfolgt durch das Transplantationszentrum.
Neben der Indikation zur Transplantation müssen ggf. Kontraindikationen ausgeschlossen und Nebendiagnosen einbezogen werden.
Zu den Voruntersuchungen gehören neben den organspezifischen Voruntersuchungen ein zahnärztliches, ein psychologisches und bei Frauen ein gynäkologisches Konsil.
Patienten werden in der Regel nur nach persönlicher Vorstellung gelistet.

Wartezeit

Die durchschnittliche Wartezeit auf eine Spenderlunge beträgt derzeit etwa 1-2 Jahre.

Ein Organangebot ist in der Regel abhängig von der Blutgruppe, der benötigten Organgröße, der Wartezeit und der Wartestufe.
Während der Wartezeit sollte der Patient engen Kontakt mit dem Transplantationszentrum halten und Veränderungen im Gesundheitszustand unverzüglich mitteilen.
Körperliche Fitness sollte soweit möglich gehalten und ausgebaut werden.
Die Ernährung sollte möglichst optimiert werden, um ein normales Gewicht zu erlangen oder zu halten. Soziale Netzwerke sollten gepflegt und ggf. ausgebaut werden.

Wartestufen für Lungentransplantationen bei Eurotransplant:
NT: zur Zeit nicht zu transplantieren(Gesundheitszustand, Infektion, Wunsch des Patienten)
T: transplantabel, Patient wartet nach Möglichkeit zu Hause auf ein Organangebot
U: Urgent, dringlich, Patient wartet im Krankenhaus auf ein Organangebot
HU: High Urgency, höchste Dringlichkeit, Wartestufe mit gesondertem Antrag, Organversagen, Patient wartet auf der Intensivstation auf ein Organangebot

Organangebot

Erfolgt ein Organangebot über Eurotransplant, wird der Patient in die Klinik einbestellt und in der Transplantationseinheit auf den Eingriff vorbereitet.
Hat das Entnahmeteam das Organ gesichtet und telefonisch für geeignet freigegeben, wird der Patient in den OP gebracht, die Narkose eingeleitet und mit der Entfernung des ursprünglichen Organs begonnen. Überlappend entnimmt das Entnahmeteam das Spenderorgan und sorgt für einen sicheren Rücktransport in die Klinik.
Stellt sich das Spenderorgan als nicht geeignet heraus, wird der Patient wieder entlassen oder verbleibt ggf. für weitere präoperative Untersuchungen in der Klinik.
Eine Ablehnung des Organangebots ist immer enttäuschend für den potentiellen Empfänger, aufgebaute Hoffnungen werden in Frage gestellt, die Wartezeit verlängert sich und der Patient fragt sich häufig, ob es ein weiteres Organangebot geben wird.

Die Operation

SLTX: (Einzel-Lungentransplantation) laterale Thorakotomie in Höhe 5. ICR, Beatmung über Doppellumentubus.

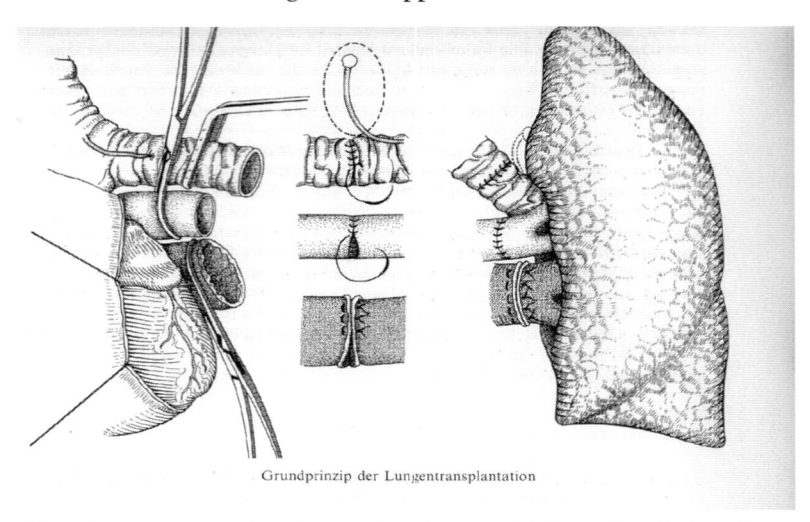

Abb. 1: Anastomose von Bronchus, Pulmonalvene und Pulmonalarterie (aus: Transplantationschirurgie R. Pichlmayr)

DLTX: (Doppel-Lungentransplantation) mit HLM (Herz-Lungenmaschine): Clamshell-Inzision, bilaterale-transsternale Thorakotomie, operatives Vorgehen wie bei SLTX (bilaterale-sequentielle TX), Beatmung über Doppellumentubus.

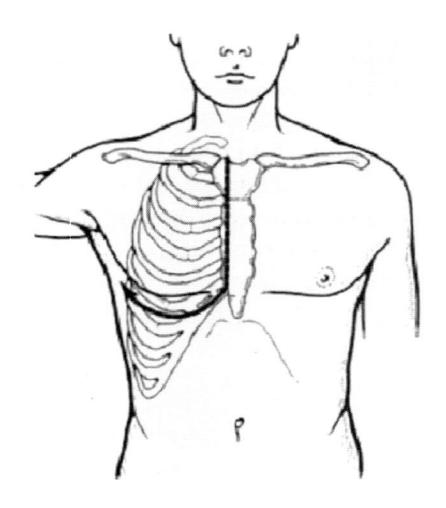

Abb. 2: Clamshell-Inzision

DLTX ohne HLM: minimal-invasiver Zugang; bilaterale, sequentielle TX; Beatmung über Doppellumentubus.

Der Einsatz der HLM erfolgt nur bei voroperierten Patienten, bei Kreislaufinstabilität oder Transplantatinsuffizienz intra-op.

Vor Verlegung auf die Intensivstation wird meist auf einen Standardtubus umintubiert.

Gelegentlich wird nach SLTX seitengetrennt beatmet.

Aufenthalt auf der Intensivstation

Der Patient wird etwa eine halbe Stunde vor Ankunft auf der Intensivstation durch die Anästhesie angekündigt.

Standardmäßig ist der Intensivplatz ausgerüstet mit:
- Monitor (EKG, Druckeinschübe für: RR- ZVD-PAP, Temperatursonde, Sättigungsmesser)
- Dokumentations-Computer
- Absaugvorrichtung, Aerojet-Absaugkatheter
- Sogvorrichtung für Drainagen
- Beatmungsgerät (ggf. Transportgerät in den OP bringen)
- evtl.: NO-Beatmung, Beatmung mit Stickstoff zur Senkung des pulmonalen Druckes
- ca. 6 Perfusoren
- 1 Infusionspumpe

Nach Ankunft des Patienten aus dem OP wird das Monitoring angeschlossen, Blut entnommen und invasive und non-invasive Diagnostik nach Bedarf eingeleitet.

Die Pflegekraft verschafft sich zudem einen Überblick über:
- Kreislaufsituation
- Oxygenierung der Lunge
- Blutungssituation/Drainageverluste
- Bewusstseinslage/Neurologie/Pupillenstatus des Patienten
- Nierenfunktion (Diurese)
- Temperatur (gemessen über Dauerkatheter)
- Hautverhältnisse/Ernährungszustand des Patienten
- einlaufende Laborwerte

Invasive/non-invasive Diagnostik

- Bronchoskopie 1. zur Beurteilung der Anastomosen/später: Verlaufskontrolle, Sekretabsaugung
- Einschwemmen eines Pulmonaliskatheters (Swan-Ganz-Katheters, wenn nicht im OP geschehen)

- Rö-Thorax
- EKG
- Blutentnahmen (BB, Gerinnungsstatus, Laktat, Elektrolyte, BGA (1-2 stdl.), Nierenwerte, Herzenzyme, BZ, ZVS)
- (evtl. Messung des intravasalen Lungenwassers mittels PICCO-Katheter)

Lagerungen/Mobilisation

Direkt postoperativ wird der Patient in 30° Oberkörperhochlagerung auf dem Rücken gelagert. Wenn der Patient kreislaufstabil ist, lagern wir 30° re/li und Rücken oder nach Patientenwunsch

Direkt postoperativ wird der Patient in 30° Oberkörperhochlagerung auf dem Rücken gelagert. Wenn der Patient kreislaufstabil ist, lagern wir 30° re/li und Rücken oder nach Patientenwunsch. Wird eine der Seitenlagerungen nicht vertragen (Oxygenierung), so wird bevorzugt auf der anderen Seite gelagert. Bei relevanten Ventilationsstörungen wird 135° Seitenlagerung angeordnet. Hier gibt es oftmals therapeutische Gründe, gezielt auf einer Seite zu lagern (z.B. Infiltrate). Wenn über längere Zeiträume in 135°- Lage beatmet wird, lagern wir den Patienten auf eine spezielle Wechseldruckmatratze um. Mit der Mobilisation wird bei Patienten mit ausreichendem Muskeltonus frühzeitig begonnen, um einem Muskelabbau entgegenzuwirken.

Bei lungentransplantierten Patienten findet sich unter Langzeitsedierung und Beatmung oft ein rasanter Abbau der gesamten Muskulatur.

Hygienische Maßnahmen nach TX

Die hygienischen Maßnahmen bei der Pflege nach TX unterscheiden sich nur in wenigen Punkten von denen anderer Intensivpatienten:
- Zur Vermeidung von Kreuzinfektionen möglichst Einzelzimmer nach der Akutphase, Beachten der Keimsituation auf der Station, da oft keine Einzelbetreuung möglich ist
- täglicher Bettwäschewechsel (Reduktion opportuner Keime)
- Mundpflege mit Hexiditin und Ampho-Moronal (Candidaprophylaxe)
- tgl. Inspektion der Mundhöhle auf Infektionen
- Kein Zellstoff zum Abhusten (Aspergillen)
- Mundschutz bei Besuchern/Pflegepersonal mit Erkältungen
- Patient trägt Mundschutz im Krankenhausbereich bei Verlassen des Zimmers

Weaning

(Vom engl. *to wean* - abstillen) Entwöhnung von der maschinellen Beatmung oder Beatmungsentwöhnung.
Grundsätzlich werden alle lungentransplantierten Patienten druckkontrolliert beatmet.
Bei völlig problemlosem Verlauf kann nach ca. 6-12 Stunden nach der TX extubiert werden. Grundsätzlich ist eine Extubation innerhalb der ersten 48 Stunden nach TX anzustreben, da bei einer Extubation nach dieser Zeit das Outcome wesentlich schlechter wird (PDG-score).
Bei eintretenden Komplikationen wird der Patient nachsediert und unter kontrollierten Bedingungen schrittweise vom Respirator entwöhnt. Eine Tracheotomie sollte frühzeitig erfolgen. Trachealkanülen müssen regelmäßig gewechselt werden. Gerade nach langen Beatmungsphasen bevorzugen wir ein diskontinuierliches Weaning (z.B. feuchte Nase im Wechsel mit CPAP oder PPS). Oftmals müssen Beatmungsmuster und Weaningkonzepte aufgrund sich ändernder Verhältnisse neu überdacht werden, und manchmal dauert es Wochen, bis ein Patient erfolgreich über 24 Stunden spontan atmet. Sind die Patienten bereits vor der Transplantation beatmet, so ist eine verlängerte postoperative Beatmungs- und Weaningphase zu erwarten.
Ist der Patient unter der Beatmung wach, nimmt die Kommunikation viel Zeit in Anspruch. In der Regel muss nonverbal kommuniziert werden, da viele Patienten auch motorisch eingeschränkt sind und somit nicht schreiben können. Zudem leiden einige der Patienten subjektiv unter dem Gefühl, nicht richtig durchatmen zu können, oder verlieren das Vertrauen in das neue Organ; Panikattacken sind häufig die Folge.
Einige Patienten haben sich während der chronischen Vorerkrankung Atemmuster angeeignet, die nach der Transplantation nicht mehr förderlich sind, aber erst wieder „verlernt" werden müssen.
In der Weaningphase ist viel Einfühlungsvermögen und Geduld des Pflegepersonals gefragt, um den Patienten ein Gefühl der Sicherheit zu vermitteln.
Das Abhusten kann durch fehlende Nervenanbindungen unterhalb der Anastomosen und eingeschränkten Transport des Bronchialsekretes durch die Flimmerhärchen (Zilien) erschwert sein. Toleriert der Patient Lagerungsdrainagen, kann man diese bei Bedarf durchführen (Vibraxmassage in leichter Kopftieflage). Grundsätzlich sollte der Sekrettransport bei fehlender Innervation (funktionelle Versorgung eines Organs mit Nervenzellen) der transplantierten Lunge unterstützt und der Patient zum Abhusten angehalten werden.

Mögliche Komplikationen und pflegerische Interventionen

Abstoßung

Wir unterscheiden hier die hyperakute, die akute und die chronische Abstoßung.

Die *hyperakute Abstoßung* tritt unmittelbar nach der Transplantation auf und hat ein unmittelbares Transplantatversagen zur Folge. Ursache hierfür sind meist zytotoxische Antikörper. Heutzutage hat die hyperakute Abstoßung kaum noch Bedeutung, zytotoxische Antikörper können präoperativ bestimmt werden.

Die *akute Abstoßung* ist besonders im ersten halben Jahr nach TX von Relevanz und kann meist bei frühzeitiger Diagnose und unmittelbar eingeleiteter Therapie erfolgreich behandelt werden.

Therapie:
- Abstoßungsbehandlung mit Urbason® (3x 500-1000 mg)
- evtl. Antikörpergabe (z.B. ATG)
- evtl. Plasmapherese

Die *chronische Abstoßung* (Bronchiolitis obliterans) tritt in der Regel erst Monate nach der TX auf, hier kommt es zu einem schleichenden Verlust der Organfunktion, der bislang nur unzureichend therapiert werden kann.
- evtl. Umstellung der Immunsuppression (CYA/FK)
- evtl. Retransplantation

Pflege:
Während der Abstoßungsbehandlung sollten große körperliche Anstrengungen des Patienten vermieden werden.
Unter ATG®-Gabe ist eine engmaschige Vitalparameterkontrolle unerlässlich (Nierenfunktion, RR, Herzrhythmus).
Die psychische Verfassung der Patienten und Angehörigen ist unter Umständen sehr angespannt und schwankend. Ausreichende Information und Gesprächsbereitschaft von Seiten des ärztlichen und pflegerischen Bereiches können Unsicherheiten abbauen. Evtl. ist eine psychologische Mitbetreuung anzustreben.

Infektionen

- bakterielle Infektionen (ORSA, VRE , Pseudomonaden,...)
- virale Infektionen (CMV, Herpes, Parainfluenza,...)
- Mykosen (Candida, Aspergillus, Soor)

Pflege:
Ist ein Keimnachweis erfolgt, so wird unter Umständen eine Isolation des Patienten erforderlich (ORSA, VRE, resistente Pseudomonadenstämme).
Da gerade der CMV-Virus unterschiedlichsten Organbefall verursachen kann, ist neben der Lungenfunktion auf Magen-Darm-Störungen und evtl. Retinitis zu achten. Auch ein Befall des ZNS ist möglich. Mykosen haben oft schwerwiegende Folgen bis hin zum Organversagen. Bei der täglichen Körperpflege ist darum eine gründliche Hautinspektion wichtig. Die mehrmals täglich zu erfolgende Mundpflege mit Hexiditinspülungen und Ampho-Moronal-Suspension soll Soorinfektionen vorbeugen, eine Inspektion der Mundschleimhaut sollte täglich erfolgen.
Gefürchtet sind Aspergillusinfektionen der Bronchusanastomosen. Bei Organbefall muss systemisch behandelt werden.

Leukopenien

Ein Abfall der Leukozytenzahl (unter 1500 mm) haben wir gelegentlich bei Immunsuppression unter Azathioprin (wird heutzutage kaum mehr verwendet) gesehen. Weitere Ursachen können Virusinfektionen (insbesondere CMV-Infektionen) oder Nebenwirkungen von Medikamenten sein.

Therapie Leukopenie:
– Reduktion der Dosis oder ggf. Pausieren des auslösenden Medikamentes
– Therapie eines möglichen Virusinfektes
– Umkehrisolation zur Infektionsprophylaxe
– evtl. s.c. Gabe von Neupogen ®. (Stimulation der Leukozytenbildung)
– evtl. Umstellung der Medikation wenn möglich

Pflege:
Aufklärung von Patient und Angehörigen über den Zweck der Isolationsmaßnahmen, strikte Einhaltung hygienischer Standards, Infektionsanzeichen frühzeitig erkennen, psychische Belastungen durch die Isolation erkennen und Gespräche anbieten.

Insuffizienzen/Strikturen der Bronchusanastomose

betreffen in der Regel den Bronchus intermedius.
Nekrosen im Anastomosegebiet infolge von Ischämien führen oft zu Teildehiszenzen mit extrabronchialem Luftaustritt auch in das

Mediastinum. Bei der Abheilung von Anastomosendehiszenzen kann es zu fibrosierenden Stenosen kommen. Auch eine Infektion der Anastomose kann Insuffizienzen begünstigen.

Therapie:
- engmaschige bronchoskopische Kontrollen nach Diagnosestellung
- evtl. Anlage zusätzlicher Thoraxdrainagen
- Stentimplantation oder bronchoskopische Laserung bei Stenosen
- evtl. operative Manschettenresektion

Pflege:
Atraumatisches Absaugen (so oft wie nötig, so wenig wie möglich), dabei ist besonders auf Blutbeimengungen zu achten.
Das Verhalten von vorhandenen Luftlecks über die Thoraxdrainage sollte beobachtet werden.
Hautemphyseme können auftreten und sich schnell ausdehnen.
Auf optimalen Sog der Thoraxdrainagen ist zu achten, Drainagen sollten gut fördern, ein Abknicken der Schlauchsysteme ist zu vermeiden. Die Mobilisationen des Patienten mit ausgeprägten Luftlecks sollte, soweit möglich, nur unter Sog der Drainagen durchgeführt werden (notfalls Einsatz einer mobilen Absaugung).
Nach Stentimplantationen sollte der Patient *nicht!* zum Abhusten animiert werden (evtl. medikamentöse Unterdrückung eines ausgeprägten Hustenreizes).

Nahtinsuffizienzen

Nahtinsuffizienzen der Thoraxnaht treten vereinzelt auf und werden nach den Prinzipien der sekundären Wundheilung therapiert.

Pflege:
Regelmäßige Inspektion der Nahtverhältnisse, ggf. Wundabstriche, genaue Dokumentation über den Verlauf bei auffälligen Wundverhältnissen.
Ggf. Einsatz von VAC-Therapie nach ärztlicher Anordnung.

Muskelatrophien

Der Rückgang der Muskulatur nach bereits wenigen Tagen der Immobilität, Beatmung und Sedierung ist gerade nach Lungentransplantationen oft sehr ausgeprägt. Viele zur Lungentransplantation anstehende Patienten weisen schon präoperativ eine ausgeprägte Kachexie auf. Da keine Fettreserven zur Verfügung stehen, wird bei erhöhtem Stoffwechselbedarf Muskelgewebe abgebaut. Manche Patienten sind postoperativ nach längeren Sedierungsphasen bei schwierigerem Transplantationsverlauf kaum noch dazu in der Lage, auch nur die Finger oder den Kopf zu bewegen.

Therapie:
- adäquate Ernährung, frühzeitige orale Ernährung
- frühzeitige KG

Pflege:
Kachektische Patienten werden zur Dekubitusprophylaxe auf eine Wechseldruckmatratze gelagert. Sind die Haut- und Lungenbelüftungsverhältnisse stabil und sind ausreichende Spontanbewegungen vorhanden, so wird auf einer normalen Matratze gelagert (30° re/li im Wechsel).
Eine frühzeitige orale Ernährung ggf. über Sonde sollte bei allen Patienten angestrebt werden. Kann der Patient essen, ist auf hochkalorische, eiweißreiche Ernährung zu achten.
Patienten werden bei ausreichendem Muskeltonus frühestmöglich mobilisiert (Bettkante, Sessel, Flur).
Ist kein Muskeltonus vorhanden, werden Gelenke bei der Lagerung passiv durchbewegt. Der Muskeltonus wird bei nicht sedierten Patienten täglich überprüft. Stellt sich, wenn auch nur leicht, ein Muskeltonus ein, so wird der Patient dazu angeregt, diesen zu trainieren. Das Wiedererlernen einst gekannter Bewegungsabläufe ist für die Patienten sehr anstrengend und mühsam. Stimmungsschwankungen und psychische Veränderungen sind oft die Folge. Auf ausreichende Ruhephasen ist zu achten.

Psychische Veränderungen

Als psychische Veränderungen nenne ich hier Durchgangssyndrome, Depressionen, Angstzustände und Panikattacken. Am Durchgangssyndrom leiden lungentransplantierte Patienten nicht häufiger als andere Patienten in der HTG. Prozentual auffällig sind jedoch Angstzustände und Panikattacken, die gehäuft in der Weaningphase auftreten. Die Patienten haben häufig das Gefühl, nur unzureichend Luft zu bekommen, obwohl objektiv gesehen alles in Ordnung ist; sie vertrauen dem neuen Organ nicht oder glauben, bewusst in den Atemvorgang eingreifen zu müssen; die Folge ist meist eine Hyperventilation.
Zudem haben sich viele Patienten vor der Transplantation Atemmuster angeeignet, die nach der Transplantation erst wieder „verlernt" werden müssen.

Depressive Phasen kann man häufig beobachten, hier findet oft eine Auseinandersetzung mit der Krankheit statt, erwünschte Erfolge stellen sich nicht, oder nur zögerlich ein, oder das Erlebte kann nicht richtig verarbeitet werden.

Therapie:
- medikamentös nach klinischem Bild (Haldol®, Tavor®, Saroten® usw.)
- psychiatrische Konsultation

Pflege:
Patientenbezogenes Arbeiten ist bei psychischen Veränderungen von großer Wichtigkeit. Die Bezugspersonen sollten so wenig wie möglich wechseln, da so Veränderungen im Verlauf besser erkannt werden. Stabile Beziehungen sind in diesen Phasen sehr wichtig für den Patienten. Aussprechen der Ängste, das Vermitteln von Sicherheit oder auch Ablenkung vom Krankheitsgeschehen können hilfreich sein. Einzelbetreuung sollte erwogen werden. Auch Angehörige benötigen in der Verarbeitung oft Hilfe, die Zeit und Bereitschaft für Gespräche sollte signalisiert werden. Eine psychologische Unterstützung wäre sinnvoll.

Gastrointestinale Störungen

Gastrointestinale Störungen häufig

Gastrointestinale Störungen treten infolge von Medikamentengaben (CellCept®), Infekten (CMV, VRE), Sondenernährung oder Stress häufig auf. Sie zählen zu den häufigsten postoperativen Komplikationen. Ebenso kann eine intraoperative Schädigung des N. vagus Magenentleerungsstörungen verursachen.

Therapie:
- Eingrenzen der URSACHE wenn möglich
- Medikamentös: z.B. Antacida
- Therapie von Infekten
- Substitution von Elektrolyten
- Sondenernährung: Gabe über Duodenalsonde mittels Ernährungspumpe bevorzugen, Wahl der Sondenkost

Pflege:
Gastrointestinale Störungen können unter Umständen langwierig sein. Oftmals kann man die Ursachen nur durch Patientenbeobachtung eingrenzen. Patienten, die unter gastrointestinalen Störungen leiden, sind nur bedingt belastbar und unterliegen oft Stimmungsschwankungen.

- Enterale Ernährung: häufige, kleine Mahlzeiten, blähende Speisen meiden, evtl. Wunschkost, um den Appetit zu steigern.
- Sondenkostgabe: richtige Lagerung und Temperatur der Sondenkost, Bolusgaben via Pumpengabe abwägen, Reaktion auf Sondenkostgabe beobachten, (leichte Oberkörperhochlagerung des Patienten, auf Reflux achten)
- Stressauslöser erkennen und vermeiden
- Reaktion auf Medikamentengaben beobachten
- Gibt es Anzeichen einer Infektion? (Leuko's, Temperatur, Diff.-BB)
- Flüssigkeitsbilanz beachten, Substitution wenn nötig

Ambulante Betreuung nach Lungentransplantation an der Universitätsklinik Gießen

Ute George
Gießen

Einführung

Weltweit werden pro Jahr ca. 1800 *Lungentransplantationen (TX)* durchgeführt, davon in Deutschland ca. 250.

Die ambulante Betreuung bei Lungen-, bzw. Herz-Lungentransplantation erfolgt in darauf spezialisierten Kliniken. Diese Zentren behandeln Patienten mit schwerwiegenden Lungenerkrankungen bzw. Herz-Lungenerkrankungen, welche eine Transplantation erforderlich machen können. Die zur Transplantation vorbereitenden Untersuchungen (TX-Evaluation) werden hier vorgenommen und die Aufnahme auf eine Warteliste zur Organtransplantation wird veranlasst. Nach erfolgter Lungen-, bzw. Herz-Lungentransplantation ist lebenslang eine spezialisierte Langzeitbetreuung erforderlich.

Lungentransplantation oder Herz-Lungentransplantation?

Im Rahmen der Untersuchungen des Herz-Kreislaufsystems wird auch eine Rechtsherzkatheteruntersuchung durchgeführt. Damit werden die Druckverhältnisse im Lungenkreislauf überprüft. Sollte sich hier eine über die Grenzwerte hinausgehende Erhöhung ergeben, muss versucht werden, diese mit medikamentösen Mitteln zu senken. Wenn dies nicht gelingt und eine schwere Rechtsherzinsuffizienz besteht, muss möglicherweise eine Herz-Lungen-Transplantation vorgenommen werden.

Eine einseitige Lungentransplantation kann erfolgen bei chronisch-obstruktiver Lungenerkrankung oder Fibrose, bevorzugt wird jedoch doppelseitig transplantiert. Bei cystischer Fibrose wird wegen Pseudomonasbefall immer eine doppelseitige TX durchgeführt.

Ambulante Kontrolluntersuchungen während der Wartezeit

Während der Wartezeit finden in der Regel alle drei Monate ambulante Kontrolluntersuchungen statt, um die Dringlichkeit der Transplantation zu überprüfen. Hierzu werden folgende Untersuchungen vorgenommen:
- Vitalwerte (Blutdruck, Herzfrequenz, Sauerstoffsättigung)
- Körpergewicht
- Blutentnahme (Klinische Chemie, Blutbild/Differentialblutbild, Gerinnungsanalyse bei Antikoagulation, Entzündungsparameter, BNP)
- Ggf. Sputum (pathogene Keime)
- Röntgen Thorax
- EKG, Echokardiographie
- Lungenfunktionstest und Blutgase
- Belastungstest (Spiroergometrie oder 6-Minuten-Gehtest und Borg Dyspnoe Skala)

Zusätzlich werden ggf. alle sechs Monate weitere Verlaufsuntersuchungen vorgenommen, wie Rechtsherzkatheteruntersuchung.

Um vorübergehende Erkrankungen, wie z. B. einen fieberhaften Infekt, frühzeitig angemessen behandeln zu können, erhält der Patient eine *Hotline Telefonnummer der betreuenden Ambulanz*, sodass auch an Wochenenden und Feiertagen eine sorgfältige Betreuung gewährleistet ist.

Ergibt sich ein temporärer (vorübergehender) Hinderungsgrund für die Transplantation (z.B. Krankheit, familiäre Gründe), so wird dies beim Transplantationszentrum umgehend gemeldet.

Der Patient wird immer über seinen aktuellen Status auf der Warteliste informiert, auch muss er selbst jederzeit über Handy erreichbar sein.

Ambulante Betreuung nach Lungen- bzw. Herz-Lungentransplantation

Nach erfolgter Lungen-TX bessert sich die Lebensqualität in der Regel deutlich, und für viele Patienten bedeutet die Operation auch einen Zugewinn an Lebenserwartung. Nach der TX ist das Hauptziel der weiteren Behandlung, eine Abstoßung der übertragenen Lunge zu verhindern. Die *Abstoßung* kann hierbei *akut oder chronisch (= Bronchiolitis obliterans, BOOP)* ablaufen. Um Abstoßungen zu verhindern, müssen kontinuierlich immunsuppressive Medikamente eingenommen werden. In der Regel handelt es sich hierbei um eine Triple-Therapie bestehend aus systemischen Steroiden, Sandimmun (Alternative: Prograf) sowie Azathioprin (Alternative: Mycophenolatmofetil, MMF). Trotzdem tritt eine BOOP 5 Jahre nach Lungen-TX bei ca. der Hälfte der Transplantierten auf. In diesem Fall können die intermittierende Einnahme eines Makrolids (Azithromycin) oder die Inhalation von Sandimmun (z. Zt.in der klinischen Prüfung und noch nicht zugelassen) die weitere Abstoßung verzögern.

Die akute Abstoßung wird mit einer intravenösen Cortison-Stoßtherapie über 3 Tage behandelt.

Durch die notwendige immunsuppressive Therapie kann eine Vielzahl an Komplikationen auftreten, die eine engmaschige ärztliche Kontrolle erforderlich macht:

Infektionen, die vor allem die Lunge selbst betreffen und gehäuft im 1. Jahr nach TX auftreten.
- bakterielle Infektionen
- Pilzinfektionen (z.B. Aspergillus)
- Virusinfektionen (z.B. CMV)

Entwicklung von Tumoren
- Hauttumore
- lymphoproliferative Erkrankungen, EBV-assoziiert

weitere *Nebenwirkungen der Medikamente*
- Nephrotoxizität
- Neurotoxizität
- Knochenmarkstoxizität mit Leukopenie, Anämie
- Osteoporose
- arterielle Hypertonie
- Diabetes mellitus
- Erbrechen/Durchfälle

Um diese Komplikationen zu vermeiden bzw. zu minimieren, ist eine individuelle Dosisanpassung der Medikamente erforderlich. Steroide sollten möglichst unter der Cushing-Schwellendosis von 7,5 mg Prednison eingenommen werden. Für Sandimmun und Prograf sind regelmäßige Blutspiegel-Kontrollen vorgeschrieben, was auch im Hinblick auf mögliche Medikamenten-Interaktionen von großer Wichtigkeit ist.

Zur *Infektprophylaxe* werden eine Reihe von Medikamenten eingesetzt. So sollten in den ersten Monaten nach Lungen-TX eine CMV-Prophylaxe (z.B. mit Valganciclovir) und eine Pilz-Prophylaxe (z.B. mit Itraconazol oder Voriconazol) erfolgen. Zur Prophylaxe einer

Pneumocystis-Infektion wird dauerhaft Cotrimoxazol eingenommen. Wichtig ist, dass der Patient/die Patientin Hygienemaßnahmen beachtet (Händewaschen, evtl. Tragen eines Mundschutzes bei Verlassen der Wohnung) sowie bestimmte Nahrungsmittel (z.B. Nüsse, rohes Fleisch, Rohmilchkäse) und potentiell nephrotoxische Substanzen (z.B. Jod-haltige Kontrastmittel und nicht-steroidale Antiphlogistika) meidet.

Die *Sterblichkeit* nach Lungen-TX beträgt nach 3 Monaten ca. 10%, nach 1 Jahr 20% und nach 5 Jahren 50%. Die Haupttodesursache sind Infektionen.

Die Haupttodesursache sind Infektionen

Regelmäßige Kontrolluntersuchungen

Nachdem der Aufenthalt im Krankenhaus abgeschlossen ist, werden ambulante Nachuntersuchungen in zunächst wöchentlichen Abständen im Transplantationszentrum durchgeführt. Sofern sich keine Probleme, wie z.B. Abstoßungen oder Infektionen, einstellen, werden die Intervalle zwischen den Nachuntersuchungen langsam verlängert. Ein Jahr nach der Transplantation liegen die Abstände in der Regel bei 1-3 Monaten.

In der Zwischenzeit werden regelmäßige Blutuntersuchungen durchgeführt und Blutbild, CRP, Nieren-, Leber-, Blutzuckerwerte sowie Blutspiegel der immunsuprimierenden Medikation bestimmt – sofern keine Besonderheiten festgestellt werden, zunächst alle 2 Wochen und im späteren Verlauf monatlich. Bronchoskopien werden anfangs routinemäßig zur Anastomosenkontrolle durchgeführt, im späteren Verlauf bedarfsweise bei Verdacht auf Abstoßung bzw. Infektion.

Bei den regelmäßigen ambulanten Untersuchungsterminen werden folgende Untersuchungen vorgenommen:
- Vitalzeichen (Herzfrequenz, Blutdruck, Körpertemperatur)
- Blutentnahme (Nieren-, Leber-, Blutzuckerwerte, Blutbild/Differential Blutbild, Entzündungsparameter, Spiegel der Immunsuppressiva)
- Körpergewicht
- EKG
- Lungenfunktionstest und Blutgase
- Röntgen Thorax
- Körperliche Untersuchung
- Besprechen der täglichen Selbstkontrolleparameter (Vitalwerte, Lungenfunktionsparameter FEV1/Peak Flow, Körpertemperatur, Körpergewicht)
- Ggf. Bronchoskopie

Patientenanleitung zur Selbstüberwachung nach Lungen- bzw. Herz-Lungentransplantation

Bezüglich der Patientenedukation gilt es, dauerhaft den Patienten und dessen Angehörige zu unterstützen.
Bereits direkt nach der Lungen- bzw. Herz-Lungentransplantation sowie im anschließenden Rehabilitationsaufenthalt ist der Patient mit den lebensnotwendigen Verhaltensregeln für das alltägliche Leben vertraut gemacht worden (z.B Ernährung, körperliche Aktivität, regelmäßige Medikamenteneinnahme, regelmäßige Kontrolluntersuchungen, Impfungen, Reisen, Haustiere, usw.).
Im Langzeitverlauf gilt es, die erlernten Verhaltensregeln mit dem Patienten kontinuierlich zu überprüfen, Probleme frühzeitig zu erkennen und zu besprechen. Der Effekt von Compliance auf die Lebenszeit nach der Transplantation wird dem Patienten falls notwendig immer wieder behutsam deutlich gemacht.

Besondere Anforderungen an das Krankenpflegepersonal bei der ambulanten Betreuung

- Aufbau eines vertrauensvollen Verhältnisses zum Patienten und dessen begleitenden bzw. betreuenden und pflegenden Angehörigen, da das Arzt-Pflegepersonal-Patienten-Angehörigenverhältnis in der Regel über mehrere Jahre gepflegt werden muss
- Erkennen (auch telefonisch) von Krankheitssymptomen und ggf. vorzeitige Einbestellung zur ambulanten Kontrolle
- Einschätzung der Aktivitäten des täglichen Lebens und der Lebensqualität
- Durchführung von ambulanten Behandlungsmaßnahmen, um wiederholte Klinikaufenthalte zu vermeiden (z.B. Verabreichen von Kurzinfusionen, Versorgung eines PORTs oder Hickmankatheters)
- Patienten-, bzw. Angehörigenschulung bei Bedarf, ggf. Vermittlung an einen Experten (z.B. Physiotherapie, Ernährungsberatung, Sozialarbeit)
- intensive eigene Auseinandersetzung mit dem Themenkomplex Tod, Sterben, Organspende, Trauer

Aufbau einer Patienten- und Angehörigenselbsthilfegruppe

In einer pulmonologischen Ambulanz mit eingegliederter Transplantationsambulanz werden sowohl Patienten betreut, welche auf eine Lungentransplantation warten, als auch Patienten, die bereits transplantiert worden sind. Findet sich ein engagierter Patient oder Angehöriger dazu bereit, aktiv eine solche Selbsthilfegruppe mitaufzubauen, so kann das ärztliche und pflegerische Personal der Ambulanz Hilfestellung geben für die Bereitstellung der Räumlichkeiten und bei der Terminplanung. Im Ambulanzbetrieb können andere Patienten auf die Selbsthilfegruppe aufmerksam gemacht werden. Gemeinsam mit den Patienten werden Themen gewählt, welche auf den regelmäßig stattfindenden Treffen fachgerecht behandelt werden. Mediziner, Physiotherapeuten, Ernährungsberater usw. können als Experten mit allgemein relevanten Themen rund um die Lungentransplantation zu Wort kommen. Die Patienten und deren Angehörige haben Gelegenheit Fragen zu stellen und Klärung zu erhalten. Der Kontakt und der Erfahrungsaustausch unter den Patienten ist für viele – insbesondere den Wartepatienten – ausgesprochen hilfreich. Bereichert werden diese Treffen durch die enge Anbindung an medizinisch erfahrenes Personal.

Nützliche Adressen

Bundesverband der Organtransplantierten e.V.
Lungen- und Herz-Lungentransplantation
geschaeftsstelle@bdo-ev.de
www.bdo-ev.de

Patientenliga Atemwegserkrankungen e.V.
pla@patientenliga-atemwegserkrankungen.de

Deutsche Selbsthilfegruppe Sauerstoff Langzeittherapie (LOT) e.V.
"long term oxygen therapy"
Kontaktanschrift: Watzmannstr. 17, 83451 Piding
info@selbsthilfe-lot.de
www.selbsthilfe-lot.de

Mukoviszidose e.V. - Bundesverband der Selbsthilfe bei cystischer Fibrose (CF)
Kontaktanschrift: In den Daunen, 53117 Bonn
info@muko.info
www.muko.info

Verein pulmonale hypertonie (ph e.v.)
Kontaktanschrift: Wormser Str. 20, 76287 Rheinstetten
info@phev.de
www.phev.de

Arbeitsgemeinschaft Lungensport in Deutschland e.V.
Kontaktanschrift: Wormser Str. 81, 55276 Oppenheim
lungensport@onlinehome.de

C

Allgemeine Aspekte der Transplantationspflege

Wundpflege bei abdominellen Organtransplantationen

Birgit Trierweiler-Hauke
Heidelberg

Wunden transplantierter Patienten werden nach den allgemeinen Leitlinien der Wundversorgung gepflegt.
Da aber Wundheilungsverzögerungen und -komplikationen häufiger auftreten und eine beeinträchtigte Wundheilung den Verbesserungstrend des Outcomes der transplantierten Patienten verschlechtert, sind besondere Kenntnisse in der Versorgung erforderlich.
Wundheilungskomplikationen haben keinen großen Einfluss auf Organverlust und Sterblichkeit, verursachen aber:
- verlängerte Krankenhausaufenthalte
- Wiederaufnahmen ins Krankenhaus
- Reoperationen
- zusätzliche Kosten

Als spezifische Risikofaktoren gelten:
Nierentransplantation:
- chronische Dialyse
- länger bestehende Niereninsuffizienz
- verspätete Nierenfunktion
- Immunsuppression

Lebertransplantation
- reduziertes Immunsystem
- Abdominalinfektionen
- Operative Eröffnung des GI-Traktes

Immunsuppression und Wundheilungsstörung

- 7% Vorkommen von Wundheilungsstörungen (= WHS) unter Immunsuppression (= IS)
- alle IS verzögern den Wundheilungsprozess
- ein höheres Vorkommen von WHS in potenten IS-Regimen
- MMF mit CNI und Kortison = höheres Risiko

- Kortison verzögert den Wundheilungsprozess in verschiedenen Stadien → deshalb: reduzieren!
- Sirolimus → antiproliferativ an verschiedenen Zelltypen und mehr symptomatische Lymphozelen, aber: Mehr Wundinfektionen bei Nierentransplantierten in der Non-Sirolimus Gruppe
- Die Mehrzahl der Komplikationen bei Sirolimus treten innerhalb der ersten 30 Tage nach TPL auf → deshalb: Gabe erst 3 Monate nach TPL

Adipositas und WHS

- besonders in Verbindung mit längeren OP-Zeiten und Gewebeischämie
- größere Schnittflächen
- Fettgewebe neigt zu Infektionen
- mehr Traumata während der OP
- kräftiges Zusammenziehen der Bauchwände
- mehr Hernien

Chirurgische Faktoren

- OP-Dauer
- der Chirurg (Erfahrung, Anzahl der Eingriffe)
- Hämatome und Lymphozelen sind Faktoren für andere Wundheilungsstörungen
- Schnitttechnik (Mercedes incision versus J incision)

Ursachen einer Wundheilungsstagnation

(Reihenfolge nach Häufigkeit der Ursache)
- Blutzuckereinstellung bei Diabetes mellitus oder Mobilisation bei einem Dekubitus
- Mobilisation bei einem Dekubitus
- Vorhandene Infektion in der Wunde
- Unzureichende Ernährungssituation
- Manipulationen des Patienten an der Wunde
- Ursache der WHS nicht erkannt, z.B. Ulcusbehandlung, obwohl Patient ein Basaliom hat
- Vorhandene Fistel

Plötzliches vermehrtes Wiederauftreten von Wundexsudat oder ein Neuauftreten von Schmerzen ist immer als der Beginn einer Wundheilungsverschlechterung bzw. Wundheilungsstagnation zu betrachten.

Fehler und Fehlervermeidung in der Wundbehandlung

Der häufigste Fehler in der Wundversorgung ist der, dass wir annehmen, dass das, was wir dachten, richtig sei.
In der Versorgung von Wunden ist es wichtig, täglich alles bisherige in Frage zu stellen und neu zu diskutieren.
Dennoch ist es wichtig, eine Arbeitshypothese zu haben und diese zu verfolgen. Aber: Solange die Arbeitshypothese nicht bewiesen ist, ist und bleibt sie ein Hypothese.

Unterstützende Maßnahmen

Eine der wichtigsten unterstützenden Maßnahmen ist die Aufrechterhaltung und Gewährleistung einer angemessenen Ernährung.

Verschiedene Wundheilungsverläufe

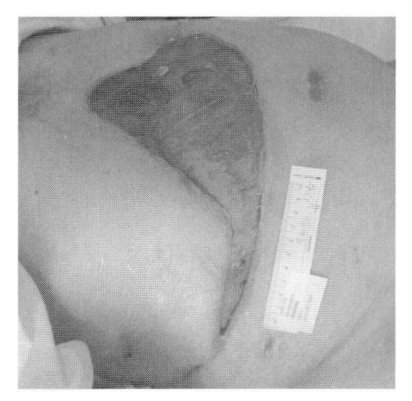

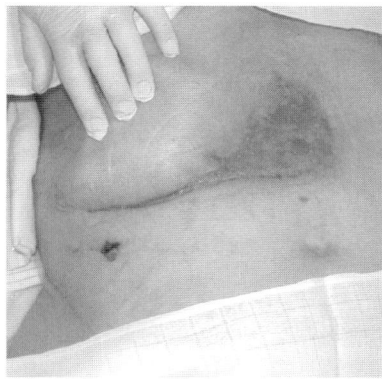

Wundheilungsstörung nach LTX – Anwendung der Vakuumversiegelungsmethode

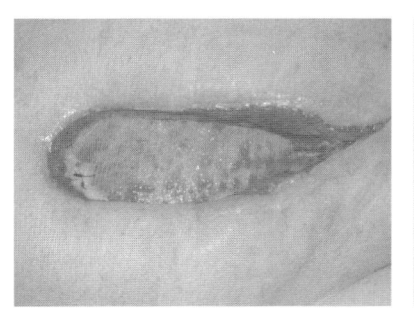

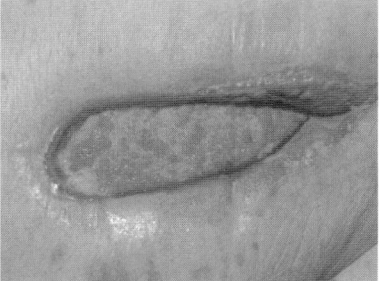

Sekundäre Wundheilung nach Nierentransplantation und Netzimplantation
- Ambulante Anwendung der Vakuumversiegelungstechnik
- Im rechten Bild Verschlechterung der Wunde, weil die Pumpentechnik ausfiel und der Patient nicht sofort die Möglichkeit hatte, sich in medizinische Behandlung zu begeben

Wundmanagement bei thorakalen Organtransplantationen

Paula Weißhäupl-Karstens

Hannover

Die Wundheilung bei organtransplantierten Patienten ist wegen der hochdosierten Gabe von Kortison und immunsuppressiven Zellteilungshemmern häufig gestört.
Auch die Grunderkrankung, welche zur Transplantation führte, kann mit vielen negativen Faktoren wie einem meist schlechten Ernährungs- und Allgemeinzustand Ursache einer Wundheilungsstörung sein.
Durch die medikamentöse Immunsuppression wird die körpereigene Abwehr gegen Bakterien, Viren und Pilze negativ beeinflusst.
In der HTTG-Abteilung der MHH wird bei thorakalen Organtransplantationen ein besonderes Augenmerk auf die Infektionsprävention gelenkt.

Allgemeine Infektionspräventionen wie z.B. eine optimierte Diabeteseinstellung, eine Sanierung von vorliegenden Infektionen, Wund- und/oder Zahnbehandlungen

Selten sind diese operativen Eingriffe planbar, jedoch sollten allgemeine Infektionspräventionen wie z.B. eine optimierte Diabeteseinstellung, eine Sanierung von vorliegenden Infektionen, Wund- und/oder Zahnbehandlungen abgeschlossen sein.
1) „Prävention postoperativer Infektionen im Operationsgebiet", Empfehlung der Kommission für Krankenhaushygiene und Infektionsprävention beim Robert Koch Institut
2) „Infektionsprävention für Kunstherzpatienten", Mikrobiologie und Krankenhaushygiene und HTTG-Abteilung der Medizinischen Hochschule Hannover

Wenn hämodynamisch möglich, sollte eine antiseptische Körperwaschung inkl. der Haare erfolgen. Dabei Wasser und Seife in Körpertemperatur verwenden.

Vorbereitungsraum im OP:
– Rasur des OP-Gebietes mit Clipper
– Einer Hypothermie des Patienten vorbeugen (Wärmematten o.Ä.)
– Invasive Zugänge unter sterilen Bedingungen anlegen

- Perioperative Antibiotikagabe 2 Std. bis spätestens 30 Min. vor Schnitt

Intraoperativ:
- Hautdesinfektion des OP-Gebietes mit Alkohol/Jod 3 x für je 5 Min., danach Abdecken mit sterilen Tüchern und mit Folie abkleben
- Einer Hypothermie des Patienten vorbeugen, Herz-Lungen-Maschine (HLM) auf minimal 32°temperieren, Zieltemperatur des Pat. am Ende der OP 37°C
- Alle Drainagen werden als Saugdrainagen angelegt
- Postoperative Wundverbände werden „getrennt" angelegt, z. B. Drainageverband kann unabhängig von der Sternotomiewunde verbunden werden

Auf Station:
- VW werden erst nach 48 Std. durchgeführt (Ausnahme: durchblutete, durchnässte Verbände), VW immer mit Handschuhen, Desinfektion (Wisch- oder Sprühdesinfektion), mechanische Reinigung mit sterilen Kompressen (Verkrustungen, Blut), nochmalige Desinfektion und geeignete Wundauflage aufbringen
- Unnötige Manipulationen an invasiven Zugängen unterlassen
- Regelmäßige Überprüfung der Drainagen, um einen Sekretverhalt auszuschließen, abpolstern von Drainageschläuchen, um Druckstellen zu vermeiden, hautfreundliches Pflaster verwenden, braunes Pflaster nur in Ausnahmefällen zur Fixierung verwenden
- Feuchte Kammern vermeiden (Kompresseneinlage bei gefährdeten Hautfalten)

Bei lokalen Entzündungszeichen, erhöhten Entzündungsparametern werden in der HTTG-Abteilung immer Wundabstriche genommen und nach Mikrobiologiebefund eine adaptierte Antibiotikatherapie durchgeführt.

Allgemeine Maßnahmen wie eine gute Ernährung (eiweißreich, vitaminhaltig und spurenelementhaltig), frühzeitige Mobilisation/Krankengymnastik, eine adäquate Schmerztherapie und eine ev. Druckentlastung fördern eine Abheilung der Wunden.

Eine ausführliche Wunddokumentation, Wundanamnese, Wundbeschreibung, Wundgröße, Wundtherapie und Fotodokumentation wird bei jedem Wundpatienten angelegt.

Wir haben uns für den generellen Einsatz keimhemmender silberbeschichteter Wundmaterialien bei immunsupprimierten Patienten entschieden.

Allgemeine Maßnahmen wie eine gute Ernährung (eiweißreich, vitaminhaltig und spurenelementhaltig), frühzeitige Mobilisation/ Krankengymnastik, eine adäquate Schmerztherapie und eine ev. Druckentlastung fördern eine Abheilung der Wunden

Wir haben mit silberbeschichteten Materialien gute Erfahrungen auch bei multiresistenter Keimbesiedlung von Problemwunden gemacht

Wird eine VAC-Therapie eingesetzt, verwenden wir silberbeschichtete Schwämme.

Wir haben mit silberbeschichteten Materialien gute Erfahrungen auch bei multiresistenter Keimbesiedlung von Problemwunden gemacht.

Wunden werden bei uns meist mit Octenisept-Lösung gespült – mit anschließender mechanischer Wundreinigung.

Bei Hautläsionen, die meist durch eine längere Kortisoneinnahme verursacht sind, werden in unserer Klinik häufig Polymere - Schaumverbände (Mepilex, Mepilex border) eingesetzt. Durch die silikonbeschichtete Wundauflage werden die Läsionen steril abgedeckt, abgepolstert und geschützt; beim schmerzfreien Abnehmen wird die geschädigte Haut geschont.

Bei Dekubitus empfehlen wir die üblichen Maßnahmen wie Druckentlastung und eine phasengerechte Wundbehandlung. Bei uns wird dazu meist ein Hydrokolloidverband (HCV) eingesetzt. Bei infizierten Wunden muss der HCV täglich erneuert werden.
Bei Dekubiti Grad 3 und 4 werden vermehrt Polymere-Schaumverbände verwendet (Mepilex border®, BIATIN fers-foam®, Allevyn®).

Bei Nahtdehiszenzen der OP-Wunden bzw. infizierten Op-Wunden wird die Wunde vom Operateur inspiziert und ev. nochmals eröffnet und/oder erweitert, damit eventuell angestautes Sekret abfließen kann. Ein chirurgisches Debridement wird durchgeführt und eine phasengerechte Wundbehandlung eingeleitet.
Der Operateur entscheidet nach Wundstatus, ob ein operativer sekundärer Wundverschluss erfolgt, die Wunde zugranulieren soll oder eine plastische Deckung in Frage kommt.

Schmerztherapie nach Lebertransplantation

Nerina Heckert
Heidelberg

„Schmerz ist ein unangenehmes Sinnes- oder Gefühlserlebnis, das mit tatsächlicher oder drohender Gewebeschädigung einhergeht oder von den betroffenen Personen so beschrieben wird, als wäre eine solche Gewebeschädigung die Ursache."
(Schmerzdifinition der International Association for Study of Pain)

Die Klassifikation des Schmerzes erfolgt nach zeitlicher Ausdehnung und Pathophysiologie. Die zeitliche Ausdehnung unterteilt sich in:
- Akuter Schmerz ist physiologisch z.B. bei Verletzungen, nach Operationen, bei Erkrankungen der Haut, tiefer gelegenen Geweben oder Eingeweiden. Zeitliche Limitierung < 1 Monat.
- Chronischer Schmerz ist pathologisch, wenn er ohne äußere Schädigung in den Strukturen des Nervensystems entsteht und/oder eine 3-6 Monate bestehende Schmerzsymptomatik, die über die normale Heilungszeit hinaus anhält.

Die Pathophysiologie unterteilt sich in:
- Nozizeptorschmerz, dies ist ein physiologischer Schmerz bei tatsächlicher oder drohender Gewebeschädigung. Die Schmerzempfindung als Warnsignal für die Körperfunktion. Nozizeptorschmerzen umfassen den somatischen Schmerz und den viszeralen Schmerz. Somatischer Schmerz kann oberflächlich sein, entsteht in der Haut, ist gut lokalisierbar und klingt nach Beendigung des Reizes rasch ab, oder tiefer liegend, in Bindegewebe, Muskeln, Knochen und Gelenken entstehend und ist somit schwerer zu lokalisieren, der Schmerz strahlt oft in die Umgebung aus. Der viszerale Schmerz bezeichnet den Eingeweidenschmerz in Brustkorb, Bauch oder Becken. Ausgelöst bei Dehnung der glatten Muskulatur der Hohlorgane oder bei krampfartigen Kontraktionen. Oft werden viszerale Schmerzen nicht nur im betroffenen Organ empfunden, sondern auch in oberflächlichen entfernten Körperregionen (Headsche-Zonen genannt).

- Neuropathischer Schmerz, durch Schädigung einer peripheren oder zentralen neuronalen Struktur, beispielsweise nach Amputationen oder Querschnittslähmungen.
- Psychosomatischer Schmerz, körperlicher Schmerz als Ausdruck seelischer Belastung.

Im Falle der Lebertransplantierten sprechen wir vom postoperativen akuten Nozizeptorschmerz, dem Viszeralschmerz. Dieser wird oft als tief, kolikartig, dumpf oder drückend beschrieben. Des Weiteren können Begleitsymptome wie Übelkeit, Erbrechen, Schwitzen, Blutdruckanstieg, Tachykardie und Dyspnoe mit einhergehen.
Lebertransplantierte beschreiben diesen Schmerz weniger als tief, eher als dumpf bis drückend. Verstärkt werden kann dieser Druckschmerz zusätzlich durch große Aszitesmengen, welche ein enormes Spannungsgefühl der Haut verursachen.
Somit ergeben sich im Allgemeinen keine großen Unterschiede in der postoperativen Akutschmerztherapie gegenüber anderen viszeralen Eingriffen. Es gilt jedoch folgendes zu berücksichtigen:
- die noch eingeschränkte Leberfunktion
- die eventuell noch eingeschränkte Nierenfunktion
- die Vigilanz, eine eventuelle hepatische Enzephalopathie
- Schmerzanamnese, durch chronisch persistierende Lebererkrankung kann eine chronische Schmerzproblematik vorliegen und somit eine präoperative Schmerzmitteleinnahme. Wichtig sind hier genaue Angaben zum Medikament/ Wirkstoff, zur Dosis und Zeitraum der Einnahme.

Ziele der Schmerztherapie

Schmerzlinderung, dadurch
- verbessertes Durchatmen zur Vermeidung pulmonaler Komplikationen
- Frühmobilisation zur Reduktion von Thrombose- und Dekubitusrisiko
- Stressverminderung und somit weniger Herz- Kreislaufbelastung
- positiver Einfluss auf die Darmmobilität
- verbessertes allgemeines Wohlbefinden, Zufriedenheit des Patienten

Das Schmerzkonzept an der chirurgischen Universitätsklinik Heidelberg umfasst die Erfassung und Dokumentation sowie die medikamentöse Behandlung.
Die Erfassung und Dokumentation erfolgt:
- nach internationalem Expertenstandard

- mindestens 3x täglich
- mit einheitlicher Methodik der VAS (Visuelle Analogskala siehe Abbildung 1)
- einheitliche Dokumentation in Patientenkurve
- bei bestehenden chronischen Schmerzen; Schmerzanamnese und Dokumentation in Patientenkurve

Die medikamentöse Behandlung erfolgt durch die kombinierte Verabreichung eines Nicht-Opioid Analgetikum und einem Opioid in:
- festem Zeitintervall
- fester Standarddosierung, entsprechend dem „Heidelberger Manual Lebertransplantation".

Ist doch der Schmerz eine sehr subjektive, individuelle Empfindung, so lässt er sich genau definieren und klassifizieren. Einzig die Intensität des Empfundenen bleibt sehr individuell.
Standards und einheitliche Methoden erleichtern und präzisieren die Schmerzerfassung und somit auch die Therapie. An der chirurgischen Universitätsklinik Heidelberg hat sich dieses Schmerzkonzept bewährt.

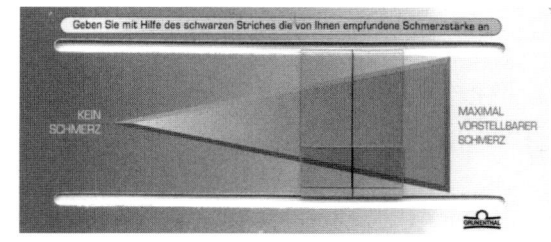

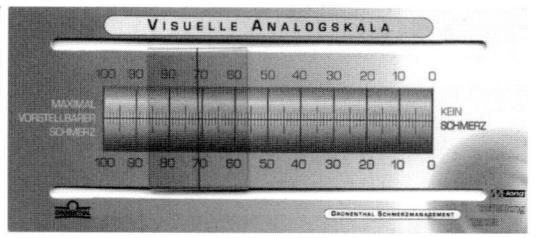

Abb. 1: Visuelle Analogskala (Firma Grünenthal). Der Patient gibt mit Hilfe des schwarzen Striches die von ihm empfundene Schmerzstärke an. Der Arzt kann dann dieser Einstellung, mit einer numerischen Skala auf der Rückseite, eine Zahl zuordnen (Grafik: Evelin Homburg)

Der Beitrag wurde überarbeitet durch Dr. F. Schulz (FA für Anästhesiologie, Anästhesiologische Klinik Heidelberg)

Hygienemaßnahmen bei Organtransplantation

Evelin Homburg
Aachen

Zu den Hygienemaßnamen bei Transplantierten und anderen immunsupprimierten Patienten gibt es in den einzelnen Zentren und Transplantationsprogrammen zahlreiche dezidierte Meinungen mit zum Teil sehr weitreichenden Vorschriften und Restriktionen. Trotzdem ist es uns nicht gelungen, einen kompetenten Autor für die Zusammenstellung dieses Beitrags zu gewinnen. In der Tat gibt es bisher nur eine Vielzahl von oft widersprüchlichen Regeln und Empfehlungen, die eher auf den Überzeugungen einzelner Personen oder auf den Erfahrungen eines Teams beruhen, als auf fundierten wissenschaftlichen Erkenntnissen. Die Bereitschaft, sich mit seiner Meinung unnötig zu exponieren ist daher verständlicherweise gering.
Ein glücklicher Zufall ist uns dann kurz vor der Endredaktion dieses Buches zu Hilfe gekommen.
Die Kommission für Krankenhaushygiene und Infektionsprävention am Robert Koch Institut (RKI) in Berlin hat im April 2010 eine umfangreiche wissenschaftlich fundierte Sammlung von Erkenntnissen und Empfehlungen zu diesem Themenkomplex zusammengestellt.
Der vollständige Text kann auf der Homepage des RKI als PDF-Datei (675 KB) heruntergeladen werden:
www.rki.de, Infektionsschutz, Krankenhaushygiene, Empfehlungen der Kommission Krankenhaushygiene, PDF-Datei vom 08. 04. 2010 unter dem Titel *„Anforderungen an die Hygiene bei der medizinischen Versorgung von immunsupprimierten Patienten"*

Aus Platzgründen können wir hier nur das Inhaltsverzeichnis mit den einzelnen Themen der umfangreichen Veröffentlichung wiedergeben.

Kommission für Krankenhaushygiene und Infektionsprävention beim Robert Koch-Institut (RKI)

Anforderungen an die Hygiene bei der medizinischen Versorgung von immunsupprimierten Patienten

Empfehlung der Kommission für Krankenhaushygiene und Infektionsprävention beim Robert Koch-Institut (RKI)

Bundesgesundheitsblatt 2010, 53:357-388. DOI 10.1007/s00103-010-1028-9. Online publiziert: 20. März 2010. © Springer-Verlag 2010

1	Einleitung und Ziele		3.6.1	Protektive Isolierung
1.1	Hintergrund		3.6.2	Isolierung bei Besiedlung oder Infektion mit kontagiösen Erregern
1.2	Zielgruppen und Geltungsbereich		3.7	Lebensmittel
1.3	Struktur der Empfehlung		3.8	Baulich-funktionelle Maßnahmen zur Gewährleistung des protektiven Umfelds
1.4	Bezug zu anderen Empfehlungen der KRINKO		3.9	Anforderungen an die Raumluft
2	Risikocharakterisierung		3.10	Anforderungen an die Wasserversorgung
2.1	Ausgewählte Aspekte Immundefizienz und Immunsuppression		3.11	Anforderungen an den Sanitärbereich
2.2	Erregerspektrum		3.12	Anforderungen an die Hygiene bei Umbaumaßnahmen und Abrissarbeiten
2.3	Risikogruppen immunsupprimierter Patienten		3.13	Prävention der nosokomialen Harnwegsinfektion
2.4	Gefäßkatheter als Infektionsrisiko		3.14	Prävention der nosokomialen Wundinfektion
2.5	Hinweise auf Erregerreservoire aufgrund von Ausbruchsanalysen		3.15	Prävention der nosokomialen Sepsis
2.6	Der Patient als Infektionsreservoir		3.16	Prävention der nosokomialen Gastrointestinalinfektion
2.7	Besucher		3.17	Prävention von Zoonosen
2.8	Medizinisches Personal (einschließlich Physiotherapeuten, MTAs)		4	Surveillance
2.9	Lebensmittel, keimarme Kost		4.1	Besonderheiten in der Surveillance von nosokomiale Infektionen bei Immunschwäche
2.10	Wasser		4.2	Katheterassoziierte Infektionen
2.10.1	Wasser für den menschlichen Gebrauch		4.3	Empfehlungen zur Surveillance
2.10.2	Wasser zum Trinken anderer Herkunft als Leitungswasser		4.4	Surveillance von invasiven Aspergillosen
2.11	Luft		4.5	Mikrobiologisches Screening von immunsupprimierten Patienten
2.12	Umgebungsflächen, Gegenstände des täglichen Lebens		4.6	Ausbruchs-Management
2.13	Sanitärbereich		5	Infektionsrisiken im häuslichen Umfeld
2.14	Tierkontakte		5.1	Lebensmittel (s. hierzu auch Tabelle 5 in der Empfehlung)
3	Prävention		5.2	Vorbeugung von lebensbedrohlichen Schimmelpilzinfektionen
3.1	Schulung der Patienten und ihrer Angehörigen		5.3	Infektiöse Erkrankungen im häuslichen Umfeld
3.2	Anforderungen an die Besucherregelung (Kat IB)		5.4	Prävention von Infektionen durch Tierkontakte
3.3	Immunprophylaxe		5.5	Sonstige Hinweise zu häufig gestellten Fragen
3.4	Standardhygienemaßnahmen			
3.5	Reinigung und Desinfektion		6	Literatur
3.6	Anteil und Ausstattung von Zimmern zur Isolierung			

269

AutorInnenverzeichnis

Arbogast, Helmut, Dr. med.
Chirurgische Leitung -
Pankreastransplantation
Chirurgisches Transplantationszentrum
Klinikum Großhadern
Marchioninistr. 15
D-81377 München
helmut.arbogast@med.uni-muenchen.de

Binner, Christian, Dr. med.
Funktionsoberarzt
Herzzentrum Leipzig GmbH
Klinik für Herzchirurgie
Stümpellstr.39
D-04289 Leipzig
christian.b.herzzentrum-leipzig@email.de

Brank, Luc
Fachkrankenpfleger für Anästhesie und
Intensivmedizin
Station 21
Charité Campus Virchow-Klinikum
Augustenburger Platz 1
D-13353 Berlin

Brinkmann, Monika
Krankenschwester
Chirurgische Klinik
Charité Campus Virchow-Klinikum (CVK)
Augustenburger Platz 1
D-13353 Berlin
monika.brinkmann@charite.de

Czerwinski, Cornelia
Krankenschwester
Müritz-Klinik
Am Seeblick 2
D-17192 Klink
czerwinski@mueritz-klinik.de

Dähnert, Enrico
Fachpfleger für Anästhesie und
Intensivmedizin
Station 21
Charité Campus Virchow-Klinikum
Augustenburger Platz 1
D-13353 Berlin
enrico.daehnert@gmx.net

Eichler, Elvira
Diät- & Diabetes-Assistentin DDG
Müritz-Klinik
Am Seeblick 2
D-17192 Klink
eichler@mueritz-klinik.de

Fahlbusch, Mirko
Anästhesie und Intensivfachkrankenpfleger
DGP Atmungstherapeut
Klinik für Herz-, Thorax-, Transplantations-
und Gefäßchirugie (HTTG)
Medizinische Hochschule Hannover
(MHH)
Carl-Neuberg-Str. 1
D-30625 Hannover
fahlbusch.mirko@mh-hannover.de

Fährmann, Astrid, MA
Pflegedienstleitung und Kunsttherapeutin
Fachklinik und Rehabilitationsklinik
AWO Gesundheitsdienst gmbH
Vogelsang 105
D-34346 Hann. Münden
afaehrmann@awogsd.de

George, Ute
Krankenschwester
RbP/Studienkoordinatorin
Medizinische Klinik II, Pulmonologische Ambulanz
Universitätsklinikum Gießen und Marburg GmbH
Paul-Meimberg-Str. 5
D-35392 Gießen
ute.george@innere.med.uni-giessen.de

Gnatz, Barbara
Stationsleitung
Transplantationschirurgie Station H 5
Klinikum der Universität München Campus Großhadern
Marchioninistr. 15
D-81377 München
barbara.gnatz@med.uni-muenchen.de

Göldnitz, Silke
Fachschwester für Anästhesie und Intensivmedizin
Station 21
Charité Campus Virchow-Klinikum
Augustenburger Platz 1
D-13353 Berlin
sgoeld@gmx.de

Hecker, Petra
Krankenschwester
Transplantationsbeauftragte
Charité Campus Virchow-Klinikum (CVK)
Augustenburger Platz 1
D-13353 Berlin
petra.hecker@charite.de

Heckert, Nerina
Pflegefachkraft
Mitglied Akutschmerzdienst der Anästhesiologischen Klinik
Intermediate Care/Viszeralchirurgische Transplantationsstation (VTS)
Chirurgische Universitätsklinik Heidelberg
Im Neuenheimer Feld 110
D-69120 Heidelberg
nerina.heckert@med.uni-heidelberg.de

Hochmuth, Karsten
Krankenpfleger/stellv. Stationsleitung
Station F2 Transplantationsstation
Herzzentrum Leipzig GmbH
Strümpelstr. 39
D-04289 Leipzig
k.hochmuth@gmx.net

Homburg, Armin, Dr. med.
Medizinischen Klinik II
Universitätsklinik Aachen
Pauwelstr. 30
D-52074 Aachen
ahomburg@ukaachen.de

Homburg, Evelin
Krankenschwester/Stationsleitung
Medizinische Klinik II, Station IM21/IM22
Universitätsklinik Aachen
Pauwelstr. 30
D-52074 Aachen
ehomburg@ukaachen.de

Janek, Dirk, Dr. med.
Chefarzt Urologie
Müritz-Klinik
Am Seeblick 2
D-17192 Klink
janek@mueritz-klinik.de

Lamann, Dorothee
Krankenschwester
Organspendebeauftragte
Transplantationszentrum
Universitätsklinik Münster
Waldeyerstr. 1
D-48149 Münster
lamannd@ukmuenster.de

Marquardt, Jenny
stellv. Stationsschwester
Nierentransplantationszentrum
Klinik für Urologie
Klinikum der Martin-Luther-Universität
Halle-Wittenberg
Ernst-Grube-Str. 40
D-06120 Halle/Saale
jenny.marquardt@gew-lsa.net

Meeder, Britta
Fachkrankenschwester
Praxisanleiterin
stellv. Stationsleitung
HTTG-Intensiv Station 74
Medizinische Hochschule Hannover
Carl-Neuberg-Str. 1
D-30625 Hannover
meeder.britta@mh-hannover.de

Nehaider, Waltraut
Fachschwester für Anästhesie und
Intensivmedizin
Station 21
Charité Campus Virchow-Klinikum
Augustenburger Platz 1
D-13353 Berlin
w.nehaider@gmx.de

Oelschner, Christine
Fachkrankenschwester und
Transplantationsbeauftragte
Herzchirurgie
Universitäres Herzzentrum Hamburg
Martinistr. 52
D-20246 Hamburg
c.oelschner@uke.de

Pabst, Wolfgang, MA
Pabst Science Publishers
Eichengrund 28
D-49525 Lengerich
wp@pabst-publishers.com

Pankow, Norma
Fachschwester für Anästhesie und
Intensivmedizin
Station 21
Charité Campus Virchow-Klinikum
Augustenburger Platz 1
D-13353 Berlin

Pascher, Andreas, PD Dr. med.
Oberarzt und Wissenschaftlicher Mitarbeiter
Klinik für Allgemein, Viszeral- und
Transplantationschirurgie
Charité Campus Virchow-Klinikum
Augustenburger Platz 1
D-13353 Berlin
andreas.pascher@charite.de

Preuß, Silvia
Koordinatorin
DSO Organisationszentrale Region
Nord-Ost
Saatwinkler Damm 11-12
D-13627 Berlin
silvia.preuss@dso.de

Schall, Anna
Fachkrankenschwester für Anästhesie und
Intensivpflege, Praxisanleitung
Med. Klinik II, Intensivstation IM08
Universitätsklinik Aachen
Pauwelstr. 30
D-52074 Aachen
aschall@ukaachen.de

Scholz-Zeh, Elke
Krankenschwester
Abteilung: Station IC 2, H-/LTX-Station
Herzzentrum Leipzig GmbH
Klinik für Herzchirurgie
Strümpellstr. 39
D-04289 Leipzig
elke.sz.herzzentrum-leipzig@email.de

Siems, Martina, Dipl.-Psych.
Transplantationsbüro Koordination,
Administration
Klinik für Allgemein-, Viszeral- und
Transplantationschirurgie
Charité Berlin, Campus Virchow Klinikum
Augustenburger Platz 1
D-13353 Berlin
martina.siems@charite.de

Strixner, Silke
Koordinatorin
DSO Organisationszentrale Region
Nord-Ost
Saatwinkler Damm 11-12
D-13627 Berlin
silke.strixner@dso.de

Theune, Dorothea
Pflegerische Abteilungsleitung
Herzchirurgische Station 2c und
interdisziplinäre Gefäßstation 2b
Herz-Zentrum Bad Krozingen
Südring 15
D-79189 Bad Krozingen
dorothea.theune@herzzentrum.de

Trierweiler-Hauke, Birgit
Stationsleitung
Universitätsklinikum Heidelberg
Im Neuenheimer Feld 110
D-69120 Heidelberg
birgit.trierweiler-hauke@med.uni-heidelberg.de

Wancura, Sabine
Krankenschwester und Praxisanleitung
Allgemein-, Viszeral- und Herz-Thorax-Chirurgie, Station 47
Universitätsklinikum Tübingen
Postfach 2669
D-72016 Tübingen
sabine.wancura@med.uni-tuebingen.de

Weishäupl-Karstens, Paula
Pflegetherapeutin Wunde ICW
Fachkrankenschwester für Innere Medizin
und Intensivmedizin
Klinik für Herz-, Thorax-, Transplantations-
und Gefäßchirurgie
Medizinische Hochschule Hannover
Carl-Neuberg-Str. 1
D-30625 Hannover
weishaeupl-karstens.paula@mh-hannover.de

Wesslau, Claus, Dr. med.
DSO Organisationszentrale Region
Nord-Ost
Saatwinkler Damm 11-12
D-13627 Berlin
claus.weslau@dso.de

Wiederhold, Dietmar
Dipl.-Pflege- und Gesundheitswissenschaftler
Wissenschaftlicher Mitarbeiter
Institut für nephrologische Fort- und
Weiterbildung
AWO Gesundheitsdienste gGmbH,
Nephrologisches Zentrum Niedersachsen
Vogelsang 105
D-34346 Hann. Münden
d.wiederhold@awogsd

Ziemann, Esther
Krankenschwester
Klinik für Allgemein, Viszeral- und
Transplantationschirurgie
Charité Campus Virchow-Klinikum
Augustenburger Platz 1
D-13353 Berlin
esther.ziemann@charite.de

Güven Braune, Anja Heymann
Der Akutschmerzdienst
Ratgeber für Pflegende und Ärzte in der perioperativen Therapie („Der Painkiller")

Eine qualifizierte postoperative Schmerztherapie verbessert die Lebensqualität und das Outcome von Patienten. Liegezeit und Kosten werden reduziert. Güven Braune und Dr. Anja Heymann bieten in ihrem Arbeitsbuch die konkreten, teils handwerklichen Anleitungen für eine optimale Schmerzbehandlung.

Anhand ihrer langjährigen Erfahrungen empfehlen die Autoren v.a. Verfahren, bei denen sich der Patient selbständig einen Bolus abfordern und auftretende Schmerzspitzen ohne Verzögerung kompensieren kann. Dies erhöht den Komfort, entlastet das Therapieteam und senkt den Schmerzmittel-Verbrauch.

Pflegende und MedizinerInnen leisten die Arbeit im Akut-Schmerzdienst gemeinsam; dabei werden klassische ärztliche Aufgaben in immer größerem Umfang an die Pflege delegiert, und die Anforderungen an die fachliche Qualifikation steigen. Das Arbeitsbuch trägt dieser Entwicklung Rechnung. Es dient EinsteigerInnen als Lehrbuch und erfahrenen PraktikerInnen als kontinuierlicher Ratgeber.

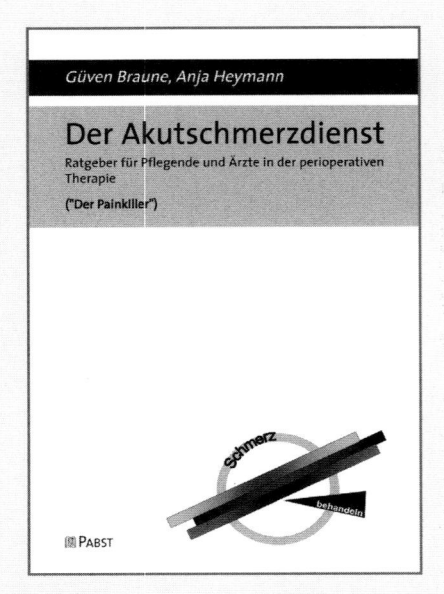

PABST SCIENCE PUBLISHERS
Eichengrund 28
D-49525 Lengerich
Phone: + + 49 (0) 5484-308
Fax: + + 49 (0) 5484-550
pabst.publishers@t-online.de
www.pabst-publishers.com

164 Seiten
ISBN 978-3-89967-478-1
Preis: 20,- Euro